BASES FISIOLÓGICAS DE LA TERAPIA MANUAL Y DE LA OSTEOPATÍA

Por

Marcel Bienfait

3ª Edición

Paidotribo

Título original: Bases physiologiques de la thérapie manuelle et de l'ostéopathie

© Societé de Presse et d'Édition de la kinésithérapie

Traducción: Carme Geronés y Carles Urritz

Director de colección y revisor técnico: Antoni Cabot Hernández

© 2016, Marcel Bienfait

Editorial Paidotribo
http://www.paidotribo.com
E-mail: paidotribo@paidotribo.com

3ª reimpresión de la 3ª edición
ISBN: 978-84-8019-309-2
BIC: MXH

Fotocomposición: Editor Service, S.L.
Diagonal, 299 – 08013 Barcelona

Impreso en España por Podiprint

Quedan rigurosamente prohibidas, sin la autorización escrita de los titulares del *copyright,* bajo las sanciones establecidas en las leyes, la reproducción parcial o total de esta obra por cualquier medio o procedimiento, comprendidos la reprografía y el tratamiento informático, y la distribución de ejemplares de ella mediante alquiler o préstamo públicos.

Cualquier forma de reproducción, distribución, comunicación pública o transformación de esta obra sólo puede ser realizada con la autorización de sus titulares, salvo excepción prevista por la ley. Diríjase a CEDRO (Centro Español de Derechos Reprográficos, www.cedro.org) si necesita fotocopiar o escanear algún fragmento de esta obra (www.conlicencia.com; 91 702 19 70 / 93 272 04 47).

*A la memoria del doctor Jean Ducroquet
y de cuarenta y cinco años de complicidad*

ÍNDICE

Introducción, 9

LIBRO 1: LA FASCIA, 13

Circulación de los líquidos 16
Motilidad de la fascia 17

Anatomía de la fascia, 19
Fascia superficialis 19
Peritoneo 19
Aponeurosis superficial 20
    El músculo 25
        • *Músculos mono y poliarticulares* 26
        • *Músculos agonistas y antagonistas* 27
        • *Músculos sinérgicos* 27
        • *Músculos fásicos y músculos tónicos* 28
        • *Propiedades musculares* 29
Cadena cérvico-toraco-abdomino-pélvica 45
Las membranas recíprocas 48

LIBRO 2: MICROMOVIMIENTOS – MACROMOVIMIENTOS, 51

Esqueleto óseo 51

El tronco, 55
La cintura pélvica 55
    El hueso ilíaco 58
    La sínfisis púbica 60
    El sacro 61
        • *Los macromovimientos* 64
        • *Los micromovimientos* 64
        • *El eje transversal* 66
        • *El eje oblicuo* 66
El raquis lumbar y dorsal 71
        • *Las curvaturas* 71
    Las necesidades fisiológicas 72
    La unidad vertebral 74
    Las articulaciones interapofisarias 77
    El movimiento vertebral 79
        • *Las leyes de Fryette* 81

La dinámica vertebral 82
  • Erección lumbar 84
  • Erección dorsal 85
El tórax 85
  Las costillas 86
  El diafragma 89
  • El centro fibroso 90
  • La corona muscular 92
  Mecanismo respiratorio 92
  • Respiración corriente automática 92
  • Respiración voluntaria 95
  La cintura escapular 96
  Los movimientos del tronco 96
  • La anteflexión 96
  • La posflexión 98
Los sistemas cruzados 100
  • El sistema cruzado anterior 100
  • El sistema cruzado posterior 103
  • Coordinación motriz 104

El raquis cervical, 106
  Necesidades funcionales 106
  Raquis cervical superior 109
  • Articulación atlanto-occipital 109
  • Articulación atlanto-axial 112
  Raquis cervical inferior 114
  Fisiología de los dos raquis 119
  La función motriz 119
  • Motricidad cervical 120
  • Motricidad de la cabeza 121

El miembro inferior, 123
El pie 123
  Dinámica del pie 135
  • Tibiotarsiana 135
  • Articulaciones tibioperoneas 136
  • Metatarsofalángica del 1er dedo 139
  Dinámica del impulso 139
  • Impulso sagital 140
  • Impulso lateral 142
  • Coordinación de los impulsos 143
  Recepción anterior 144
  Fase oscilante 144
La rodilla 145
  Necesidades fisiológicas 145
  Sistema ligamentario 149

Índice

    Articulación femoro-patelar 152
    La función dinámica 153
    • *Extensión* 153
    • *Flexión* 155
    • *Rotaciones* 156
La cadera 157
    Las necesidades dinámicas 157
    La coxofemoral 159
    La función muscular 162

El miembro superior, 171

El hombro 171
    El movimiento escapular 172
    • *Sistema clavicular* 172
    • *Sistema escápulo-torácico* 174
    • *Musculatura escapular* 177
    El movimiento escápulo-humeral 179
    • *Musculatura tónica* 180
    • *Musculatura dinámica* 182
    Los movimientos del hombro 186
El codo 187
    Flexión-extensión 187
    • *Función muscular* 188
    Pronosupinación 193
    • *Función muscular* 194
La muñeca 196
    • *Función muscular* 196
La mano 199
    Adaptación a la forma 199
    • *Oposición del pulgar* 199
    • *Oposición del 5º dedo* 201
    La pinza 201

LIBRO 3: LA ESTÁTICA, 203

    • *Centros de gravedad* 204
    Los bloques estáticos 204
Equilibrio estático ascendente 213
    El pie 213
    La rodilla 222
    Segmento fémur-tronco 225
    • *Equilibrio sagital* 226
    • *Equilibrio frontal* 232
    • *Equilibrio horizontal* 236
    Región dorsal 240

Adaptación estática descendente 241
  • *Suspensión escapular*..242
  • *Suspensión torácica* 243
  • *Equilibrio cervical* 244
  • *Equilibrio de la cabeza* 244
Fisiopatología de la estática 250
Las lordosis..251
Las escoliosis 253

INTRODUCCIÓN

¿Por qué este nuevo libro de fisiología? Estaría tentado de responder: porque no existía.

Ciertamente, existen muchos libros de fisiología del movimiento. Sin embargo, basta releer el libro de Duchenne de Boulogne, reeditado hace algunos años, para darse cuenta de que prácticamente todos han repetido las mismas cosas. En el plano del conocimiento de la mecánica humana, parece que nada ha evolucionado mucho en profundidad.

Es evidente que el cuerpo humano no ha cambiado y que su fisiología continúa siendo la misma desde hace muchos siglos. Pero aunque la fisiología no ha cambiado, los medios de investigación se han transformado. El conocimiento de la fisiología neuromuscular ha hecho progresos considerables, pero todos estos descubrimientos no parece que los hayan percibido los terapeutas. La experiencia de la reeducación y, por qué esconderlo, el empirismo de la práctica diaria han dado una visión completamente diferente del movimiento. Esto no ha intrigado a los investigadores.

Todos los manuales que conocemos fundamentalmente han tratado de "cientificar" lo que ya existía. Se han calculado ángulos exactos. Razonamientos extraídos de libros basados en principios mecánicos clásicos han venido a complicar cosas simples. La mayoría de las veces no desembocan en nada práctico. Sólo son constataciones mecánicas.

Desde mis inicios profesionales, estoy convencido de que la fisiología del movimiento es la sola y única base de la cinesiterapia. Siempre he estado apasionado por ella y por su estudio. Somos mecanismos y, como tales, debemos conocer perfectamente la "mecánica humana" que pretendemos "reparar". Todos nuestros libros de estudio nos enseñan una mecánica general, pero somos "los que ponen a punto" la mecánica humana. Es la mecánica de precisión lo que debemos conocer y es, por ello, la que trato de examinar en este libro. Éste no pretende ser un libro científico, sino un libro práctico en el cual el terapeuta descubrirá por qué debe tratar a su paciente, cómo debe tratarlo y con qué finalidades.

Apasionado por la fisiología y por las reflexiones que me imponía, al haber adquirido muy pronto una vocación de enseñante, he constatado rápidamente que la comprensión de esta fisiología pasaba primero por la comprensión de las necesidades funcionales de la mecánica humana. Estas necesidades ¿no son la base de la patología? ¿No son los objetivos de nuestra terapia? En este trabajo me esfuerzo a partir de las necesidades funcionales por descubrir cómo la naturaleza las ha resuelto.

A) A partir de mis estudios de Educación Física, es decir, ahora hace más de cuarenta y ocho años, siempre me ha perseguido el problema de la "dualidad muscular". En esta época lejana, las nociones de tonicidad eran bastante vagas. Galvani y Volta, cada cual por su lado, habían diferenciado eléctricamente las fibras musculares con reacciones rápidas de las fibras con reacciones lentas. Ranvier había sido el primero en clasificar estas fibras en fásicas y tónicas. Sobre estos datos sólo elementales, me parece poco lógico "gimnastizar" de una misma forma, con los mismos ejercicios, músculos de tan diferente reacción. Poco a poco, la fisiología muscular se iluminará. El reflejo miotático y todos los reflejos que derivan de él, el sistema Gamma, me convencieron la necesidad de un razonamiento diferente para cada tipo de musculatura. Esta necesidad se convirtió en aguda ante los problemas de la reeducación de la poliomielitis y de las transposiciones musculares. ¿Qué músculos eran fásicos, cuáles eran tónicos?

Los trabajos más recientes sobre la contracción muscular invalidaron la noción de los discos oscuros contráctiles y de los discos claros elásticos. Diferenciaron las motoneuronas alfa y gamma en motoneuronas tónicas y motoneuronas fásicas. Precisaron la fisiología tónica de los reflejos laberínticos, vestibulares y óculo-motores, el papel de la formación reticular y de las interneuronas. Nos proporcionaron la certeza de que había dos musculaturas totalmente diferentes, afectadas a funciones fisiológicas totalmente distintas. Me convencieron de que había músculos de función dinámica y músculos de función tónica, y que era, por ello, necesario hacer una clasificación. Éste es uno de los objetivos de este libro.

Mis criterios de reflexión son simples. La reeducación de la poliomielitis y las diferentes intervenciones reparadoras han sido para mí un inmenso campo de observación. Cuando falta un músculo, es fácil hacerse una idea de su función. A lo largo de este trabajo, a menudo me referiré a mi experiencia sobre la poliomielitis. Partiendo de estas bases de la fisiología funcional, era ya fácil establecer un entramado general de la fisiología estática y de la fisiología dinámica. Otros, de todos modos, lo habían hecho antes que yo. Bastaba añadir algunas nociones dictadas por la lógica funcional para llegar a una clasificación que creo que es bastante precisa.

Es fácil comprender que las unidades motrices dinámicas destinadas a grandes movimientos articulares sólo pueden estar constituidas por fibras largas, tanto más largas cuanto la amplitud a cubrir es mayor. También es fácil comprender que las unidades motrices tónicas destinadas a impedir el desplazamiento de un segmento móvil sólo pueden estar constituidas por fibras cortas que no se dejan estirar.

En cuanto a los músculos verdaderamente cortos, la deducción es fácil. Casi siempre son tónicos. Debemos simplemente apreciar su longitud en función del sistema articular al cual pertenecen. Para los músculos largos, las cosas son un poco menos evidentes. Hecho de fibras largas entre dos implantaciones, el músculo, naturalmente, es dinámico. Hecho de fibras de longitud media seguidas por un tendón largo, es casi siempre dinámico, transmitiendo el tendón su acción a distancia. Hecho cada vez de fibras más cortas (músculo peniforme) que se implanta en un tendón largo, es casi siempre tónico. Hecho de dos láminas aponeuróticas opuestas que se reúnen por medio de cortas fibras musculares, es necesariamente tónico.

Para esta primera clasificación, se tenía que medir la talla de las fibras musculares, la longitud de los tendones, la importancia de los tabiques intermusculares y de las aponeurosis, la extensión de las inserciones, la dirección de las fibras, etc. Entonces, descubrí el libro de anatomía que poseo desde hace cuarenta años. En él está todo. Todo está en Rouvière.

Para la función muscular, la orientación de las fibras tiene más importancia que la línea general del músculo entre sus inserciones. El músculo con dos tendones terminales es raro. En general, incluso los que parecen más largos tienen por lo menos una implantación extensa. Algunos –como es el caso del glúteo mayor– sólo tienen implantaciones dispersas. Pero prácticamente todos los músculos están hechos de fibras de orientaciones diversas. Para un mismo músculo, no se tiene que razonar sobre una sola función sino ser consciente de que cada orientación diferente llega a un movimiento diferente. La gimnasia y la reeducación no pueden pretender desarrollar un músculo así por un mismo movimiento.

En la anatomía humana no existe músculo inútil, no hay sobre todo ningún músculo doble. Aquí una vez más, la cosa procede de una lógica. Haciendo abstracción de lado derecho y lado izquierdo del cuerpo, no existen órganos dobles. ¿Por qué tendría que haber dos músculos para una misma amplitud como lo hace creer la mayoría de los libros de fisiología? Si dos músculos parecen de la misma función, uno es dinámico y el otro es tónico; el primero posee un segundo parámetro diferente del otro. Cada músculo tiene una función precisa y es el único que la ejerce.

La noción de sinergia muscular tiene un lugar importante en mi trabajo. Desde hace mucho tiempo, sabemos todos que ningún músculo de nuestra anatomía tiene una tracción franca sobre el segmento que desplaza. Todos nuestros gestos son sinergias, un músculo que controla el parámetro del otro. Es lo que permite toda la armonía de los movimientos en el espacio.

Finalmente, la patología que justifica la terapia manual me ha ayudado mucho en la clasificación de los músculos. La de los músculos tónicos no es la debilidad, sino el acortamiento retráctil. Son el motivo de nuestra práctica cotidiana. El músculo tónico está en tensión las veinticuatro horas del día. Basta una ligera puesta en tensión para establecer la diferencia con un músculo fásico que no le ofrece ninguna resistencia.

B) Estudiando la osteopatía con mi espíritu cartesiano, descubrí una fisiología completamente olvidada por los especialistas y guardada celosamente por los osteópatas: la de los micromovimientos articulares. Lo que muchos denominan la laxitud sólo está formado por micromovimientos indispensables para el sistema ligamentario. Todo el valor de la osteopatía está en la fisiología de estos micromovimientos. Es una terapia que se comprende mal. Es la cinesiterapia de los micromovimientos cuya fisiología es ignorada por los terapeutas, incluso a menudo por los osteópatas. Es igualmente una de las razones de este libro. Los estudios de osteopatía se basan en las afirmaciones de viejos maestros de la especialidad, sin que a menudo el alumno reciba la explicación de estas afirmaciones.

C) Los trabajos de T. E. Hall, de Kabat, de Bobath, etc. –se me disculpará que no los cite todos–, me han proporcionado por medio de mis amigos mezieristas la noción de globalidad. Tengo la certeza de que es fundamental en nuestra terapia. Sólo nos es posible verla de una manera segmentaria. Todos nuestros gestos resultan de una función global y ocasionan la participación del conjunto de nuestro cuerpo. Nuestra estática es una función global, cada segmento es responsable del equilibrio bueno o malo de su segmento suprayacente y de su segmento subyacente. Esta globalidad es la razón de ser en esta obra de la primera parte, consagrada a las fascias, y de la última parte, consagrada a la estática.

En este trabajo, he evitado al máximo los datos clásicos sobre los cuales no se puede añadir nada. Se encuentran perfectamente claros en numerosos manuales. Me he preocupado sobre todo de la microfisiología articular y de la doble función muscular, la globalidad de los gestos y los problemas estáticos. Todo esto trastorna ideas bien establecidas y confortables para el terapeuta. Esto resulta también para mí, en muchos casos, una perturbación en mi trabajo de cada día. No es nunca agradable, después de cuarenta años de práctica, darse cuenta de que se estaba en el error. Como mínimo soy feliz de haberme dado cuenta de ello; es una experiencia que le hace modesto a uno.

En un primer momento, este libro suscitará más críticas que aprobación. Es el espíritu del mundo médico. Pero seguro de estar en el buen camino, tengo la esperanza de que, una vez pasadas las críticas, venga la reflexión, que entonces se lea este libro con la voluntad de ver evolucionar nuestra profesión.

Como en el caso de mis libros precedentes, algunos me reprocharán la falta de bibliografía. Personalmente, no veo ningún interés en una bibliografía que de todos modos no siempre representa la verdad de las lecturas del autor. Para los puntos de alguna importancia, siempre me he esforzado en citar mis fuentes en el texto. Por otro lado, muchas cuestiones forman parte de la fisiología clásica y se encuentran en todas las obras suficientemente completas que todo el mundo tiene que haber leído. En este sentido suele haber dos alternativas: o bien la obra sólo es una compilación o, si va destinada a los especialistas, únicamente la bibliografía o el autor aportan a ella el fruto de su experiencia, de sus reflexiones, de sus puntos de vista personales.

Esto es lo que ocurre con este trabajo. Incluso una bibliografía extensa no podría dar una idea exacta de mis lecturas, de todas las conferencias a las que he asistido, de todas las conversaciones que he tenido, de todos los trabajos colectivos, de todas las mesas redondas en que he participado, de todos los informes y artículos que me han llegado, etc. A menudo son las cosas más pequeñas, las que salen de la experiencia práctica de un colega, de la observación de un alumno, las que nos llevan más lejos. Como no puedo citarlos todos, prefiero no citar ninguno.

LIBRO 1

LA FASCIA

Las fascias se han puesto de moda. Citadas como base de muchas técnicas, para muchos no son una visión muy exacta. Como hemos trabajado ampliamente la cuestión, damos aquí nuestra opinión.

Anatómicamente, la palabra fascia designa una membrana de tejido conjuntivo fibroso de protección: de un órgano (fascia periesofágica, fascia peri e intrafaríngea) o de un conjunto orgánico (fascia endocárdica, fascia parietal). Designa igualmente tejidos conjuntivos de nutrición (fascia superficialis, fascia propia). Pero es con este sentido con lo que los técnicos modernos la utilizan.

La palabra "fascia" que nos ocupa ha sido inventada por los osteópatas, los cuales, según sabemos, fueron los primeros en tener la noción de "globalidad". No se trata de fascias como se dice muy a menudo, sino de la "fascia". La palabra fascia en singular no representa una entidad fisiológica, sino un conjunto membranoso muy extenso en el cual todo está ligado, todo tiene su continuidad. Este conjunto tisular de una sola pieza ha llevado a la noción de "globalidad" sobre la cual se basan todas las técnicas modernas de terapia manual. Tiene como corolario principal, base de todas estas técnicas, el que la menor tensión, tanto si es activa como pasiva, repercute en todo el conjunto. Todas las piezas anatómicas se pueden así considerar como mecánicamente solidarias unas con otras, y esto es así en todos los campos de la fisiología.

La fascia es de hecho el conjunto del tejido conjuntivo. Representa prácticamente el 70% de los tejidos humanos. Sea cual sea el nombre que lleve, siempre tiene la misma estructura de base. Entre un hueso y una aponeurosis, por ejemplo, no hay diferencia fundamental. Sólo difieren el reparto de los elementos de constitución y las sustancias fijadas por las "mucinas" de enlace.

El tejido conjuntivo nos parece bastante mal conocido por nuestra profesión. Ocupa, no obstante, un lugar considerable y vital en nuestra fisiología general, colocado muy lejos del papel puramente mecánico al cual se le relega generalmente. Para la mejor comprensión, debemos hacer un breve recordatorio anatomo-fisiológico. Sólo éste nos permitirá comprender las consecuencias patológicas sobre las cuales se basa nuestra actuación terapéutica.

Como acabamos de recordar, la constitución de base del tejido conjuntivo es siempre la misma (Fig. 1).

1. Como todos los tejidos, el tejido conjuntivo está formado por células conjuntivas: los blastos. Hay osteoblastos en el hueso, condroblastos en el cartílago, fibroblastos en los tejidos fibrosos... Estas células en estrella se comunican todas por sus prolongaciones protoplasmáticas. No tienen ninguna actividad metabólica. *Su fisiología es únicamente la secreción de dos proteínas de constitución: el* **colágeno** *y la* **elastina**.

a) Como todas las proteínas, estas dos proteínas se renuevan, pero la elastina, proteína de larga duración, es una formación estable, mientras que el colágeno, proteína de corta duración, se modifica durante toda la vida. *Aquí se sitúa para nosotros la mayor parte de la patología del tejido conjuntivo.*

b) En el interior del tejido, las dos proteínas se forman en fibras.

Las fibras colágenas se agrupan en haces: los haces conjuntivos. Están "cimentadas" entre ellas por una sustancia mucoide de enlace. Esta mucina hidrófila tiene la propiedad de fijar sustancias extraídas en el medio interior. Estas sustancias son las responsables de la especialización de los diversos tejidos conjuntivos.

Las fibras de elastina se instalan en una red de mallas más o menos anchas a través del tejido.

c) Según nuestros conocimientos, no se ha descubierto todavía el excitante de

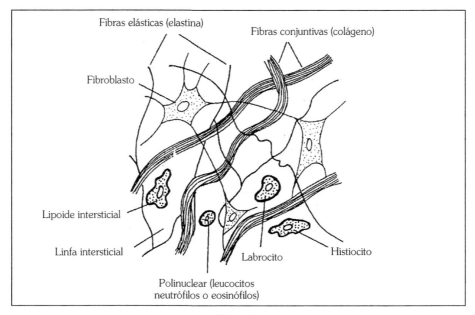

Figura 1

Libro 1: La fascia

la secreción de elastina. Sin embargo, el excitante de la secreción del colágeno se conoce desde hace mucho tiempo. *Es la tensión del tejido.* Esto es importante para comprender la patología: *según la forma de la tensión, la secreción es diferente.*

– Si la tensión soportada por el tejido es continua y prolongada, las moléculas colágenas se instalan en serie. Las fibras colágenas y los haces conjuntivos se alargan.
– Si el tejido soporta tensiones cortas pero repetidas, las moléculas colágenas se instalan en paralelo. Las fibras colágenas y los haces conjuntivos se multiplican.

En el primer caso, es el fenómeno del crecimiento; *el elemento conjuntivo se alarga.* En el segundo, es una densificación del tejido; *se hace más compacto, más resistente, pero pierde progresivamente su elasticidad.*

Gewebe abbau

2. El espacio dejado libre entre las células conjuntivas (Fig. 1) está ocupado por lo que en anatomía se denomina **sustancia fundamental.** Está formada por tres elementos: los haces conjuntivos colágenos, la red de elastina y el líquido lacunar.

a) Acabamos de ver los haces conjuntivos colágenos. Constituyen el elemento sólido del tejido: *su trama proteica.* Son prácticamente inextensibles. Sólo sus sinuosidades permiten una pequeña elasticidad. La red elástica de elastina es prácticamente estable. Es fácil comprender que cuantas más fibras colágenas contiene el tejido, menos elástico es y viceversa. Desgraciadamente, lo hemos recordado, el sistema colágeno no es estable. Durante toda la vida, bajo las tensiones que soporta el tejido, puede modificarse:

– Se alarga. Es lo que ocurre, por ejemplo, en las convexidades escolióticas. Naturalmente, excepto los alargamientos fisiológicos del crecimiento, un alargamiento anormal es una fuente de desequilibrio y sobre todo una fuente de evolución de este desequilibrio.
– Se derriba. Se trata de una defensa del tejido. Si se hace más sólido, pierde su elasticidad y no cumple perfectamente su función mecánica. Es un círculo vicioso. Cuanto más pierde el tejido su elasticidad, más soporta limitaciones de tensión, más se densifica, más elasticidad pierde. *El envejecimiento del hombre es una densificación progresiva de su conjuntivo.* Esta densificación llega a menudo hasta una osificación. Son los fenómenos de artrosis. Por otro lado, quizá es más importante por la producción de nuevas fibras colágenas, la densificación reduce el volumen de los espacios lacunares de la circulación de los líquidos, circulación vital que examinaremos.

b) La red de elastina es naturalmente el elemento elástico. Es doblemente elástico: la elastina es elástica en su estructura, sobre todo, como todos los hilillos, sus mallas se deforman bajo el efecto de la tensión. Es, lo hemos visto, una red estable.

Se puede afirmar sin temor que la elasticidad del tejido conjuntivo depende únicamente de su mayor o menor densificación.

c) El tercer elemento de la sustancia fundamental es el líquido lacunar

nicht dehnbar

(Fig. 1). Ocupa evidentemente todos los espacios libres entre las células conjuntivas, los haces colágenos y la red de elastina. Todavía aquí, el volumen de estos espacios está en función de la mayor o menor densificación del tejido.

Este líquido es la "linfa intersticial", así denominada porque en su seno es donde los capilares linfáticos extraen todos los elementos que se convertirán en linfa. De hecho, es plasma sanguíneo. Es un líquido vital. Si hemos dicho que las células conjuntivas no tenían ninguna actividad metabólica, la linfa intersticial, al contrario, es el lugar donde se realiza una inmensa actividad en este sentido. Encierra un gran número de células nutritivas y un número todavía mayor de células macrófagas, lo que le da un lugar de primera importancia en la función de nutrición celular y en la función de eliminación.

Debemos recordar aquí la verdadera circulación vital, la que la fisiología denomina **circulación de los líquidos**.

CIRCULACIÓN DE LOS LÍQUIDOS

La fisiología escinde arbitrariamente los líquidos del medio interior: sangre, linfa, líquido cefalorraquídeo (LCR), líquido intersticial, plasma, suero, etc. Es una visión relativamente fácil donde la sangre cobra una importancia fisiológica que no tiene del todo. Hay que ver la circulación humana en sentido más amplio. *Se trata siempre del mismo líquido de base que, según la permeabilidad de las membranas, según las circunstancias funcionales, "vehicula"*

a través del cuerpo los elementos vitales necesarios para su nutrición y reúne los elementos nocivos de los que se desembaraza en la caldera central cardiopulmonar, donde se regenera antes de reiniciar un nuevo ciclo.

La sangre arterial circula por vasos cada vez más finos. Es la circulación canalizada. A nivel de los últimos capilares denominados "ventanas", el plasma exuda para alimentar los tejidos y ocupa esta inmensa laguna constituida por los espacios lacunares, especialmente los del tejido conjuntivo donde empieza la eliminación. Es la circulación lacunar. En la linfa intersticial, los capilares linfáticos extraen los primeros elementos de la linfa que se concentran en los ganglios. La linfa definitiva vuelve al circuito venoso, el cual... Toda esta inmensa circulación sobrepasa de lejos la simple circulación sanguínea.

El LCR forma parte de esta gran circulación de líquidos. Independientemente de su función de colchón acuoso que protege el cerebro, *es a la vez el plasma y la linfa del sistema nervioso*. No podemos entrar aquí en detalle sobre el papel fisiológico del LCR. No se trata, sin embargo, de un líquido particular. Saliendo de la sangre, vuelve a la sangre.

La circulación del LCR ha sido estudiada por diversos métodos de inyección de sustancias coloreadas en el saco duramadre. El más antiguo utilizaba la tinta china; los más recientes, según sabemos nosotros, los radiotrazadores (seroalbúmina con yodo 131, indio 111). Esta circulación es ahora muy conocida; excluye completamente la idea de los primeros osteópatas de una difusión de LCR a través de todo el cuerpo por finos tubos que recorren las fibras colágenas.

Algunos osteópatas modernos han retomado esta idea de una circulación especial de LCR. Se basan en experiencias estadounidenses que utilizan soluciones férricas con partículas infinitamente pequeñas. Aquí hay una cierta confusión. Una experimentación como ésta se ha realizado en Estados Unidos. No afectaba la difusión de LCR sino su reabsorción a nivel de las granulaciones de Paccioni. Durante mucho tiempo se ha pensado que el paso en el seno venoso era directo por intermedio de tubos en espiral de un pequeño diámetro. Las experiencias citadas anteriormente parecían confirmar la cuestión. Actualmente parece que el microscopio electrónico ha modificado esta teoría: un endotelio del seno abriría completamente las vellosidades aracnoideas.

De hecho, los recientes trabajos sobre el colágeno han demostrado que los primeros osteópatas no estaban muy lejos de la verdad. Nuestro cuerpo está constituido del 70 al 75% por agua, que circula a través de nuestros tejidos de dos maneras. Acabamos de ver la primera, la del "agua ligada" para utilizar el término fisiológico. Es la base de todos los líquidos lacunares. Sirve de disolvente o de base para los elementos metabólicos. Una gran parte de la nutrición se hace por ósmosis a través de las membranas celulares. Los elementos nutritivos van del medio interior a las células, los desperdicios de las células a la linfa intersticial, siempre de la solución más concentrada a la solución menos concentrada. Esto supone una modificación continua de la concentración del líquido lacunar, modificación que sólo se puede hacer por una circulación de "agua libre". Al lado del "agua ligada" de los tejidos, un "agua libre" circula en las vainas de los haces conjuntivos. Transporta el oxígeno de los nutrientes, de las sales y de los electrólitos. Es una inmensa circulación de energía.

Cuando se tiene una visión clara del tejido conjuntivo, de la continuidad de la fascia, de su "globalidad", se comprende cómo la menor anomalía del esqueleto, la menor alteración articular, puede repercutir en esta circulación de líquidos. Aquí no hay bomba cardíaca, tampoco válvulas vasculares; *el movimiento rítmico de la fascia es el agente mecánico de la circulación de los líquidos.*

MOTILIDAD DE LA FASCIA

Hemos hablado de la continuidad de la fascia que enlaza mecánicamente el conjunto de los elementos de la locomoción. Es fácil admitir que todo movimiento rítmico de cualquiera de estos elementos ocasiona el movimiento rítmico de todos los demás. Este movimiento existe; es el movimiento respiratorio primario de los osteópatas, cuyo motor es *la sístole y la diástole de los hemisferios cerebrales.* Es un mecanismo central perceptible desde el quinto mes de la vida fetal y que se prolonga cuatro horas y veinte minutos después de la muerte.

El tejido nervioso está constituido por entre 10.000 y 12.000 millones de células activas. Como el encuentro de sus campos magnéticos ocasiona "cortocircuitos" (epilepsia), tienen que estar aisladas unas de otras. Por otro lado, son incapaces de alimentarse directamente de la sangre. Necesitan un filtro. Esta doble función de filtración metabólica la cumple un magma celular intersticial: *la neuroglia*, constituida por más de 100.000 millones de células especiales: *astrocitos* que forman la neuroglia protoplasmática que envuelve las células, *oligodendrocitos* que forman la neuroglia fibrosa que protege los axones y está en el origen de la mielina.

El conjunto de esta neuroglia se contrae a un ritmo de 8 a 12 contracciones por minuto, según los individuos o su posición en el espacio. Esta contracción rítmica tiene la membrana celular como órgano.

Visualizamos en el encéfalo la contracción simultánea de 100.000 millones de células gliales. Los hemisferios cerebrales se hacen más compactos. En consecuencia, los ventrículos que ocupan su centro se dilatan. En la periferia se ensanchan los espacios aracnoideos. Estas contracciones rítmicas son así el agente mecánico de la fluctuación de LCR a través de todas las cavidades cerebro-espinales.

Esta concepción de la motilidad craneana se discute mucho actualmente. La debemos a Sutherland. La contracción de las células gliales parece insuficiente para ocasionar ella sola el movimiento del cráneo. El mecanismo se debería a las variaciones de presión de LCR en las cavidades. En efecto, el LCR se reabsorbe dos veces menos rápidamente a nivel de los corpúsculos, lo que no se produce a nivel de los plexos coroides. La presión y la dilatación de los ventrículos aumentan así hasta un nivel superior que corta la secreción de los plexos hasta un nivel inferior que los reactiva. Sea cual sea el origen del movimiento craneano, el mecanismo sigue siendo para nosotros el mismo.

Visualizamos igualmente las modificaciones de forma que provocan las contracciones en el interior de la caja craneana.

El cráneo está formado por un conjunto de piezas óseas articuladas entre ellas. Las uniones membranosas sinfisarias están formadas por superficies en bisel, que, según la orientación de los biseles, permiten la separación hacia fuera o la separación hacia dentro. Todos los huesos craneanos son solidarios, arrastrando el movimiento de uno el de los demás según la disposición de los biseles. El movimiento rítmico del me-

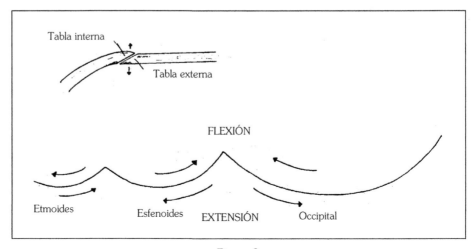

Figura 2

canismo respiratorio primario y la presentación de los hemisferios a cada contracción exigen una adaptación igualmente rítmica de la caja craneana.

Diremos una palabra de la cadena fascial de las membranas recíprocas. Estas membranas están tirantes en sus inserciones óseas en el interior del sistema cerebro-espinal. Arrastran todos los huesos del cráneo alrededor del sistema articular etno-esfeno-occipital que se prolonga hasta el sacro (Fig. 2). Al tener la aponeurosis superficial, madre de todas las aponeurosis, su inserción en la base del occipital, el sacro y a lo largo del raquis, se comprende que todos los huesos, toda la fascia, se encuentren arrastrados en el movimiento rítmico del mecanismo respiratorio primario.

Anatomía de la fascia

Establecer una anatomía de la fascia no es una tarea imposible. Basta tomar el libro de anatomía y "ojear" en él todas las formaciones conjuntivas y sus relaciones con los tejidos próximos. Todo está en Rouvière. Sería un trabajo largo, pesado y, a nuestro entender, sin mucho interés práctico. Hemos considerado la cuestión de una manera más simple y sobre todo más práctica, dividiendo la fascia, cada parte correspondiente a un sistema fisiológico diferente. Queda claro que todas estas partes están ligadas entre ellas por la continuidad conjuntiva. En este sentido, hemos separado el conjunto fascial en cinco partes: la fascia superficialis, el peritoneo, el sistema aponeuro-muscular, la cadena cérvico-toraco-abdomino-pélvica, las membranas recíprocas.

FASCIA SUPERFICIALIS

Antes, hemos tomado la "fascia superficialis" como ejemplo de fascia de la nutrición. Es un inmenso conjuntivo flojo que envuelve la piel prácticamente en toda su superficie. Desaparece en determinados lugares: la base del cráneo y la región de la nuca, la región *Nacken* esterno-costal, la región sacra y glútea, *Brustkorb* las rótulas, los codos. En cada miembro *Knie, Ellboga* se detiene a nivel del ligamento anular, hace que las extremidades, manos y pies no estén recubiertas por ella.

Una de las primeras funciones de la fascia superficialis es alimentar el epite- *Hautgewebe* lio cutáneo. Esto explica que todas las regiones que acabamos de ver desprovistas de este conjuntivo sean las regiones de elección de las escaras (úlceras).

Al lado de esta función de nutrición, la fascia superficialis es el punto de partida de la mayoría de capilares linfáticos. Se encuentra igualmente en el primer plano de la sudación. Hemos conocido claramente que una quemadura amplia, aunque va bien que destruya la fascia superficialis, provoca la muerte por falta de eliminación (uremia).

Por intermedio de la fascia superficialis, el masaje, sea cual sea su forma, resulta eficaz.

PERITONEO

Sólo citamos el peritoneo y el conjunto de la fascia abdomino-pélvica para recordarlo. Aquí no es nuestro objetivo.

El peritoneo tiene una doble función conjuntiva. Es un tejido de sostén y *Stütze*

de protección; es igualmente un tejido de nutrición y de eliminación. De hecho, es una gran membrana fibroserosa que junta todas las vísceras y permite sus deslizamientos unos sobre otros manteniéndolos en sus relaciones con lazos estrechos. Es un saco hermético en el cual se han desarrollado las vísceras, recubriéndolas la hoja visceral según convenga en sus repliegues.

Como todas las membranas de envoltura serosa, un *peritoneo parietal* tapiza la pared interna de las cavidades abdominal y pélvica. Está forrado por una fascia floja: la *fascia propia*, fascia laboratorio comparable a la fascia superficialis. El *peritoneo visceral* es la envoltura serosa que recubre los órganos. Sus repliegues forman los medios de unión y toman nombres diferentes según su situación anatómica.

– Los *mesos* unen los segmentos del tubo digestivo a la pared.
– Los *ligamentos* unen los demás órganos a la pared.
– Los *epiplons* unen las vísceras entre sí.

do el sistema aponeuro-muscular participa en el menor gesto. La **globalidad** es ante todo esto. El sistema aponeurótico es el agente mecánico de la coordinación motriz.

Nuestros estudios de anatomía del aparato locomotor se hacen siempre en tres apartados: los huesos, las articulaciones y los músculos. Se trata de una manera de hacer muy basada en la enseñanza médica. Es responsable de la gran ignorancia de los terapeutas en esta materia. Como todo lo que se aprende de memoria en abstracto, se olvida rápido. Independientemente de esto, esta forma de estudio da una falsa idea de la fisiología del movimiento tal como la concebimos en terapia manual.

Fisiológicamente, debemos considerar dos esqueletos:

– Un esqueleto óseo, elemento pasivo de la locomoción que tiene las articulaciones a su disposición.

APONEUROSIS SUPERFICIAL

La comprensión de lo que la fisiología denomina **aponeurosis superficial** es muy importante para nosotros. Es la base de la globalidad, el punto de partida de la noción de cadenas musculares de la que se ha abusado mucho, al "fabricar" cada uno cadenas musculares según su fantasía para justificar su técnica. El conocimiento de los dos sistemas cruzados permite decir que, de hecho, no hay cadenas separadas, hay continuidades funcionales, pero to-

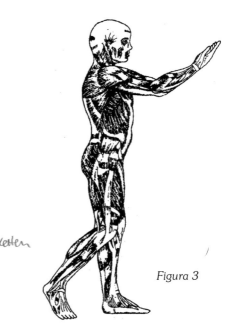

Figura 3

Libro 1: La fascia 21

– Un esqueleto fibroso, elemento activo (faseng) que engloba los músculos.

La aponeurosis superficial es el esqueleto fibroso. No se puede imaginar mejor que con la visión del "despellejado" que ilustra nuestros estudios de anatomía. Estirada sobre el esqueleto óseo, da al cuerpo su morfología, no siendo la piel más que un envoltorio flexible que la recubre (Fig. 3).

La aponeurosis superficial es mucho más de lo que acabamos de decir. **Sólo tiene de superficial el nombre; es todas las aponeurosis.** De grosor variable, se desdobla gran número de veces para "fraccionar" el sistema muscular. Los libros de anatomía dan de ella una falsa visión al decir: la aponeurosis del deltoides que continúa por la aponeurosis de los subespinosos... La verdad es que una expansión de la aponeurosis superficial envuelve el deltoides, otra el subespinoso, etc. (Dicke / enthalten)

Como todas las aponeurosis, más que las demás puesto que es el origen del conjunto, la aponeurosis superficial puede considerarse hecha de capas superpuestas de tejido conjuntivo fibroso. Todas las aponeurosis presentan haces colágenos en diversas orientaciones; es la definición misma de la aponeurosis. Así tiene la posibilidad de desdoblarse un determinado número de veces. **Sus desdoblamientos "reparten" el sistema contráctil por una división funcional del conjunto.** Aquí es donde se sitúa la globalidad del sistema aponeuro-muscular.

Los primeros desdoblamientos son *tabiques intermusculares.* Dividen el conjunto contráctil en celdillas funcionales. En el muslo, por ejemplo (Fig. 4), un tabique intermuscular externo y un tabique intermuscular interno separan la celdilla anterior de los extensores de la celdilla posterior de los flexores. En el interior de las celdillas, unos segundos desdoblamientos, ya sea de la aponeurosis superficial, ya sea de los tabiques intermusculares, dividen el elemento contráctil en músculos. En el interior del músculo, nuevos desdoblamientos separan las unidades motrices, cada una de éstas está afectada por una motoneurona alfa precisa: fásica o tónica. Podríamos ir más lejos en esta división conjuntiva con los sarcolemas, perimisio, endomisio, etc. (2d/e)

Descrito como acabamos de hacerlo, lo que todo el mundo puede verificar fácilmente en su libro de anatomía en el capítulo de las aponeurosis, el sistema aponeuro-muscular da la visión clara de un conjunto funcional coherente, de un todo en el que cada parte está afectada por la tensión de las demás. Permite

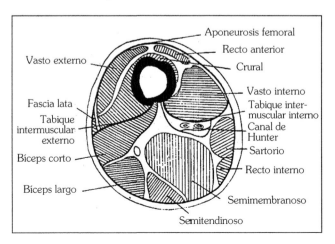

Figura 4
(inspirada en Rouvière)

Vasto externo — Fascia lata — Tabique intermuscular externo — Bíceps corto — Bíceps largo — Semitendinoso — Semimembranoso — Recto interno — Sartorio — Canal de Hunter — Tabique intermuscular interno — Vasto interno — Crural — Recto anterior — Aponeurosis femoral

comprender que una gran parte de la coordinación motriz sea hecha por tensiones y reflejos miotáticos. **No hay acción muscular aislada. No puede haber deficiencia aislada.** La reeducación funcional analítica, *cuando se utiliza sola*, es un contrasentido fisiológico.

Las aponeurosis son el agente mecánico de la coordinación motriz. Nos hemos convencido de ello realizando nuestro pequeño trabajo sobre la fascia. Desde los tiempos lejanos de nuestros primeros estudios, siempre hemos sido reticentes ante la teoría del esquema corporal que regula todos los movimientos. La fisiología moderna felizmente ha devuelto este centro a un área cortical de reagrupamiento de las informaciones sensitivas táctiles, de la visión, de la audición. Está situada en el cruce de la extremidad posterior de la cisura lateral y del primer surco temporal. *Es un área de la personalidad.*

Los últimos descubrimientos referentes a los movimientos automáticos y a la localización a nivel de la médula de centros rítmicos automáticos vienen a afirmarnos en nuestra idea. El órgano central sólo envía a la periferia un mínimo de órdenes precisas sobre algunos músculos iniciadores del movimiento. Todas las demás contracciones musculares no deben nada al córtex. Son reflejas. *Son las aponeurosis las que transmiten a los músculos las tensiones que desencadenan sus contracciones.* En la coordinación de los movimientos, el esqueleto aponeurótico es la red de mandos a distancia de las impulsiones motrices. La contracción de un músculo ocasiona la de otro y así sucesivamente.

Esta concepción de la coordinación motriz aponeuro-muscular explica perfectamente que las aponeurosis estén constituidas por capas fibrilares superpuestas y cruzadas. Una misma aponeurosis puede formar parte de diversas cadenas. A cada nivel, las fibras conjuntivas están orientadas en el sentido de las limitaciones de la cadena a la que pertenecen. Se comprende igualmente que una misma aponeurosis, por sus desdoblamientos sucesivos, pueda envolver toda una serie de músculos uno al lado de otro de funciones diferentes.

Visto de esta manera, la aponeurosis superficial toma una dimensión considerable. *Se convierte en la pieza maestra del sistema locomotor.*

– Nace en la parte de arriba de la periferia del cráneo. A nuestro entender, parte igualmente del raquis, donde se inserta a todas las espinosas (ligamento supraespinoso). Esta inserción a lo largo del raquis nos da personalmente la imagen no de una sino de dos aponeurosis superficiales gemelas. Esta imagen se ve todavía reforzada por la anterior. Arriba, se fija sólidamente sobre la parte anterior de la horquilla esternal y del manubrio, pero igualmente sobre la cara anterior del esternón donde se confunde con el periostio. Abajo, se agarra también sólidamente a la masa fibrosa pubiana. Entre los dos constituyen un rafe sólido pero deformable: la línea blanca.

Teniendo en cuenta la extensión de esta aponeurosis, las demás inserciones óseas del tronco son relativamente raras. Hacia adelante, se fija al borde anterior de la cara superior de la clavícula y, sobre todo, lo que tiene una gran importancia en los movimientos de la cabeza, en el hueso hioides. Detrás, se fija en la espina del omóplato. Abajo, se agarra a la cresta ilíaca por su cara profunda, se adhiere hacia adelante en la masa fibrosa pubiana y en el arco crural, que forma en parte con sus fibras profundas.

En los miembros, las inserciones óseas de la aponeurosis superficial son muy especiales y sobre todo típicas de su papel en la coordinación motriz. De hecho, se adhiere a todos los huesos, pero de una manera muy floja, más exactamente a distancia por intermedio de los tabiques intermusculares que envía su cara profunda. Este sistema de "riendas", de mando a distancia, permite una gran flexibilidad en la acción de las tracciones.

– En el miembro superior, después de haberse fijado a dos huesos directores de los movimientos del brazo –la clavícula y el omóplato–, sólo presenta una inserción directa sobre el borde posterior del cúbito y en el perímetro de los ligamentos anulares de la muñeca. El miembro es muy móvil en el espacio. La acción a distancia se hace más bien por medio de expansiones que unen prácticamente toda la musculatura. Los músculos del antebrazo toman todos amplias inserciones directas sobre la cara profunda de las aponeurosis. La inserción en el borde posterior del cúbito, el hueso menos móvil del antebrazo, no es más que un punto de apoyo que permite la orientación de las tracciones (Fig. 5).

– En el miembro inferior, sucede de otro modo. La rotación global del miembro sale de la cadera, la aponeurosis debe tomar inserciones más importantes a nivel de la pierna que no tiene ella misma en rotación activa independiente. Se forman en los dos huesos. En la tibia, la aponeurosis se confunde con el periostio de la

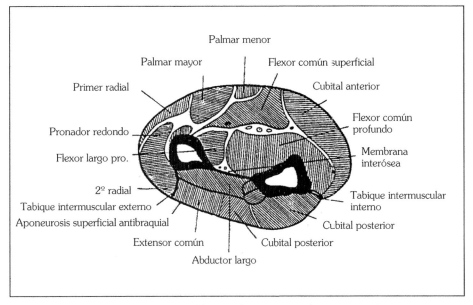

Figura 5 (inspirada en Rouvière)

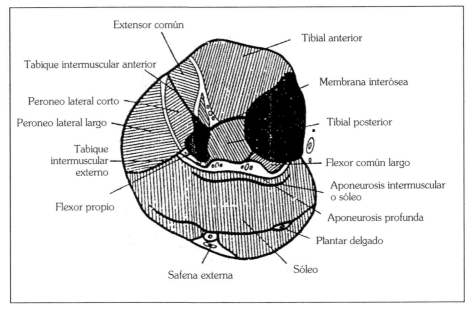

Figura 6 (inspirada en Rouvière)

cara antero-interna. En el peroné emite dos tabiques intermusculares que dan una gran flexibilidad a las tracciones. Al mismo tiempo, las inserciones en las partes laterales de la rótula y de su sistema tendinoso, sobre las tuberosidades tibiales, controlan el sistema flexión-extensión (Fig. 6).

Se puede decir que la aponeurosis superficial está extendida sobre el esqueleto óseo como la tela de una tienda sobre sus palos. Determinados huesos están fijos: raquis, esternón, pubis. Otros son móviles y directores de movimientos: clavícula, tibia, peroné. Otros incluso son huesos sesamoideos: rótula, omóplato, sacro. Visto bajo este aspecto, es bien fácil admitir que en este sistema todo está ligado, que el menor movimiento, el menor desplazamiento de una pieza, repercute sobre las demás.

Al lado de la noción de globalidad mecánica que da el sistema aponeurótico, otra fisiología hace igualmente necesaria la globalidad de un tratamiento. Todo el tejido conjuntivo, pero sobre todo el tejido conjuntivo fibroso, es un inmenso receptor sensitivo. Encierra millones de tensorreceptores que reaccionan a la menor tensión. Constituyen uno de los elementos de esta gran función sensitiva que es la propioceptividad. Como todos los receptores sensitivos, una actividad permanente, aquí una tensión prolongada, los hace rápidamente dolorosos. El 90 % de nuestros dolores son dolores de tensión. Como siempre, el organismo se defiende contra la tensión. Una segunda tensión viene rápidamente a neutralizar la tensión inicial (ley de las compensaciones). Esta segunda tensión se compensa ella misma por una tercera, etc. Sólo la última tensión que no puede compensarse continúa siendo dolorosa. *Puede situarse muy lejos de la tensión primaria.* Esta fisiología de la "cadena antálgica" ha sido llamada "reflejo antálgico a priori" por Françoise Mézières. Es fácil de comprender que sólo la desaparición de la tensión inicial de la partida conducirá a la curación. El tratamiento deberá progresar de dolor en dolor, de lesión en lesión, de deformación en deformación, de hecho de tensión en tensión hasta la tensión primaria. *No hay ningún problema aislado.*

El músculo

Acabamos de decir, lo repetiremos, que lo que llamamos el músculo está constituido por dos elementos: el sistema aponeurótico, que liga los segmentos, y los elementos contráctiles, que permiten a este sistema fibroso elástico ejercer presiones sobre estos segmentos para moverlos o para controlar sus movimientos.

A lo largo de este libro, vamos a intentar demostrar la **dualidad muscular.** Sólo ella permite comprender las fisiologías a menudo paradójicas de determinados segmentos. La columna vertebral (raquis) es el mejor ejemplo de ello.

Desde ahora debemos comprender que todos los segmentos participan en dos fisiologías diferentes:

– **La fisiología dinámica bajo la influencia de la musculatura fásica.**
– **La fisiología estática bajo el control de la musculatura tónica.**

Volveremos a encontrar esta dualidad a nivel de todas las articulaciones que estudiaremos. Es la clave de la comprensión de la locomoción y de sus perturbaciones.

La noción de cadenas musculares, la cual algunos convierten en su caballo de batalla, ha trastornado los principios del trabajo muscular. En nuestro trabajo sobre la fascia, hemos lanzado la idea de que las aponeurosis eran el agente mecánico de la coordinación motriz, que sus tensiones desencadenaban reflejos sucesivos. Esta idea no era nueva. En 1905, Phillipson consideraba cadenas reflejas, fisiología recuperada por Gray en 1939 en el tema de las enfermedades espasmódicas. Como la sección de las raíces posteriores no destruía la coordinación motriz, debemos matizar esta idea. La tensión aponeurótica interviene en la coordinación motriz, pero no es la única en cuestión.

Asimismo, existía la tentación de explicar la estática por cadenas musculares tónicas. Se tiene que abandonar igualmente esta idea. **El tono postural es una organización segmentaria ascendente.** *Es prácticamente inexistente al inicio y se instala progresivamente según las necesidades de la estática.* Los trabajos fisiológicos nos han conducido a esta certeza. "La función de las motoneuronas alfa está especificada por el músculo que inervan" (BH Villier, P. Weiss, Hamburger 1955); "La organización funcional de la médula es una adquisición posnatal lenta" (Skolund 1969); "La evolución del cerebelo dura años en el hombre" (Thieffry 1958); "La organización motriz de la médula y la de los haces descendentes sólo es completa a una edad avanzada" (Pompeiano 1954-1956). Podríamos multiplicar las citas. Remitimos al lector al excelente libro de Charles Kayser.

Es nuestro libro de cabecera. **El tono postural es una función adquirida.** No hay ninguna cadena muscular tónica. Cada especie, incluso se podría decir que cada individuo, tiene su propia organización. Según las necesidades de la estática, cada segmento se equilibra sobre el segmento subyacente.

Se hace igualmente difícil considerar cadenas dinámicas estrictas. La globalidad de los gestos está lejos de ser tan simple. De todos modos es curioso ver que la organización de los movimientos dinámicos ya había sido percibida por Winslow en... 1732. Había dividido la musculatura en:

– Músculos motores que realizan directamente el acto final del objetivo a alcanzar.
– Músculos moderadores (las sinergias) que frenan y controlan el movimiento.
– Músculos directores que orientan los segmentos.

El estudio de los sistemas cruzados que presiden todos nuestros gestos nos dará el mejor ejemplo de todo esto.

MÚSCULOS MONO Y POLIARTICULARES

Según que entre sus dos inserciones alta y baja el músculo cruce una sola articulación o varias, se le llama monoarticular o poliarticular.

Los músculos monoarticulares sólo cruzan una articulación. Una inserción fija y una inserción móvil los convierten en extensores, flexores, aductores, abductores o rotadores, según hacia qué elemento móvil son arrastrados.

Los músculos poliarticulares cruzan varias articulaciones. Los manuales deducen por ello que tienen una acción sobre todas las articulaciones que cruzan.

Es una visión totalmente libresca. La situación poliarticular de estos músculos tiene dos razones mecánicas. Son músculos de la dinámica cargados de movimientos de grandes amplitudes. Tanto por su acortamiento contráctil como por su alargamiento elástico, es indispensable que estén hechos de fibras largas. Esta necesidad de una longitud que corresponda a la amplitud del movimiento hace que, a menudo más largos que la diáfisis, su inserción superior deba estar alejada. La segunda razón es que esta inserción alejada, generalmente sobre un hueso voluminoso o un hueso en saliente, da a las fibras un ángulo de acción que una implantación sobre la diáfisis no permitiría. Son las únicas razones de su situación poliarticular.

Una segunda organización muscular persigue el mismo objetivo: *la de los*

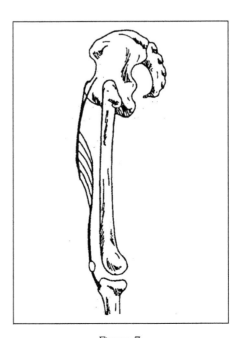

Figura 7

vastos. La amplitud articular demasiado importante para la longitud de las fibras se ve cubierta por dos músculos paralelos que se suceden. El vasto externo empieza el movimiento, el vasto interno lo termina.

A nivel de los músculos tónicos, la necesidad poliarticular es muy diferente. Son músculos del frenado, del mantenimiento estático. No es su poder contráctil lo que domina, sino su elasticidad. Como el recto anterior (Fig. 7), están hechos de largas aponeurosis entre las cuales vienen a intercalarse cortas fibras musculares. Deben poder alargarse pasivamente en los movimientos dinámicos (inervación recíproca).

MÚSCULOS AGONISTAS Y ANTAGONISTAS

Dos músculos se llaman *agonistas* cuando concurren en una misma función. Se les llama *antagonistas* cuando tienen funciones opuestas.

Esto podría dar la impresión de que la función muscular es simple, incluso elemental. Si la contracción del flexor hacia la flexión, la del extensor la extensión, etc., estos movimientos se realizarían en su amplitud máxima y en un solo plano. Serían así prácticamente inutilizables en la vida corriente. Seríamos autómatas. Los gestos funcionales están hechos de matices articulares: x grados de flexión se alían con x grados de abducción, etc. Al lado del sistema puramente motor, se encuentra un sistema regulador que frena, que limita, que orienta, que controla, en una palabra, que armoniza el movimiento. *Este sistema es la sinergia muscular.*

A nivel de cada eje articular, son posibles dos movimientos de direcciones diametralmente opuestas: la flexión o la extensión, la abducción o la aducción, la rotación interna o la rotación externa. Hay así cara a cara dos grupos musculares en oposición aparente. *Es falso ver en estos músculos una oposición.* De este antagonismo es de donde nace la regulación del movimiento. Un grupo realiza el movimiento, el grupo antagonista lo controla: ya sea para frenar su violencia, ya sea para limitar la velocidad, ya sea para regular la amplitud o bien para darle una gran precisión. Por otro lado, este control está lejos de limitarse al sistema antagonista, o más exactamente el sistema antagonista se extiende más lejos que los músculos opuestos. Interviene por medio de músculos laterales para dirigir el movimiento o por medio de músculos multifuncionales para limitar su acción.

No hay músculos antagonistas; sólo hay músculos complementarios.

Lo que acabamos de decir sobre los músculos antagonistas se aplica plenamente a los músculos de la dinámica. No ocurre lo mismo con los músculos de la estática. Éstos luchan contra el desequilibrio. Son ya antagonistas de la gravedad. No tienen antagonista directo, sino músculos correctores de su acción, músculos sinérgicos.

MÚSCULOS SINÉRGICOS

"Dos músculos son sinérgicos cuando, con funciones inicialmente diferentes, se alían para un objetivo común."

El músculo sinérgico de otro músculo es raramente su agonista. No hay músculo de función clara. Todos presentan, en su vector de tracción, una oblicuidad que hace que uno sea flexor y rotador interno, el otro flexor y rotador externo, etc. El tríceps sural, en su función de extensor de la tibiotarsiana, lanza el pie en aducción (varus). Para que el movimiento de extensión se haga puro, una contracción asociada del peroneo lateral largo abductor del pie (valgus) controlará el varus. Es lo que permitirá extensiones tibiotarsianas en todas las posiciones del pie. Este mismo peroneo lateral largo tiene su función propia en el impulso lateral de la marcha. Podrá ser de nuevo sinérgico del tibial anterior en el levantamiento del pie. Podríamos citar sinergias comparables en el sistema tónico.

"En la fisiología muscular, no hay acción muscular aislada; sólo hay sinergias."

MÚSCULOS FÁSICOS Y MÚSCULOS TÓNICOS

En nuestro razonamiento fisiológico, debemos estar muy atentos, especialmente cuando conduce a un tratamiento reeducativo. Todos los libros de anatomía y de fisiología citan varios músculos para una misma función. Esta llamada concordancia de función da una falsa idea fisiológica. *En nuestra fisiología, no hay músculo duplicado, no hay músculo inútil.* Cada músculo tiene una función propia diferente de su aparente agonista y ésta es única. El braquial anterior es tónico y suspende el antebrazo en ligera flexión en las posiciones "brazo colgando". El bíceps es supinador y flexor del antebrazo. Entre estos dos músculos, el agonismo no existe. Uno entra en contracción refleja por estiramiento cuando la articulación se abre; el otro por estimulación directa para cerrarla. Entre estos dos músculos la función es totalmente diferente.

Nos confunde el poco interés que suscita esta división entre los profesionales del movimiento. La diferencia, no obstante, es enorme, tanto en el plano de la fisiología como en el de la patología.

La fisiología muscular utiliza dos tipos de unidades motrices totalmente diferentes. Señalaremos esta diferencia a lo largo de este trabajo. Las unidades fásicas o dinámicas están hechas de fibras largas. Están inervadas por axones de conducción rápida surgidos de motoneuronas alfa fásicas. Veremos igualmente que su sistema intrafusal se comunica por motoneuronas gamma dinámicas. Las unidades motrices tónicas están hechas de fibras cortas. Están inervadas por axones de conducción lenta surgidos de motoneuronas alfa tónicas más pequeñas. Su sistema intrafusal está comunicado por motoneuronas gamma estáticas.

Ranvier fue el primero que clasificó las fibras musculares en fibras fásicas rosas o pálidas y en fibras tónicas rojas u oscuras. Los trabajos de Burke (1973) han aclarado todas las dudas sobre este tema. Han diferenciado tres tipos de fibras musculares:

– Las fibras FF (*fast-fatigable*) son fibras pálidas de contracción rápida, de tensión tetánica de valor elevado, a una velocidad de conducción axonal rápida, con una elevada actividad ATFásica y un sistema glucolítico desarrollado, que contiene pocas mitocondrias. Son de débil resistencia a la fatiga.
– Las fibras S (*slow*) son fibras rojas de contracción lenta, de tensión tetánica de valor débil, de velocidad de conducción axonal lenta, de débil actividad ATFásica, con un sistema glucolítico poco desarrollado, pero que contiene muchas mitocondrias. Presentan una gran resistencia a la fatiga.

Estos dos tipos extremos corresponden naturalmente a las fibras fásicas (FF) y a las fibras tónicas (S).

– Un tercer tipo FR (*fast-resistant*) mucho más raro, es un tipo intermedio. Sus fibras son más rápidas que las S, más resistentes que las FF.

En la anatomía de muchos cuadrúpedos, la musculatura está formada por músculos perfectamente distintos: totalmente fásicos o totalmente tónicos. Es lo que ocurre con el conejo, por ejemplo. Para el hombre, en proporciones muy variables, todos los músculos son mixtos; el reparto de sus unidades motrices depende de su función.

Para comprender la fisiología muscular, es indispensable separar bien las cosas. Hay una función dinámica, la de las unidades motrices fásicas. Hay una función estática, la de las unidades motrices tónicas. **Cada músculo tiene una función dominante, esta función dominante es lo que se tiene que considerar sólo en un estudio fisiológico.** Es lo que haremos a lo largo de este trabajo. Para la patología que nos incumbe, para la terapia que es la nuestra, sólo ella es importante. Para facilitar la comprensión, podemos separar los músculos en tres categorías funcionales:

– Algunos músculos se pueden considerar como enteramente dinámicos. Son los músculos mayores del movimiento, generalmente los de los miembros. Están hechos de fibras musculares de longitud proporcional a la amplitud del movimiento. Las unidades tónicas que encierran, por su tensión permanente, preparan el músculo para una contracción rápida. En este trabajo, nos ha parecido bien clasificarlas en la musculatura dinámica.

– Otros músculos son casi completamente tónicos. Son los músculos antigravitatorios que luchan contra la gravedad, o bien equilibrando las articulaciones de carga o bien suspendiendo los segmentos pendulares. Son músculos de fibras musculares cortas. Las unidades fásicas que encierran están destinadas a una intervención rápida en los desequilibrios bruscos o en las caídas repentinas. Los hemos clasificado en la musculatura tónica.

– Finalmente, una tercera categoría es más sutil de definir. Son los músculos de la dinámica, pero sus unidades tónicas sometidas a las aferencias centrales tienen una actividad postural direccional que prepara el músculo para un movimiento preciso orientado hacia un objetivo preciso. Son, consideramos, sobre todo los músculos del tronco y de la cintura. Estas unidades motrices permiten así el paso del reflejo inconsciente al gesto voluntario, lo que Pavlov denominaría "*el reflejo de orientación*". En nuestro estudio, hemos encuadrado estos músculos en la musculatura dinámica, es decir, en su función principal.

PROPIEDADES MUSCULARES

En la mente de los alumnos a menudo hay confusión cuando se trata de propiedades musculares. Muchos sólo ven el músculo y su poder contráctil. El error incumbe a los manuales de fisiología que describen cuatro propiedades musculares: excitabilidad, contractilidad, elasticidad, tonicidad. También existe una falsa visión fisiológica que desorienta las mentes. No hay cuatro propiedades, sino cuatro fisiologías diferentes de elementos anatómicos diferenciados que llegan al movimiento.

"La excitabilidad es nerviosa, la contractilidad es muscular, la elasticidad es conjuntiva, la tonicidad es un conjunto fisiológico independiente."

La fibra muscular no es nada por sí misma. En fisiología, no se debe razonar únicamente en fibras, sino en unidades motrices. Una unidad motriz está compuesta de una motoneurona alfa situada en el asta anterior de la médula, de su axón y de sus fibras inervadas por este axón. Cuanto mayor es el número de fibras inervadas, más vasta es la función del músculo. El bíceps braquial, por ejemplo, está formado por 750 fibras musculares por unidad motriz, mientras que el recto externo del ojo sólo comporta 13. Esta división en unidades motrices es todavía para nosotros insuficiente o, más bien, debemos extender más lejos la noción de unidad motriz, incluir en ella todo el sistema regulador: fusimotricidad gamma, circuito de Renshaw, inervación recíproca, órganos de Golgi, etc.

Excitabilidad

Es la parte nerviosa de la fisiología de la unidad motriz. La fibra muscular se contrae bajo la influencia del influjo nervioso surgido de su motoneurona alfa.

Para actuar sobre una unidad motriz dada, una excitación debe responder a normas bien precisas de velocidad, de intensidad, de repetición de los estímulos. Estas normas son diferentes para cada músculo. Esta primera noción aclara ya un punto. *Un mismo influjo, una misma fibra nerviosa puede activar una unidad motriz sin influir sobre las demás.*

Como recordatorio, comentaremos que dos medidas son definidas por la excitabilidad: la *reobase*, intensidad mínima para obtener una contracción, y la *cronaxia*, tiempo de paso del influjo para llegar al umbral de la contracción con una intensidad doble que la de la reobase. Estas medidas son simples. Una es una medida de intensidad que permite definir la segunda, que es una medida de tiempo.

La cronaxia es la medida más demostrativa. Traduce la velocidad de reacción de un músculo. *Cuanto más corta es, más rápida es la contracción de un músculo e inversamente. Así, la cronaxia de un músculo dinámico (gemelos) es más corta que la de un músculo tónico (sóleo).* Es generalmente constante para un mismo sistema muscular. Sin embargo, experiencias modernas, sobre todo debidas a la medicina deportiva, han demostrado que podía modificarse, tanto por factores físicos, como por factores psíquicos y factores metabólicos. Tenemos una experiencia personal de esta modificación. En tanto que reeducador, hemos visto varios centenares de transposiciones del tendón inferior del bíceps crural sobre la rótula en las parálisis del cuádriceps. Desde el momento del desenyesado, no solamente el grupo flexor se convertía en extensor, sino que los flexores que quedaban conservaban su función. Exámenes en el reótomo antes y después de la transposición nos mostraron que la cronaxia de base del bíceps transpuesto se había modificado con la nueva función.

Se tiene que comprender bien la cronaxia, lo que no siempre es así. *No es una medida fija.* Se han hecho estudios que clasifican los músculos por su cronaxia. Todos conducen a una clasificación en extensores y en flexores. *Para nosotros no tienen ningún valor funcional y no son utilizables.* En el plano de la fisiología, no es la cronaxia de reposo lo que nos interesa, sino la cronaxia del músculo en función. Como veremos más adelante, la intensidad de emisión de una motoneurona alfa es la suma algebraica de todas las influencias facilitadoras (+) o inhibidoras (-) que recibe en el curso de su función. Como la cronaxia está bajo dependencia de la intensidad, es en presencia de todas estas influencias en donde se mide de una forma válida para juzgar la función de un músculo. Poco nos importa saber si los extensores tienen una cronaxia más rápida que los flexores. Lo que nos interesa es saber, en el curso de la función, qué extensor tiene una cronaxia rápida, qué extensor tiene una cronaxia lenta, la cronaxia de base modificada por todas las influencias recibidas haciendo un músculo fásico o un músculo tónico. Es un estudio que queda por hacer.

En principio, la cronaxia de un músculo es igual a la cronaxia de su nervio motor. Entonces, igualmente, la medicina deportiva ha demostrado que muchos factores físicos (fatiga), pero sobre todo metabólicos (iones metálicos) podían hacer variar este paralelismo. Estas dos medidas son un elemento importante en el examen de la condición del atleta.

Una última noción general debe recordarse en este capítulo. Lo que en gimnasia y en reeducación llamamos "contracción muscular" es de hecho lo que la fisiología denomina "*el tétanos fisiológico*". Estimulada por el influjo nervioso la fibra muscular responde por una contracción corta denominada "*sacudida*". Después de un corto *período de latencia*, la contracción se desarrolla hasta un máximo; es el *período de contracción* que ocupa 1/3 de la sacudida; después la fibra se relaja (2/3) hasta la tensión de reposo (Fig. 8).

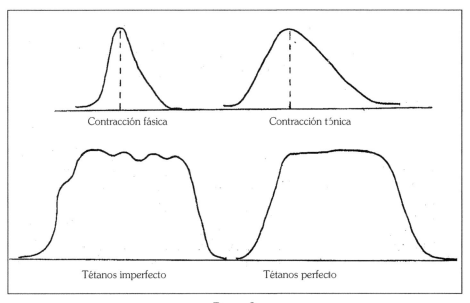

Figura 8

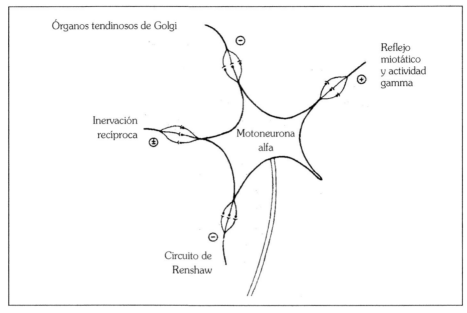

Figura 9

La duración del período de contracción depende del tipo de fibra muscular considerada. Las fibras pálidas FF que hemos visto tienen sacudidas rápidas. Las fibras intermedias FR tienen igualmente tiempos de contracción de una relativa corta duración. Las fibras rojas S tienen sacudidas lentas.

El período de relajación permite a un influjo reexcitar la fibra muscular antes de la desaparición de la primera sacudida y así sucesivamente. La unidad motriz llega así a un estado de contracción estable prolongada utilizable en el movimiento: "*el tétanos fisiológico*". Es fácil comprender que este tétanos está "fusionado" si la frecuencia de las excitaciones es suficiente. No es menos fácil comprender que cuanto más rápida es la sacudida, más grande debe ser el número de los estímulos y viceversa. *Las unidades motrices fásicas necesitan más estímulos que las unidades motrices tónicas*. Esto explica en parte que unas sean fatigables y las otras no.

Hemos dicho antes que el influjo nervioso lo proporcionaba a la fibra muscular una motoneurona alfa situada en el asta anterior de la médula. *Una neurona, sea cual sea, recibe influencias de diferentes sistemas cuyos axones están en contacto con sus prolongaciones protoplasmáticas: las dendritas* (Fig. 9). Estos influjos son, o bien activadores (+) o bien inhibidores (–), en el bien entendido de que un mismo axón sólo puede conducir a una forma de influjo. *En su respuesta, la neurona hace la suma algebraica de todos estos influjos positivos o negativos*. Si la activación gana, su influjo será activador, pero será matizado por todas las influencias inhibidoras. Para comprenderlo bien, debemos examinar las fuentes de todas estas influencias.

Reflejo miotático. El circuito neuromuscular más simple es el clásico arco reflejo: un receptor sensitivo, un nervio sensitivo, una célula sensitiva, una motoneurona alfa, un nervio motor, una unidad motriz (Fig. 10). Esta vieja noción ha constituido durante largo tiempo para nosotros, los profesionales antiguos, la base de nuestros conocimientos en este campo. Descrito así, es un reflejo monosináptico, una sola sinapsis se intercala entre el receptor sensitivo y el músculo. Cuanto más se extiende el influjo sensitivo, más alto remonta en el sistema cerebro-espinal, más elaborado, afinado, filtrado, analizado está el influjo motor que desencadena. Es toda la función motriz.

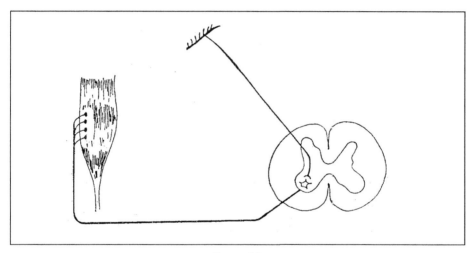

Figura 10

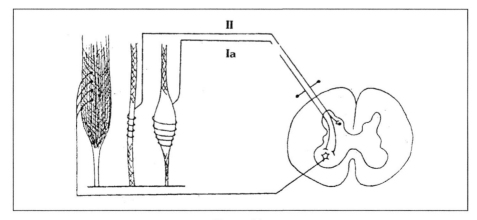

Figura 11

El arco reflejo más importante para la función motriz ha sido descrito por Sherrington bajo el nombre de *stretch reflex*. Es el **reflejo miotático**. Está en la base de la coordinación motriz, pero sobre todo en la del tono muscular. Para nosotros es de una importancia capital comprenderlo bien (Fig. 11).

En este reflejo, los receptores sensitivos son a la vez sensitivos y musculares. Están situados en paralelo de las fibras extra-fusales. Son los *husos neuromusculares*. En el interior del músculo, estos órganos están completamente aislados de las fibras musculares; tienen su misma orientación. Se insertan en los tabiques intermusculares por sus dos extremos.

I. La parte sensitiva es ecuatorial. Según la disposición de sus núcleos y según el diámetro de las fibras sensitivas que inervan, se distinguen tres tipos de husos:

– Las *fibras en bolsa* están inervadas por fibras sensitivas de grueso calibre de tipo Ia de conducción rápida (104 mseg). Reaccionan a los estiramientos importantes y de corta duración. Son *receptores dinámicos; corresponden a las unidades motrices fásicas*. Sus fibras nerviosas surgidas de la célula en T se denominan terminaciones primarias. Activarán directamente las motoneuronas alfa del mismo nivel de la médula que inervan las unidades motrices fásicas correspondientes. *Es un reflejo monosináptico, pero la acción de las fibras no se limita a las motoneuronas del músculo. Activarán igualmente el músculo sinérgico y probablemente los músculos de la misma cadena funcional.*

– Un segundo tipo de fibras de bolsa llamadas nº 2, mucho más raras y de descubrimiento reciente (1973), son intermedias y sirven a las unidades motrices FR que hemos visto. Nosotros opinamos que están afectadas por el tono direccional.

– Las *fibras en cadena* están inervadas por fibras sensitivas mucho más finas del tipo II de conducción más lenta (35 mseg), llamadas secundarias. Tienen un umbral de sensibilidad mucho más elevado que los precedentes. *Reaccionan a los estiramientos muy débiles, pero sobre todo a los alargamientos constantes y de larga duración. Reaccionan igualmente, cuando por un estiramiento constante, varía la intensidad de la contracción*. Las fibras nerviosas activarán motoneuronas alfa tónicas afectadas a unidades motrices tónicas. Tienen igualmente una conexión con neuronas de la columna de Clarke (vía espino-cerebelosa) a nivel del asta posterior. Es decir, que si son el origen del reflejo miotático tónico, informan igualmente a los centros superiores sobre el estado de tensión del músculo. Pertenecen naturalmente a la musculatura tónica.

II. Los elementos contráctiles son el órgano regulador del reflejo miotático. Están constituidos por fibras musculares finas situadas en los polos de los husos. El mecanismo regulador es simple. Acabamos de ver que la parte sensitiva del huso neuromuscular reacciona a los estiramientos. Reaccionará de la misma forma a la tensión de su parte contráctil, tensión que podrá aumentar con la contracción de sus elementos, o disminuir con su relajación, *sin que la tensión externa propia de la unidad motriz sea modificada*. Estos elementos contráctiles, *las fibras musculares intrafusales*, están bajo la dependencia del *sistema gamma*.

La *fusimotricidad* o *actividad gamma* es el elemento central de este

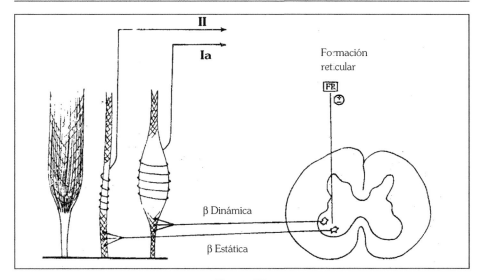

Figura 12

sistema regulador. Está sobre todo desarrollado por la función tónica, pero no falta la actividad fásica. *No es un fenómeno reflejo.* Actúa por medio de neuronas especiales del asta anterior de la médula: las *neuronas fusimotoras o motoneuronas gamma.* Activadas directamente por los centros superiores, están en actividad las veinticuatro horas del día. Inervan las fibras musculares intrafusales y pueden tener sobre ellas un efecto activador o un efecto inhibidor (Fig. 12). No están influenciadas por ningún reflejo. Es un sistema central completamente independiente, que estudiaremos con la fisiología estática.

Las motoneuronas gamma emiten dos tipos de fibras motrices bastante finas. Las fibras gamma 1 dinámicas, las más gruesas, por tanto, las más rápidas, activan las fibras intrafusales de los husos neuromusculares con bolsa. Las fibras gamma 2 estáticas más delgadas, por tanto, más lentas, activan las fibras intrafusales de los husos en cadena. Corresponden respectivamente a motoneuronas gamma dinámicas y a motoneuronas gamma estáticas.

Las motoneuronas gamma no son nunca silenciosas. Es lo que la fisiología denomina *"la actividad espontánea".* Activan sin cesar los elementos contráctiles de los husos neuromusculares; las partes sensitivas son así solicitadas a la vez por los estiramientos pasivos del músculo y por esta actividad espontánea. El músculo se encuentra así en un equilibrio que lo libera de la relación tensión-longitud. Este sistema es el *bucle gamma.* Esta actividad espontánea a menudo se denomina, equivocadamente a nuestro entender, tono de fondo, aunque sea perceptible en los músculos fásicos.

La fisiología del sistema gamma no es siempre bien comprendida. Por ello, muchos de nuestros alumnos preguntan por su razón de ser. Debemos comprender que la actividad espontánea de la que acabamos de hablar no es nada comparable con la de los niveles fásico y tónico.

- A nivel del músculo fásico, es apenas perceptible. Recordemos que los husos neuromusculares con bolsa sólo reaccionan a estiramientos relativamente importantes y breves.
- Se desarrolla sobre todo a nivel de la musculatura tónica, donde constituye el órgano principal de una adaptación estática. Los husos neuromusculares en cadena reaccionan a débiles estiramientos prolongados. El músculo tónico está así activo las veinticuatro horas del día. **La actividad espontánea es aquí el verdadero tono postural de base.** Lo que la fisiología denomina "una contracción tónica" no es comparable a la contracción fásica de los músculos dinámicos. *Sólo es un aumento de tensión más o menos importante.* La actividad gamma es el regulador de esta tensión. Teniendo en cuenta la actividad espontánea, tiene la posibilidad de aumentar la tensión tónica, *pero igualmente la de disminuirla.* La adapta así a las necesidades de la estática.

Inervación recíproca. Hemos dicho que la fibra nerviosa Ia, terminación primaria del huso neuromuscular con bolsa, no limita su influencia al reflejo miotático dinámico. Su activación se extiende a los músculos sinérgicos e incluso mucho más lejos. Está igualmente en el origen de un reflejo inhibidor polisináptico muy importante: el reflejo *de inervación recíproca,* puesto de relieve una vez más por Sherrington.

La fibra Ia salida de una fibra con bolsa, es decir, del elemento fásico del huso, viene a activar una neurona inhibidora de la médula que inerva las motoneuronas de los músculos antagonistas. Así, el mismo influjo activa el músculo estirado (reflejo miotático) e inhibe los antagonistas (inervación recíproca). Esta inhibición a menudo es bastante extensa. No sólo concierne al antagonismo dinámico sino sobre todo a los antagonistas tónicos, cuyo umbral de excitación es mucho más bajo. Concierne igualmente a determinados músculos directores.

La parte tónica del huso, la fibra de cadena inervada por una fibra nerviosa secundaria de tipo II, no está afectada por la inervación recíproca. *Las unidades motrices tónicas están inhibidas por la actividad dinámica, pero no tienen influencia sobre ella* (Fig. 13).

La inervación recíproca es un reflejo capital en la organización de nuestro sistema locomotor. Sólo ella permite la dualidad muscular y la posibilidad que tienen los segmentos de pasar del sistema muscular tónico al sistema muscular fásico según las necesidades funcionales. Es el reflejo que armoniza la función estática prácticamente inconsciente y la función dinámica voluntaria. Por otro lado, no se limita a un simple sistema muscular, sino que está presente en prácticamente todos los niveles del sistema nervioso. *La dinámica consciente inhibe siempre el reflejo tónico antagonista.* Veremos cómo la visión foveal consciente inhibe la visión panorámica retiniana. Sin este reflejo de inervación recíproca, seríamos seres rígidos: la tensión de los antagonistas nos impediría el más mínimo movimiento. Se comprende así, por ejemplo, que el raquis pueda ser el tutor rígido de la postura erguida y la articulación de los movimientos del tronco. Para estas dos funciones no está controlado por la misma musculatura.

Libro 1: La fascia 37

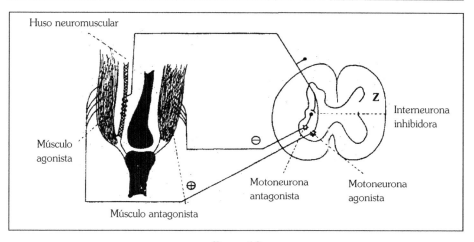

Figura 13

Debemos comprender, sin embargo, los límites de este reflejo de inervación recíproca. Una espasmodicidad, por ejemplo, no desaparece por un trabajo activo de su antagonista como pretenden determinados libros de reeducación. Sucede lo mismo en la lucha contra las retracciones musculares. Recordemos lo que acabamos de ver. La motoneurona alfa hace la suma algebraica de los influjos que recibe. La inhibición de la inervación recíproca sólo es un parámetro de esta suma. A nivel de la motoneurona del músculo antagonista, la activación puede dominar netamente, sobre todo en los golpes centrales. Por otro lado, la inhibición no afecta el sistema gamma.

Reflejo miotático invertido. Un último reflejo presináptico ha sido descrito por Sherrington: el *reflejo miotático invertido*. Se debe a los órganos tendinosos de Golgi, constituidos por haces de fibras colágenas entrelazadas por filetes sensitivos que pertenecen a una fibra sensitiva del tipo Ib. Contrariamente a lo que su nombre puede hacer creer, no están situados en los tendones, sino al final de las fibras musculares, *en las aponeurosis peri e intramusculares*. Es decir que pueden ser activados por la tensión del músculo al que pertenecen, *pero igualmente por una tensión fascial*. Como las fibras musculares son de longitudes variables, parecen así estacionarse en serie y no es raro que reaccionen sucesivamente a los alargamientos de estas fibras (Fig. 14).

Los órganos de Golgi están sensibilizados por la tensión del músculo, tanto si ésta proviene de su alargamiento mecánico como de su propia contracción. La fibra Ib activará: por un lado, las motoneuronas de los músculos antagonistas a los que aporta una influencia activadora; por otro lado, una interneurona inhibidora que actúa sobre las motoneuronas del músculo estirado.

Se ha creído durante mucho tiempo que este reflejo miotático invertido estaba destinado a la protección del músculo contra una excesiva tensión. Los órganos de Golgi parecían reaccionar sólo

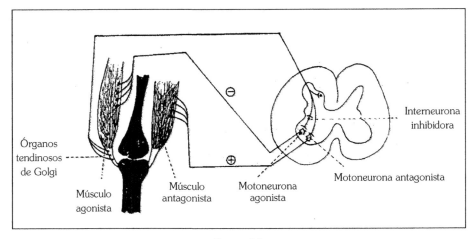

Figura 14

a tensiones importantes. Los fisiólogos modernos parecen menos convencidos de esto. Sus investigaciones han demostrado que si la estimulación por alargamiento mecánico respondía a estímulos importantes, era ocasionada por la contracción del músculo, teniendo un umbral de excitación muy bajo, inferior al gramo. Por otra parte, la acción de las fibras Ib parece muy extendida. Se conoce su conexión con las células de la vía espino-cerebelosa, pero, por lo que sabemos, su fisiología completa sigue siendo todavía relativamente misteriosa.

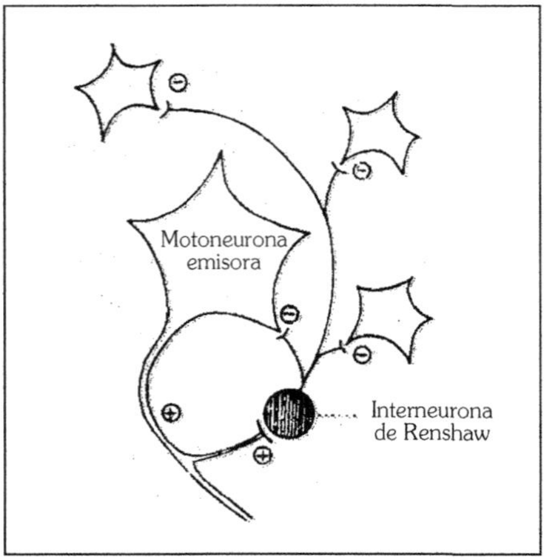

Circuito de Renshaw. Está clásicamente dado por un reflejo postsináptico inhibidor de la motoneurona emisora. Es fisiológicamente exacto, pero restringido. El circuito de Renshaw es un regulador de las motoneuronas alfa, *especialmente de las motoneuronas alfa tónicas a nivel de las cuales está sobre todo desarrollado.* Esta regulación es muy modulada.

En su origen, el axón de la motoneurona emite una colateral que viene a activar una motoneurona inhibidora del asta anterior (Fig. 15). Esta interneurona de Renshaw se articula con la motoneurona alfa de origen y evita su aceleración. En segundo lugar, la inhibición se ejerce sobre las motoneuronas limítrofes. La activación se encuentra así localizada en la motoneurona que dirige la unidad motriz. Cada grupo activo de motoneuronas se encuentra por

Figura 15

esta razón rodeado por motoneuronas "silenciosas" poderosamente inhibidas.

Las interneuronas de Renshaw permiten la precisión de las excitaciones. A su deficiencia es a lo que se atribuyen las contracciones del tétanos (Eccles).

Contractilidad

Es la función de la fibra muscular. Como todos los tejidos, el músculo está formado por células: las fibras musculares. Son células muy alargadas y separadas por tejido conjuntivo en el que circula una red de capilares muy importante. La membrana celular contiene el sarcoplasma y encierra tres elementos constitutivos:

– *Mitocondrias* dispersas entre las miofibrillas. Muy numerosas en las fibras rojas tónicas, participan en la regeneración de la célula (oxigenación).
– Las *miofibrillas* son el elemento contráctil. Su fisiología es ahora perfectamente conocida (Huxley, 1952).

Las miofibrillas están formadas por unidades contráctiles: los *sarcómeros*, el conjunto se presenta como una alternancia de bandas oscuras y de bandas claras (músculo estriado). Cada sarcómero está comprendido entre dos líneas extremas: las *líneas Z*, que cortan en dos partes iguales la banda clara: las dos *bandas I*. La banda oscura o *banda A* presenta en su centro una zona más clara: la *zona H* (Fig. 16).

El sarcómero está constituido por una doble red de miofilamentos.

La franja o banda A representa el conjunto de los filamentos primarios que la atraviesan en toda su longitud. Éstos están constituidos por una proteína en forma de palo de hockey (Fig. 17), cuyo mango es el filamento; la vara haría un saliente hacia fuera: la *miosina*. Otros filamentos más delgados, llamados secundarios, se agarran a la línea Z. Atravesando a cada lado las franjas I, se deslizan entre los filamentos de miosina. Entre los dos extremos centrales de estos filamentos se sitúa la zona H. Están formados por otra proteína: *la actina*.

No podemos entrar en largos detalles que no conducirían a nada en nuestro objetivo y que el lector encontrará fácilmente en su libro de fisiología. Digamos rápidamente que los salientes de los filamentos de miosina, *los puentes*, tie-

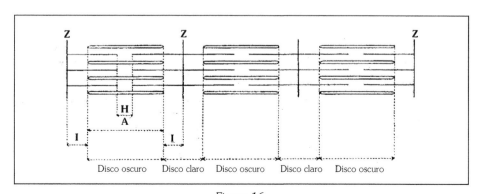

Figura 16

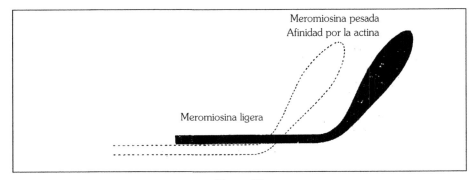

Figura 17

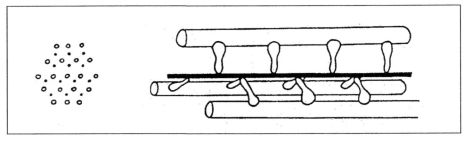

Figura 18
(Según M. Worcel y B. Swynghe Dauw)

nen una fuerte afinidad por las moléculas de actina constituyentes de los filamentos secundarios, que tienen una fuerte afinidad por las moléculas de miosina. *La contracción de los sarcómeros resulta del deslizamiento hacia el centro de los filamentos de actina entre los filamentos de miosina.* Las cabezas de los puentes de miosina vienen a ligarse sobre las moléculas de actina; después, por una rotación, las atraen hacia el centro (Fig. 18). Las cabezas se separan por inhibición, se unen más lejos, etc.

En estas contracciones, las dos líneas Z se acercan una a otra. La banda A constituida por filamentos gruesos queda igual, ya que el acortamiento del sarcómero se hace a expensas de las dos bandas I (disco claro), constituidas sólo por los filamentos de actina, y de la banda H, que forman los filamentos de miosina. *La tensión máxima se realiza cuando los filamentos de actina se reúnen en el centro.* La banda H entonces ha desaparecido por completo (Fig. 19).

Exámenes con el microscopio electrónico han permitido constatar que:

– En los estiramientos, se ve un alargamiento de las dos semibandas I y de la zona H, quedando la banda A igual (Fig. 20). Esto demuestra que, en estado de reposo, los filamentos de actina están ya entre los filamentos de miosina, lo que forma la banda H. Esto demuestra igualmente que un estiramiento pasivo puede desengancharlos más o menos.

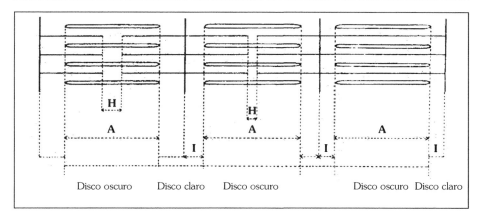

Figura 19

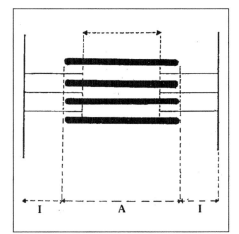

Figura 20

Estas dos constataciones son muy importantes en nuestra lucha contra las retracciones en terapia manual. Una de ellas da todo su valor a los estiramientos pasivos; la otra demuestra que una gran retracción muscular puede llegar a una verdadera parálisis, la imbricación de los filamentos de actina, haciendo

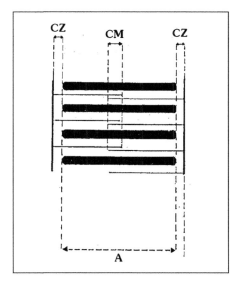

– En los acortamientos extremos, se ven aparecer dos bandas suplementarias: las *bandas de contracción*. La primera CZ aparece a nivel de la línea Z cuando los filamentos de miosina vienen a tropezar contra ella. La segunda, llamada CM, es oscura. Está formada por la imbricación de los filamentos de actina que han superado la línea mediana (Fig. 21).

Figura 21

que la contracción sea nula, reencontrando éstos por el otro lado una región de miosina de polaridad opuesta.

Elasticidad

La fibra muscular está compuesta por tres elementos: el elemento contráctil que acabamos de examinar y los elementos elásticos en serie o en paralelo. *Estos tres elementos son los que hacen la contracción útil.*
Los elementos en serie son ante todo los tendones, pero igualmente las líneas Z y los puentes que unen los miofilamentos. Estos elementos del sarcómero se alargan un 3% durante la contracción. *Debemos añadir a ellos las cadenas músculo-fasciales.* Es del todo evidente que se tienen que considerar como elementos elásticos de un músculo todos los elementos elásticos de la cadena a la cual pertenecen, incluso la elasticidad de los otros músculos en reposo.

Los elementos en paralelo son las aponeurosis de envolvimiento (epimisio), de cierre (perimisio) o de separación de las fibras (endomisio). Todos estos elementos sólo intervienen en alargamientos importantes, del 20 al 30% de la longitud de reposo.

Debemos tener en la memoria que los elementos elásticos en serie y los elementos contráctiles forman parte de un todo. La fuerza contráctil de las unidades motrices resulta de su equilibrio. *La fuerza de un músculo sólo se manifiesta en el exterior cuando los elementos elásticos en serie han sido estirados, o bien por el mecanismo contráctil o por una fuerza exterior.* Así pues, el esfuerzo es mayor para trepar por una

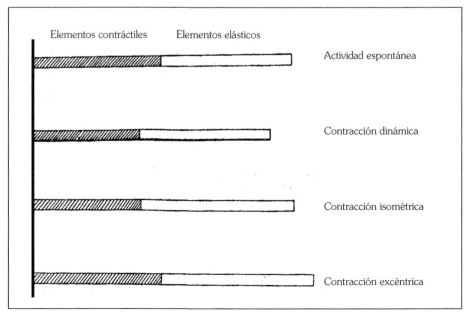

Figura 22

cuerda que en el control del descenso. En una contracción isotónica de un trabajo concéntrico (trepar), los elementos contráctiles estiran previamente los elementos elásticos en serie que arrastran el segmento móvil. En una contracción excéntrica, la gravedad estira los elementos elásticos que arrastran la resistencia de los elementos contráctiles. En una contracción isométrica estática, el acortamiento de los elementos contráctiles equilibra el alargamiento de los elementos elásticos en serie (Fig. 22).

Independientemente de los fenómenos mecánicos que acabamos de ver, la tensión de los elementos elásticos en serie tiene otra función. Las contracciones de las diversas unidades motrices se hacen de una manera anárquica. Unas se activan mientras que las otras se relajan, estando las terceras en diversos estadios de contracción. La coordinación de esta anarquía es cuestión de los elementos elásticos en serie que absorben las diversas tensiones para restituirlas mecánicamente. Estos elementos elásticos tienen además el papel de amortiguar las bruscas variaciones de tensión y proteger así las inserciones sobre el hueso.

Debemos examinar una segunda fisiología elástica, aunque no tenga prácticamente ningún papel en la función de los músculos esqueléticos.

El elemento contráctil es extensible por deslizamiento de los filamentos de actina hacia fuera, tanto más fácilmente cuanto el músculo está en reposo y los puentes de miosina en inactividad. Esta propiedad participa en lo que la fisiología ha denominado la *viscoelasticidad del músculo*. En el estado llamado de reposo, el músculo se encuentra siempre en una tensión de un 10 a un 20% de su longitud. Si se carga, se alarga en dos tiempos: un alargamiento instantáneo, después un alargamiento lento tardío. Es la *"deformación"* del músculo. En el primer tiempo, los elementos elásticos en serie se estiran, en el segundo, la viscoplasticidad de los elementos contráctiles hace que se dejen estirar. Después de la descarga, se produce un fenómeno inverso, no volviendo el segundo tiempo sino muy lentamente a su longitud inicial. Cuando se ejerce una tensión brusca sobre un músculo, las cosas "se escalonan" igualmente. La tensión es, en primer lugar, muy importante; después se relaja a partir de la entrada en juego de la viscoplasticidad. Es la relajación de constricción del músculo.

Toda esta fisiología que acabamos de resumir es para nosotros muy importante. Aclara el problema de las retracciones que está en el primer plano de nuestras preocupaciones terapéuticas. Es bien evidente que estas retracciones se plantean en las dos partes que acabamos de examinar. En el tejido conjuntivo, hemos visto la parte del elemento elástico. Hemos dicho que se modificaba bajo la influencia de las constricciones de tensión. Es fácil comprender que estas modificaciones repercuten sobre el elemento contráctil. En los dos casos, éste reacciona acortándose. Si el elemento elástico en serie se ha alargado, para ser eficaz el elemento contráctil debe acortarse y partir de un "engranaje" mayor de sus miofilamentos. Esto limita tanto su fuerza como sus posibilidades de amplitud. Si el elemento elástico se ha densificado y ha perdido sus propiedades elásticas, la reacción del elemento contráctil será la misma. Para responder rápidamente a las solicitaciones de tensión, al no poder contar con la elasticidad de su tejido conjuntivo, se acorta para utilizar su viscoplasticidad. Lo que precede nos conduce a una reflexión sobre la patología del músculo. Los músculos fásicos de la dinámica en las intervenciones relativamente cortas y episódicas tienen poca opción de ser hipersolicitados por la tensión. Al contrario, esta hipersolicitación es constante para los músculos tónicos de la estática. La patología de los músculos fásicos es la deficiencia: debilidad, atrofia, paresia, parálisis..., que conocemos bien en reeducación. La patología del músculo tónico es la retracción contra la cual luchamos sin cesar en terapia manual.

Tonicidad

Sería inútil repetir aquí lo que acabamos de decir sobre los músculos tónicos. *Toda su fisiología es inconsciente y escapa a toda orden voluntaria.* Sin embargo, debemos distinguir diversas formas de tono. Ignoraremos el tono de apoyo correspondiente a la actividad permanente del sistema vestibular, que examinaremos más adelante. En la función muscular tónica, debemos separar "la actividad postural antigravitatoria" de la "actividad postural direccional".

A) El tono antigravitatorio es con mucho el que se conoce mejor. Acabado de describirlo a lo largo de este capítulo, **es el tono que podríamos denominar propioceptivo.** En efecto, está bajo la dependencia de los propioceptores: fusoriales y reflejo miotático, laberínticos y sistema vestibular, articulares, musculares, etc. A él se debe el mantenimiento de la postura erguida, la suspensión de los segmentos pendulares, las reacciones de adaptación estática y de adaptación a los cambios de posición, las reacciones inconscientes de equilibrio. Es a este tono antigravitatorio al que se ajustan todos los músculos que hemos clasificado en la categoría tónica.

B) El tono direccional es de una fisiología neurológica muy diferente, cuyo conocimiento está todavía lejos de ser satisfactorio. Todas las acciones de posicionamiento direccional que preceden a todos nuestros gestos se construyen sobre un conjunto de reacciones antigravitatorias que se modifican según la situación creada por la necesidad del movimiento. *De hecho, es una función tónica global que se podría llamar tono exteroceptivo, pues tiene como origen un estímulo exteroceptivo.* Antes del gesto específico que reclama este estímulo, esta función tónica pasa por tres estadios: inmovilización atenta, orientación de la cabeza y después del cuerpo, posicionamiento de los órganos sensoriales y de los segmentos móviles.

No podemos tratar de examinar aquí esta segunda fisiología tónica particular. Seríamos prácticamente incapaces de ello y las cosas se hallan lejos, por lo demás, de estar elucidadas. Parece que las reacciones del despertar se desencadenen por medio de las zonas corticales vecinas a las áreas de proyección sensorial que corresponden a los estímulos exteroceptivos: áreas visual, auditiva, olfativa, sensoriomotriz. Todas estas zonas están en conexión con la formación reticular, los núcleos reflejos de los tubérculos cuadrigéminos, los núcleos óculo-motores, el sistema vestibular... con todos los centros de la regulación del tono. Volvemos a encontrar aquí el sistema gamma. El desencadenamiento de un movimiento por la actividad gamma sobre un "músculo estárter" ha tenido durante mucho tiempo sus partidarios acérrimos. Esta teoría ahora está completamente abandonada, pero no está prohibido pensar que, igual que la actividad gamma provoca la contracción de las unidades tónicas, prepara el músculo dinámico para su contracción. Debe recordarse que las motoneuronas tónicas tienen un umbral de excitación más bajo que las motoneuronas fásicas. Las unidades motrices que les corresponden entran, pues, en contracción las primeras.

CADENA CÉRVICO-TORACO-ABDOMINO-PÉLVICA

Con esta cadena, abordamos toda la fisiología de los métodos nuevos de terapia manual. Es muy especial.

- En el cuello (Fig. 23), empieza por la aponeurosis profunda o prevertebral, las aponeurosis intra y perifaríngeas que se convierten más abajo en las vainas vasculares y visceral, la aponeurosis media. Todas estas formaciones se fijan a la base del cráneo.
- En la caja torácica (Fig. 24), la aponeurosis prevertebral continúa con el refuerzo posterior de la fascia endocárdica. La vaina visceral se convierte en la vaina periesofágica, que continúa hasta el diafragma recogiendo lateralmente los ligamentos del pulmón. Las vainas vasculares se refuerzan por las expansiones del pericardio que rodean los vasos grandes. La hoja profunda de la aponeurosis media y una expansión de la vaina visceral se convierten en el ligamento cérvico-pericárdico. La hoja superficial continúa por el ligamento esterno-pericárdico superior.

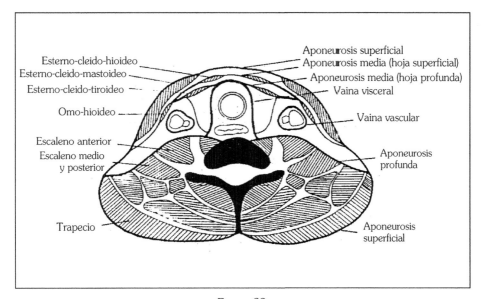

Figura 23

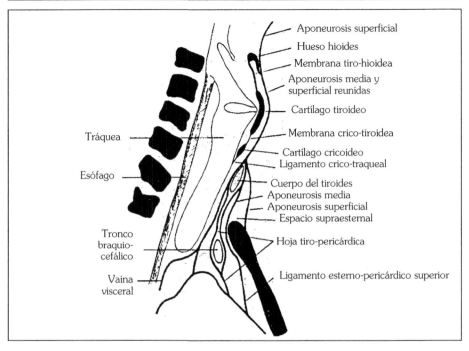

Figura 24

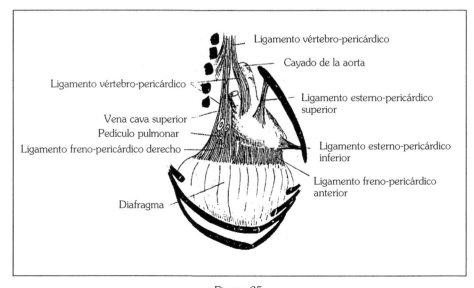

Figura 25

- El saco fibroso pericárdico (Fig. 25) sucede a la mayoría de estas formaciones fibrosas. Los ligamentos vértebro-pericárdicos se solidarizan con la hoja posterior de la fascia endocárdica. Los ligamentos esterno-pericárdicos superior e inferior surgen de la aponeurosis cervical media. Los ligamentos grandes freno-pericárdicos realizan la unión de toda la cadena superior con el centro frénico.

Este conjunto fibroso superdiafragmático ha sido denominado *ligamento mediastínico anterior*.

En todo este conjunto aponeurótico, fascial y ligamentario, el diafragma se encuentra de alguna manera suspendido en la base del cráneo y en la columna cérvico-dorsal hasta D4. Debemos recordar aquí que la aponeurosis prevertebral, que se convierte en el engrosamiento posterior de la fascia endocárdica, está pegada al raquis anterior (gran ligamento vertebral común anterior) hasta D4. Más abajo, se separa de él para unirse sólo junto a las vértebras por delgados tractos fibrosos. Asimismo, la vaina visceral que se convierte en la fascia periesofágica tiene la misma dirección. Adherida al raquis anterior hasta D4, se separa de él después.

Bajo el diafragma y solidaria con él, sigue la cadena fibrosa (Fig. 26). Los pi-

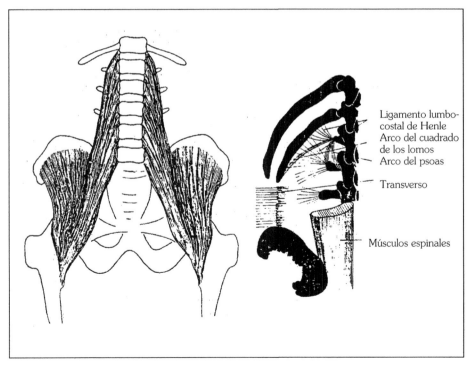

Figura 26

lares del diafragma tienen una parte fibrosa voluminosa que los fija al raquis lumbar. Sus inserciones sobre las vértebras –las del psoas, de la aponeurosis posterior del transverso, de la fascia transversalis y de los refuerzos posteriores: (ligamentos costo-lumbares, de Henle y todos los arcos)– dan una sólida implantación a las fascias ilíacas que descienden hasta los miembros inferiores. A este nivel, ya no tenemos una cadena fascial anterior, sino dos cadenas laterales que siguen hasta los pies.

Muchos autores comparan el cuerpo humano a una marioneta, al polichinela de nuestra infancia, cuya fascia serían los hilos animadores. Nada evoca mejor esta imagen que la cadena cérvico-toraco-abdomino-pélvica (Fig. 27).

Es la "viga central" de suspensión a la cual vienen a unirse los cuatro miembros. Tendremos ocasión de volver a ver esta cadena fundamental del sistema fascial. Modifica profundamente la visión de la fisiología mecánica del diafragma y la patología de las deformaciones estáticas.

LAS MEMBRANAS RECÍPROCAS

Se llama así al conjunto de las membranas que protegen y cierran el eje

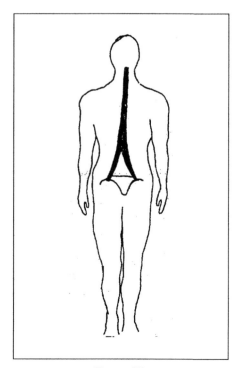

Figura 27

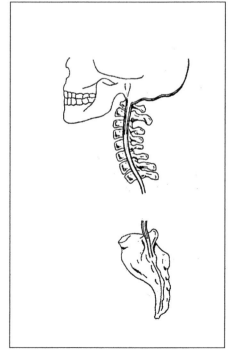

Figura 28

cerebro-espinal. Su pieza maestra es la *duramadre*, envoltura fibrosa de protección, que enfunda el conjunto. Los manuales de anatomía la dividen en *duramadre craneana y duramadre espinal*. Pero esta división es arbitraria y falsa. Se trata de una sola y única membrana, de un verdadero saco fibroso. La única diferencia consiste en que, aunque adherida a la caja craneana, se separa del periostio interno en su trayecto espinal (Fig. 28). Debemos recordar en este sentido que los huesos del cráneo, a excepción del occipital, del esfenoides y del etmoides, son huesos membranosos prácticamente sin periostio.

Como la aponeurosis superficial, la duramadre emite, en el interior del cráneo, tabiques fibrosos que separan las diferentes partes del encéfalo (Fig. 29). Dos son sagitales: la *hoz del cerebro* y la *hoz del cerebelo*. Uno es horizontal: la *tienda del cerebelo*. Dos pequeñas membranas más: las *tiendas de la hipófisis y del bulbo olfativo,* son secundarias y recubren estos órganos. Todas estas membranas se implantan en puntos precisos de la caja craneana, pero se reúnen en el centro, donde forman el seno derecho venoso, de ahí su nombre de membranas recíprocas. Formadas por tejido fibroso inextensible, son arrastradas en el movimiento rítmico de las contracciones y decontracciones de los hemisferios cerebrales (mecanismo respiratorio primario). Son el centro mecánico de los movimientos del cráneo y del movimiento de la fascia.

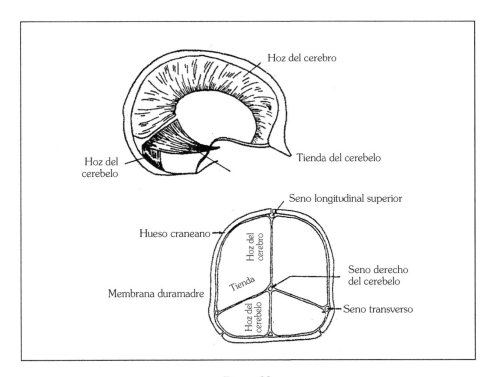

Figura 29

La parte raquídea es un manguito fibroso que envuelve la médula. Arriba, se adhiere al contorno del agujero occipital y a la pared interna de las dos primeras vértebras cervicales. Abajo, termina en un "callejón sin salida" al nivel de la segunda vértebra sacra a la cual está adherido; después se prolonga por el filium terminal. De cualquier modo, en todas las zonas es independiente del raquis, separada de él por el canal epidural. Es fácil, por ello, comprender que ligando el occipital al sacro, este último se adapta a todos los movimientos del cráneo y a todas las malposiciones del occipital (Fig. 30).

Cuando se tiene una visión clara de la continuidad de la fascia, de su globalidad, se admite que la menor anomalía del esqueleto, la menor lesión articular, la menor tensión muscular, pueda repercutir más lejos y arrastrar una pieza ósea fuera de su posición. De la misma forma, la menor falsa posición estática puede ocasionar un desequilibrio articular. Toda la razón de ser de la terapia manual reside aquí.

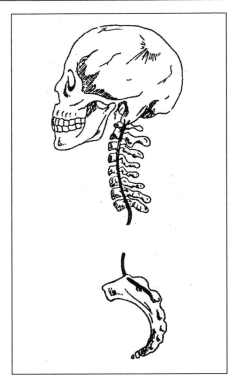

Figura 30

LIBRO 2

MICROMOVIMIENTOS MACROMOVIMIENTOS

En el capítulo de la aponeurosis superficial hemos dicho que, en el plano anatómico y fisiológico, se tenía que considerar nuestro sistema locomotor como si estuviera formado por dos esqueletos. Con la fascia, acabamos de ver el esqueleto aponeuromuscular. Examinaremos ahora el esqueleto óseo y articular. Como no podemos hablar de movimiento sin unir el músculo, haremos igualmente un estudio de la musculatura en función de la "dualidad muscular". Diferenciaremos la musculatura tónica de la musculatura dinámica. Se trata sólo, naturalmente, de nuestra hipótesis, pero está sólidamente establecida. Hemos dado las razones de ella en nuestra introducción.

Por lo que sabemos, nunca hasta ahora se ha hecho una clasificación de esta clase

ESQUELETO ÓSEO

En este libro, aparte de los micromovimientos articulares, a los que dedicaremos un estudio más profundo, no vamos a tratar cuestiones generales sobre el esqueleto óseo, que son objeto de estudios muy completos en los manuales.

A) Los segmentos óseos se desplazan alrededor de ejes articulares en las tres dimensiones del espacio. *El plano de desplazamiento es siempre perpendicular al eje articular.* En el análisis de un movimiento, el conocimiento de los planos de desplazamiento da los ejes articulares. En la síntesis, la elección de los ejes condiciona los planos de los ejercicios. A fin de hablar el mismo lenguaje en nuestro estudio, recordaremos estos planos y los movimientos correspondientes. Nos referiremos a ellos sin cesar.

– El *plano sagital* corresponde a un sujeto visto de perfil. En este plano, los movimientos se hacen alrededor de un eje frontal. Son las flexiones y las extensiones. Permite determinar la derecha y la izquierda, evaluar la abducción y la aducción, lo externo y lo interno (Fig. 31 A).
– El *plano frontal* corresponde a un paciente visto de cara. Los movimientos

se hacen alrededor de un eje sagital. Son las abducciones y las adducciones. Permite determinar lo que es anterior y lo que es posterior, evaluar la flexión y la extensión (Fig. 31 B).
– El *plano horizontal* corresponde a un sujeto visto desde arriba o desde abajo. Los movimientos se hacen alrededor de un eje vertical. Son las rotaciones. Permite situar la superior y la inferior, la cefálica y la caudal (Fig. 31 C).

Es bien evidente que estos planos deben ser interpretados. Para razonar, debemos reemplazar la articulación en su posición neutra, especialmente a nivel de las articulaciones de ejes múltiples. Igualmente se tiene que considerar la posición general del sujeto en el espacio. Los planos de base corresponden a un hombre en posición de pie. Para manejar estos ejes y estos planos, hay una pequeña gimnasia de memoria que aprender.

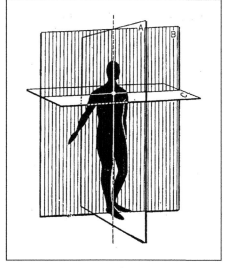

Figura 31 (inspirada en Kapandji)

Los segmentos óseos son las palancas de los movimientos; las articulaciones, los puntos de apoyo; los músculos, la potencia. ¡Cuántos falsos análisis se deben a la aplicación servil de este principio de física! Ni la resistencia ni la potencia son fuerzas constantes. Varían en cada fase del movimiento.

Como recordatorio, destaquemos que los huesos están clasificados en: huesos largos, en los cuales predomina la longitud; huesos cortos, cuya longitud, anchura y grosor son casi comparable, y huesos planos, largos y anchos pero poco gruesos. Funcionalmente, los huesos largos son huesos de movimiento; los huesos cortos, huesos de carga; los huesos planos, huesos de protección. Esto, sin embargo, es muy teórico y tiene muchas excepciones.

Acabamos de decirlo, los huesos sirven de palanca para los desplazamientos segmentarios. Esto sólo es aparentemente simple.

Todos los huesos de la misma categoría no tienen la misma forma. Igual que todas las palancas no son mecánicamente comparables. Unos, como la mayoría de los huesos largos, sólo constituyen una palanca. Otros sólo tienen una parte, un eje, un saliente, una apófisis que pertenece a la palanca de un movimiento dado; las demás partes constituyen otras palancas. Muchos huesos largos no son rectilíneos. *En todas las palancas humanas, nunca se tiene que considerar sólo la diáfisis, sino la recta que une los dos puntos articulares extremos.*

La evaluación de la potencia generalmente se hace en función de inserciones musculares localizadas en puntos precisos considerados como puntos de aplicación de las fuerzas. Es comprar barata la anatomía. Muchas inserciones musculares no son puntiformes; son, por el contrario, muy extensas. De ello resulta que las fibras que se unen a ellas, de oblicuidades diferentes, incluso de direcciones opuestas, *no tienen el mismo ángulo de tracción, no siempre tienen la misma función. La diferencia de longitud de las fibras hace que no sean solicitadas y no se contraigan al mismo tiempo.* Muy a menudo, unas empiezan el movimiento cuando las otras lo terminan. Las mismas inserciones óseas no son siempre comparables y se modifican en el curso de los años. La mayoría, por no decir todos los salientes, las prominencias, las apófisis, las tuberosidades, las espinas, las crestas óseas sólo son las densificaciones de las inserciones fibrosas de los músculos. No se encuentran dos huesos perfectamente parecidos, incluso en un mismo individuo. *Son las limitaciones mecánicas las que han hecho y hacen la anatomía ósea.* Para prácticamente todos los músculos, una gran parte de las inserciones se efectúa en la cara profunda de la aponeurosis o en los tabiques intermusculares. Otros envían expansiones fibrosas muy lejos de su tendón terminal. Querer razonar la fisiología del movimiento sobre palancas es una utopía. Ha conducido a numerosos errores, especialmente en el tema del equilibrio de la pelvis.

Hemos de ser conscientes de que un hueso vivo es infinitamente mejor que el hueso muerto que habitualmente tenemos en las manos para el estudio. Se trata de una cuestión que se olvida explicar al alumno. *El hueso vivo es del tejido conjuntivo. Es plástico, maleable y deformable, esto es lo que le da solidez.* No constituye siempre una palanca rígida. La mayoría de los huesos largos absorben las limitaciones de torsión que a menudo –húmero, fémur– conducen a la formación de canalones definitivos. Los huesos cortos se deforman a consecuencia de las presiones de gravedad. Los huesos planos se deforman por las tensiones musculares que sufren en los esfuerzos de la vida cotidiana.

B) Funcionalmente, las articulaciones están clasificadas en:

– *Sinartrosis* o articulaciones inmóviles, lo que, a nivel de los huesos del cráneo y a nivel de la sínfisis púbica, por ejemplo, es más que discutible.
– *Anfiartrosis* o articulaciones semimóviles. Son, de hecho, las que están limitadas por un ligamento interóseo. Son siempre articulaciones de carga, el ligamento interóseo permite micromovimientos de adaptación de las superficies. Se puede extender esta clasificación a todas las articulaciones de micromovimientos tales como las articulaciones sacro-ilíacas.
– *Diartrosis* o articulaciones móviles. Son las articulaciones de movimientos. Según su forma, se subdividen en: *enartrosis*, cuyas superficies articulares cóncavas o convexas son esféricas; *condíleas*, cuyas superficies articulares cóncavas o convexas son elípticas; trocleares, cuyas superficies tienen forma de polea; *trocoides*, cuyas superficies cóncavas o convexas tienen forma de cilindro, y *artroides*, cuyas superficies son planas.

La clasificación articular que precede es la de Rouvière (1954, 7ª edición). Ha sido establecida hace muchos años. Muestra que los anatomistas de los tiempos antiguos eran ya perfectamente conscientes de lo que diremos. A lo largo de este trabajo, tendremos pruebas de la lucidez fisiológica de estos primeros investigadores. Sin los medios de investigación de que disponemos, habían percibido los micromovimientos y los habían analizado. Negados después, la telerradiografía los ha vuelto a recuperar. Por desgracia, aparte de los osteópatas, los fisiólogos modernos no siempre han comprendido su función. El mejor ejemplo es el de las sacro-ilíacas.

No todas las articulaciones son articulaciones de movimiento. No todas las amplitudes articulares están destinadas al movimiento.

Las sinartrosis no son articulaciones inmóviles. Las piezas óseas están reunidas en ellas por elementos elásticos y deformables: una membrana en las articulaciones craneanas, por ejemplo, una hoja cartilaginosa en la articulación esfeno-basilar, un paquete fibroso para la sínfisis púbica. Su fisiología consiste en deformarse para "soportar" presiones opuestas que se ejercen sobre los segmentos que concurren. *Son articulaciones de amortiguamiento.*

Las anfiartrosis son articulaciones de micromovimientos. Su fisiología consiste en permitir la tensión progresiva del sistema ligamentario. Como las sinartrosis, pueden estar destinadas a "absorber" presiones opuestas, pero sus micromovimientos pueden tener como objetivo permitir, por sus ligeros deslizamientos, la adaptación de las superficies articulares en los apoyos. *Son articulaciones de protección articular.*

Las diartrosis son las únicas articulaciones de movimientos: **de macromovimientos.** Sin embargo, aparte de las enartrosis de superficies esféricas, presentan todas micromovimientos en el sentido de la tensión de su sistema ligamentario. Permiten la adaptación de las superficies, pero igualmente, muy a menudo, la modificación de los ejes de movimientos. Las rotaciones de la rodilla, por ejemplo, compensan la disimetría de los cóndilos femorales, las rotaciones axiales del cúbito autorizan una prosupinación alrededor de cada dedo.

En este libro, nos interesaremos sobre todo por los micromovimientos. Los macromovimientos, en su conjunto, son demasiado conocidos para que nos detengamos largamente en ellos. Estos micromovimientos, cuya física está tan ignorada, de una patología tan controvertida, tienen una importancia capital. Permiten la armonía de los gestos. Son indispensables para la buena coaptación articular y para la mayoría de las sinergias. Permiten la fisiología ligamentaria y protegen así las articulaciones y los segmentos. Entran en la coordinación motriz. Muchos reflejos miotáticos son solicitados por ellos.

La laxitud articular es fisiológica. Los ligamentos no son coaptadores articulares, sino limitadores de los micromovimientos. Toda la osteopatía está en la comprensión de esta fisiología.

Personalmente, consideramos que la fisiología del ligamento está mal entendida por la mayoría de los terapeutas y muchos fisiólogos. Casi todos hacen del ligamento un elemento de fijación articular destinado a mantener el contacto de las superficies. Es una manera simplista de ver las cosas, que ha conducido estos últimos años a ligamentoplastias demasiado apretadas, fuentes de dolores y de artrosis secundarias. *Los ligamentos no están destinados a la coaptación articular, que es una función de la tonicidad muscular.* La parálisis del hombro, tan frecuente en la poliomielitis, ocasiona una verdadera luxación de la cabeza humeral. Esta dolencia no es un caso único. Demuestra claramente que el sistema ligamentario no interviene en el mantenimiento muscular, que la laxitud es fisiológica. *Los ligamentos frenan, es la razón de su elasticidad; después limitan los micromovimientos articulares.* Es una evidencia mecánica: una fijación elástica es siempre más resistente que un ligamento rígido. Volveremos a encontrar la aplicación de este principio a nivel de todas las articulaciones.

El tronco

Empezamos nuestro estudio fisiológico por el tronco. Es la viga central de la estática; es también el punto de partida de todos nuestros gestos. Desde el descubrimiento del tono direccional sabemos que éstos parten de la cintura, de los movimientos del tronco. No son movimientos conducidos, son movimientos lanzados. El paso anterior del andar no es una flexión coxofemoral, es un movimiento pendular hacia adelante del miembro inferior debido a la rotación horizontal pélvica. La antepulsión del brazo empieza por una rotación del tronco.

La noción de globalidad que es la nuestra nos hace decir que no hay movimiento segmentario útil aislado. Lo confirmaremos con el estudio de los movimientos cruzados, base de partida de todos nuestros gestos. Sin embargo, en un primer momento, para la buena comprensión de las cosas, debemos examinar cada segmento en detalle. Así, hemos dividido este capítulo en dos partes: el estudio de la cintura pélvica y el del raquis lumbar y dorsal.

LA CINTURA PÉLVICA

La fisiología de la cintura pélvica es seguramente la que se comprende peor. Para muchos, la pelvis es una pieza rígida, una palanca ósea que participa a la vez en los movimientos de los miembros inferiores y en los del tronco. Esta visión de muchos libros clásicos es simplista. *La cintura pélvica no es una pieza ósea; es un segmento articulado.* Es el punto de encuentro de los miembros inferiores y del tronco, de una fuerza ascendente que viene de los apoyos al suelo, de una fuerza descendente provocada por la gravedad y los movimientos de los segmentos superiores (Fig. 32). *La cintura pélvica no es*

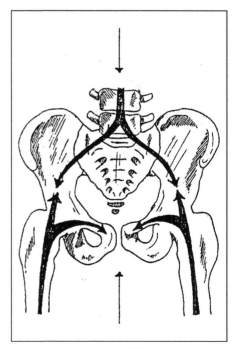

Figura 32

una entidad anatómica: los ilíacos pertenecen a los miembros inferiores; el sacro, al raquis.

A) Mecánicamente no es posible separar los movimientos coxofemorales de los movimientos de la pelvis y de los de la columna lumbar. Llamamos a esta sinergia funcional "el segmento fémur-tronco" sin saber qué nos ha sugerido esta denominación. La flexión coxofemoral va acompañada de una retroversión debida a la tensión de los músculos posteriores extensores, que va acompañada también de una flexión lumbar (actitud cifótica). La extensión coxofemoral, por la tensión de los músculos anteriores flexores, ocasiona una anteversión pélvica y una flexión lumbar (actitud lordótica). Los tres movimientos son sinérgicos e indisociables. La rigidez lumbar (espondiloartritis anquilosante) limita los movimientos coxofemorales a una amplitud situada entre flexión de 20 grados y flexión de 60 grados. El bloqueo coxofemoral prohíbe prácticamente todos los movimientos lumbares.

La flexión del miembro inferior pone en tensión los extensores que arrastran la cintura pélvica en retroversión. La extensión, al contrario, tensa los flexores que anteversan la pelvis. Es la visión más clásica, pero en los gestos de la vida corriente, los movimientos de los miembros inferiores son raramente simétricos. En el paso, aún más en la carrera o en la subida de una escalera, el miembro anterior receptor va en flexión; el miembro posterior propulsor en extensión. Cada uno ejerce así sobre su ilíaco una fuerza inversa. Sin cesar, a cada pisada, a cada paso, la cintura pélvica está sometida a dos torsiones opuestas. *Si la pelvis fuera una pieza rígida no resistiría estas torsiones inversas repetidas*. Ésta es la razón de ser de los tres huesos que constituyen la pelvis. Es sobre todo la razón de ser de las tres articulaciones que los unen.

La fisiología de las articulaciones sacro-ilíacas consiste en "absorber" estas torsiones opuestas por su sistema ligamentario.

Los movimientos de flexión-extensión coxofemorales ocasionan, por tensión, micromovimientos de rotaciones posteriores y de rotaciones anteriores de los ilíacos con relación al sacro.

B) Acabamos de ver cómo los movimientos de los miembros inferiores en los gestos de la deambulación y sus apoyos sobre el suelo arrastran a los ilíacos. Esta fuerza ascendente: la resistencia del suelo, se transmite a la parte superior del cotilo (Fig. 33). A este nivel, se divide en dos fuerzas desiguales: la más débil conduce a la articulación sacro-ilíaca, la más importante sigue la rama iliopubiana y encuentra, a nivel de la sínfisis púbica, la fuerza ascendente del lado opuesto. Cuando los apoyos en el suelo son perfectamente simétricos, las dos fuerzas se anulan. Nunca son prácticamente simétricas y varían una con relación a la otra según las fases de la locomoción.

La fisiología de la sínfisis púbica consiste en absorber la asimetría de las fuerzas ascendentes en los apoyos en el suelo.

C) La cintura pélvica participa en todos los movimientos del tronco. Volveremos a verlo con más detalle. La anteflexión o la posflexión la arrastran hacia adelante o hacia atrás; más exactamente, el sacro arrastra los ilíacos en anteversión o en retroversión. En la anteflexión, la basculación hacia adelan-

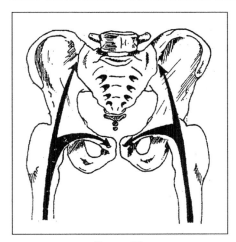
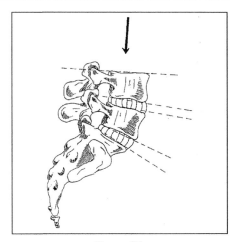

Figura 33

Figura 34

te de los ilíacos se ve frenada por la tensión de los músculos posteriores extensores, así como su basculación hacia atrás se ve frenada por la tensión de los músculos anteriores flexores en la posflexión. Para cada movimiento, el sacro debe vencer estas tensiones y la inercia de los segmentos para arrastrar a los ilíacos. Esto se hace por intermedio del sistema ligamentario sacro-ilíaco.

Los movimientos de flexión-extensión del sacro entre los dos ilíacos permiten vencer la inercia de los ilíacos a través del sistema elástico ligamentario.

Los movimientos del tronco y del raquis no se limitan a los movimientos de ante y de posflexión. Los más corrientes son movimientos de rotación y de lateroflexión. Con el estudio del raquis dorsal y lumbar, veremos que las dos amplitudes van siempre aparejadas. Con mucha frecuencia –ocurre en casi todos nuestros gestos (sistemas cruzados)–, las rotaciones se oponen entre la pelvis y el raquis.

Las torsiones derecha e izquierda del sacro entre los dos ilíacos amortiguan las latero-flexiones-rotaciones del raquis.

D) Un último sistema amortiguador debe fisiológicamente integrarse en la cintura pélvica. Está constituido por los discos intervertebrales L4/Ll5, L5/ S1 y los ligamentos iliolumbares. En la deambulación, tanto si es la marcha como la carrera o el salto, es la pelvis propulsada por los miembros inferiores quien arrastra el tronco hacia adelante. La inercia de los segmentos superiores es absorbida aquí por el sistema ligamentario de las dos últimas vértebras lumbares. Tanto en el plano de la estática como en el de la dinámica, hemos de considerar L4 y sobre todo L5 como si formaran parte del sistema pélvico (Fig. 34).

Esta fisiología de la cintura pélvica que ilustra perfectamente lo que hemos dicho de los micromovimientos nos conduce a varias afirmaciones fundamentales.

1. *Los movimientos de las articulaciones sacro-ilíacas, que se han negado*

durante mucho tiempo y todavía hay algunos que lo hacen, son una evidencia.
2. *Las articulaciones sacro-ilíacas no son articulaciones de apoyo.* Son articulaciones de suspensión ligamentaria. No hay ninguna coaptación de las superficies a su nivel; son completamente libres. El sacro cuelga entre los ilíacos por el sistema ligamentario, ciertamente el más poderoso de nuestra anatomía. *Él recibe la gravedad.*
3. Los ilíacos son arrastrados por los movimientos de los miembros inferiores, el sacro por los movimientos del raquis: una fuerza ascendente, una fuerza descendente. *Las articulaciones sacro-ilíacas, afectadas por funciones diferentes según las circunstancias fisiológicas, y no activadas por ningún músculo sino por simples tensiones, no pueden ser el centro de un movimiento único.* El cabeceo y el contracabeceo son una falsa fisiología. Acabamos de verlo:
Hay movimientos iliosacros de un ilíaco con relación al sacro. Son movimientos de rotaciones anterior y posterior del ilíaco.
Hay movimientos sacro-ilíacos del sacro entre los dos ilíacos. Son movimientos de flexión, de extensión y de torsión del sacro.

Examinaremos esta fisiología con detalle.

El hueso ilíaco

Las articulaciones sacro-ilíacas están formadas por dos superficies en forma de oreja prácticamente idénticas, de aquí su nombre de *superficies auriculares.* Se oponen cara a cara. La superficie sacra está a menudo ahondada por una garganta a la cual se opone a la superficie ilíaca un monorraíl en relieve. Contrariamente a lo que se podría pensar, esta garganta y este monorraíl no son de ninguna manera guías particulares. Por un lado, son inconstantes (40%), por otro lado, son frecuentemente atípicos, los dos en relieve o los dos en garganta. *Las superficies articulares sacro-ilíacas son artrodias (superficies planas). Sus deslizamientos son orientados y limitados por la tensión ligamentaria.*

Las superficies auriculares tienen la forma de una media luna con concavidad posterosuperior (Fig. 35). Se les distingue una pequeña rama casi vertical ligeramente inclinada hacia atrás: el pequeño brazo, y una rama casi horizontal ligeramente inclinada hacia abajo: el *gran brazo.* Está claro que se distingue así un pequeño brazo ilíaco y un pequeño brazo sacro, un gran brazo ilíaco y un gran brazo sacro. Deslizán-

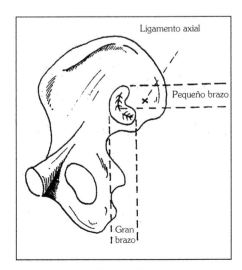

Figura 35

Libro 2: Micromovimientos – Macromovimientos

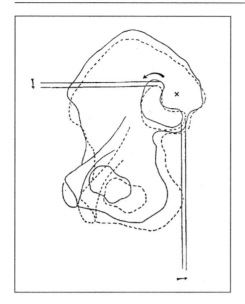

Figura 36
Rotación anterior del ilíaco

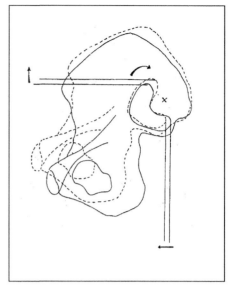

Figura 37
Rotación posterior del ilíaco

dose uno sobre otro, los dos huesos se desplazan el uno con relación al otro.

Los movimientos iliosacros son fáciles de comprender. *Son rotaciones cuyo centro se sitúa a nivel del ligamento axial sobre el ilíaco.* Existen dos posibilidades:

– El pequeño brazo ilíaco avanza y desciende. El gran brazo sube y retrocede. *El ilíaco ha girado como un volante en una rotación anterior.* Dado que las superficies auriculares no están completamente en el plano sagital sino oblicuas hacia atrás y hacia dentro, el ilíaco gira como una rueda torcida: *el ala ilíaca se separa hacia adelante y se cierra hacia atrás.* Asimismo, *todo lo que se encuentra delante del ligamento axial* –espina ilíaca anterosuperior, cavidad cotiloidea, rama pubiana– *desciende; todo lo que se en-*

cuentra detrás –espina ilíaca posterosuperior, espina ilíaca posteroinferior, tuberosidad isquiática– *sube* (Fig. 36). Como en todo volante, todo lo que se sitúa por encima del centro de rotación avanza, todo lo que se sitúa debajo retrocede.

– El pequeño brazo sube y retrocede; el gran brazo desciende y avanza. *El ilíaco se ve arrastrado en una rotación posterior.* Se cierra delante y se abre detrás. Todo lo que se encuentra delante de la articulación sube; todo lo que se encuentra detrás baja (Fig. 37). Todo lo que se encuentra encima retrocede; todo lo que se encuentra debajo avanza.

Al principio de este capítulo, hemos hablado de nuestra admiración por los antiguos anatomistas. Tenemos aquí un ejemplo de su lucidez fisiológica. El centro de las rotaciones del ilíaco es, acabamos de verlo, la inserción del ligamento axial. Incluso se le llama "ligamento interóseo de la sacro-ilíaca" o "ligamento vagus". Va de la prámide ilíaca a las dos primeras fosas del sacro. Rouvière precisa que lleva este nombre porque es un eje. Es, pues, evidente que los anatomistas que lo han bautizado habían percibido los movimientos iliosacros, lo que los modernos han negado durante años.

Rotaciones anteriores y rotaciones posteriores son los movimientos del ilíaco con relación al sacro. No debemos confundirlos con las basculaciones anteriores y posteriores de la pelvis (ante y retroversión) que arrastran conjuntamente los dos ilíacos y el sacro alrededor de los coxofemorales. En un caso se trata de micromovimientos, en el otro, de macromovimientos. Un ilíaco puede ponerse en rotación anterior sobre una pelvis retroversada o en rotación posterior sobre una pelvis anteversada.

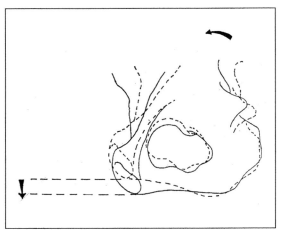

Figura 38

La sínfisis púbica

La sínfisis púbica no es una articulación en el sentido propio de la palabra. Las superficies elípticas de las hojas cuadriláteras púbicas están muy separadas una de otra. Es ante todo una acumulación fibrosa relativamente elástica. Su ligamento interóseo hecho de fibras cruzadas es bastante comparable al anillo fibroso del disco intervertebral y funciona mecánicamente de la misma manera (ver rotación de las vértebras lumbares). Los movimientos de la sínfisis sólo son, de hecho, deformaciones de esta acumulación fibrosa. Pueden tomar caracteres diferentes.

1. En las rotaciones del ilíaco, la rama pubiana y el tubérculo situados delante son arrastrados por el conjunto: hacia abajo en la rotación anterior, hacia arriba en la rotación posterior. Situados igualmente en la parte inferior bajo el centro de rotación, al descender (RA), retroceden; al subir (RP), avanzan (Fig. 38).

Las deformaciones de la sínfisis, sin embargo, no son absolutas ni automáticas en las rotaciones del ilíaco. Lo hemos dicho anteriormente, el hueso vivo es un tejido conjuntivo maleable y deformable. Por otro lado, la sínfisis no es una articulación laxa (es una sínfisis). Con mucha frecuencia, en las rotaciones ínfimas del ilíaco, no está afectada. Son las dos ramas iliopubiana e isquiopubiana las que se deforman bajo el empuje del ilíaco.

2. La sínfisis púbica puede deformarse sin que el movimiento ilíaco se encuentre implicado. Hemos visto que amortigua la simetría de los apoyos. Por otro lado, las ramas púbicas soportan grandes tensiones musculares prácticamente siempre asimétricas, esto por intermedio del ligamento anterior y del manguito fibroso: hacia abajo (aductores, recto interno), hacia arriba (pilar de los oblicuos, recto mayor). Con mucha frecuencia, el desplazamiento púbico no corresponde al precedente: hacia abajo y hundido, hacia arriba y saliente, sino al contrario es inverso: bajo y saliente, alto y hundido.

El sacro

Encajado entre los ilíacos, el sacro se compara clásicamente con una doble piedra angular. Una vertical por el hecho de su forma triangular, una anteroposterior, siendo su parte anterior más ancha que su parte posterior. *Es un punto de vista simplista y falso.* Los raíles óseos de las superficies auriculares, muy inconstantes en la forma, no pueden constituir un tope suficiente. Si fueran la única salvaguardia, nada se opondría a la subida del sacro, ni sobre todo a su expulsión hacia adelante en la cavidad pélvica. *Toda la estabilidad del sacro entre los ilíacos está en el hecho de un sistema ligamentario poderoso. Cuelga entre los ilíacos.* Es un sesamoides gigante entre los músculos piramidales (Fig. 39).

Es igualmente falso decir que el sacro recibe el peso del cuerpo y se hunde como una cuña entre los ilíacos. Esta fisiología errónea hace negar todo movimiento a las articulaciones sacroilíacas. Actualmente, todavía es responsable de que la fisiología clásica limite sus movimientos a los únicos cabeceos y contracabeceos.

Debemos comprender bien la fisiología lumbo-pélvica. Es de capital importancia en la patología de esta región. *Para la gravedad, la primera vértebra móvil es L3.* Sus dos platillos son estrictamente horizontales. Su cuerpo, situado en el centro del tronco, es el centro de gravedad del hombre en el espacio. Transmite la gravedad del tronco, de la

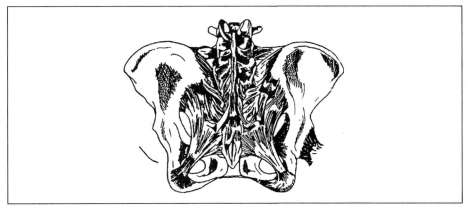

Figura 39

cabeza y de los miembros superiores al macizo estático formado por L4, L5 y el sacro. *Este macizo cuelga entre los ilíacos en un soporte ligamentario poderoso*, uno de los más importantes de la anatomía. *Es él y sólo él el que solidariza la cintura pélvica*. Basta mirar el dibujo de este sistema ligamentario para comprender el mecanismo amortiguador (Fig. 40). Los dos ligamentos iliolumbares, los ligamentos iliotransversales sacros y conjugados, los ligamentos superficiales, los pequeños y grandes ligamentos sacrociáticos, los ligamentos sacro-ilíacos anteriores, todo está orientado para recibir las limitaciones descendentes de la gravedad. Sólo los grandes ligamentos sacrociáticos, torcidos sobre ellos mismos, están destinados a absorber las limitaciones de torsión.

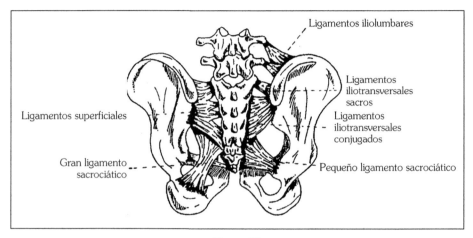

Figura 40

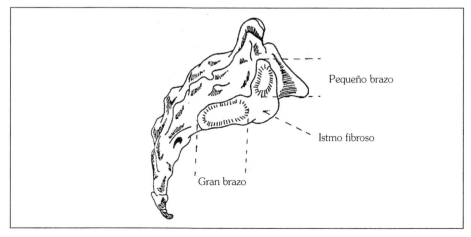

Figura 41

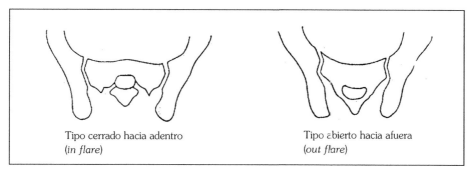

| Tipo cerrado hacia adentro | Tipo abierto hacia afuera |
| (in flare) | (out flare) |

Figura 42

Visto bajo este ángulo, es fácil comprender los movimientos del sacro. En esta red de tensiones ligamentarias, equilibra los desplazamientos de L5 y de la columna lumbar.

En un paciente de pie, como la superficie auricular ilíaca, la superficie auricular sacra tiene la forma general de una media luna de concavidad postero-superior. Se distinguen tres partes: una superficie vertical (95 grados), el pequeño brazo sacro; una superficie horizontal (185 grados), el gran brazo sacro, y una parte intermedia de unión, el istmo (Fig. 41). En sentido anteroposterior, las superficies superiores (pequeños brazos) y las superficies inferiores (grandes brazos) no se sitúan en el mismo plano. El diedro entre los dos planos puede estar abierto hacia fuera (out flare) o hacia dentro (in flare) (Fig. 42).

Durante mucho tiempo, los movimientos del sacro se han negado. Todavía no existen para muchos a los que les molestan en sus terapias. Ahora están universalmente admitidos por los fisiólogos. Desgraciadamente los limitan al cabeceo y al contracabeceo. Esto es un razonamiento fisiológico erróneo. *Las articulaciones sacro-ilíacas son artrodias cuyas superficies pueden deslizarse en todos los sentidos,* limitadas sólo por la tensión ligamentaria. *Todos sus ejes de movimientos son ficticios y resultan de limitaciones de tensión.* Al no recibir ninguna gravedad, al no tener ningún músculo motor, sus movimientos aparentes no son más que los desplazamientos de una u otra pieza en el espacio, uno acompañando los movimientos de la cadera, el otro, los de la columna lumbar. Es fácil comprender que no pueden ser los mismos.

Tal como hemos dicho con respecto a los ilíacos, no hay una articulación a nivel de cada sacro-ilíaco, sino dos: una superior de los pequeños brazos, una inferior de los grandes brazos. Las superficies presentes están recubiertas de cartílago y unidas por una cápsula y una sinovial propia para cada articulación. A nivel del istmo, las superficies ilíaca y sacra están reunidas por *una acumulación fibrosa,* cuyo papel fisiológico consiste en servir de pivote al paso de las presiones de un brazo al otro. Esta función se ve confirmada por el hecho de que existe, a través de esta acumulación fibrosa, un estrechamiento filiforme que comunica la cavidad articular superior con la cavidad inferior. Es evidente que, como un sistema hidráulico, está destinado al paso de líquido sinovial de una cavidad a la otra en el momento de los cambios de presión. Cuando la presión se dirige a los pequeños brazos, la sinovia es expulsada a la cavidad de los grandes brazos y viceversa. La cavidad articular así "secada" se ve inmovilizada mientras que la otra sigue siendo muy móvil.

LOS MACROMOVIMIENTOS

Antes de introducirnos en la microfisiología del sacro, debemos prevenir una confusión frecuente por no decir inevitable al principio. En la fisiología del sacro se tiene que distinguir, como hemos hecho para los ilíacos, dos tipos de movimientos. Estudiaremos los micromovimientos. *Se hacen a nivel de las articulaciones sacro-ilíacas*. Sin embargo, con toda la cintura pélvica, el sacro participa en la anteversión y en la retroversión de la pelvis. Para estos macromovimientos, los ínfimos desplazamientos de las sacro-ilíacas son ignorados. Se hacen alrededor de las articulaciones coxofemorales.

Con la estática, donde el equilibrio pélvico es una cuestión capital, volveremos a ver estos macromovimientos mucho más detallados. Resumimos simplemente las cosas aquí.

Mientras tienen lugar estos movimientos pélvicos, el sacro, solidario de los ilíacos, describe un arco circular en el espacio (Fig. 43): arriba y hacia adelante en la anteversión, abajo y atrás en la retroversión. *Fisiológicamente, "se horizontaliza" en la anteversión; "se verticaliza" en la retroversión*.

En un análisis fisiológico, sobre todo no se tienen que tomar unos por otros. *No se deben al mismo sistema articular*. Son totalmente independientes unos de otros. No es extraño que mientras toda la cintura pélvica bascula hacia adelante alrededor de las caderas, el sacro bascule hacia atrás entre los ilíacos para equilibrar la columna lumbar.

LOS MICROMOVIMIENTOS

Nos excusamos de repetirnos, pero la cuestión es tan importante que nos arriesgamos a ello. Esta obra no es una

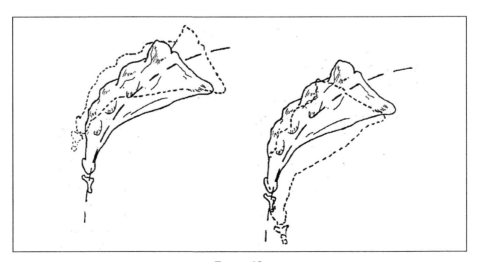

Figura 43

novela, es un libro de trabajo. Con relación al sacro, el ilíaco gira como un volante alrededor de un centro teórico situado a nivel del ligamento axial. *En este mecanismo, hemos considerado el sacro como una pieza fija.* La fuerza que actúa es una fuerza ascendente. Los movimientos del sacro entre los ilíacos son diferentes. *Sobre todo no se tienen que ver inversos a los de los ilíacos, como hacen la mayoría de las obras de fisiología. Aquí la fuerza es descendente. Los ilíacos son los que nosotros consideramos como piezas fijas.*

En su posición neutra, el sacro no está en contacto con los ilíacos. Cuelga. "Flota" entre los ilíacos como un tronco sobre el agua.

Esta imagen de flotación del sacro, que es un viejo tópico de la osteopatía, permite comprender los movimientos sacros. Como un cuerpo tiene en el aire un centro de gravedad, sobre un líquido tiene un "centro de flotación" que condiciona su equilibrio sobre este elemento. Por ejemplo, es primordial para la estabilidad de un barco. En un barco, cuando la parte de delante se hunde, la parte de atrás sale del agua; cuando el lado derecho desciende, el lado izquierdo asciende, todo esto alrededor del centro de flotación. Todos los ejes de estos movimientos pasan por este centro de flotación. En su soporte ligamentario, el sacro tiene las mismas reacciones que un barco. Según las fuerzas que se ejercen sobre él, se desplaza y cabecea entre los ilíacos.

El centro de flotación del sacro está situado a nivel de la 2ª vértebra sacra. Entre los ilíacos, todos sus movimientos son movimientos de basculación sobre un eje que pasa por la 2ª vértebra sacra. Cada desplazamiento segmentario de un lado de este eje es equilibrado por un desplazamiento inverso del lado opuesto.

Veremos que, en las flexiones y extensiones de la columna lumbar (L5), los movimientos del sacro se hacen sobre un eje transversal. *Cuando la base sacra va hacia adelante y hacia abajo, el ápex va hacia atrás y hacia arriba. Cuando, inversamente, la base sacra va hacia atrás y hacia arriba, el ápex va hacia adelante y hacia abajo.*

Veremos que, en las lateroflexiones-rotaciones de la columna lumbar, el sacro se mueve en dos ejes oblicuos. *Cuando la hemibase va hacia adelante y hacia abajo, el ápex izquierdo va hacia atrás y hacia arriba. Cuando la hemibase izquierda va hacia atrás y hacia arriba, el ápex derecho va hacia adelante y hacia abajo.*

Aquí acabamos de resumir todos los movimientos del sacro.

Debemos comprender claramente los cambios de eje. *No son ejes anatómicos, sino ejes ficticios creados por las limitaciones que soporta el sacro.* En un primer momento, nos veremos obligados a algunas afirmaciones fisiológicas sobre el movimiento vertebral. Las justificaremos en el capítulo de las columnas lumbar y dorsal. Formado por cinco vértebras soldadas, el sacro es un segmento del raquis. *Esto tiene como consecuencia reglas fisiológicas.* Sus movimientos son indisociables de los de la columna lumbar, o más exactamente de los de L5. Como L5 es una vértebra de transición, las dos piezas constituyen una bisagra: "*la bisagra lumbosacra*". Todos los movimientos de L5 arrastran el sacro en un movimiento correspondiente: las flexiones-extensiones de las extensiones-flexiones, las lateroflexiones-rotaciones de las torsiones sobre dos ejes oblicuos.

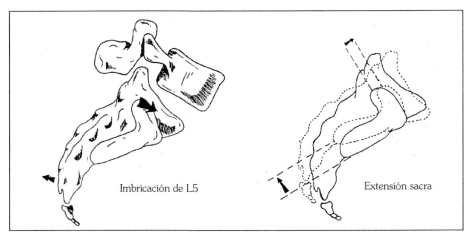

Figura 44

Anticipando algo sobre el capítulo siguiente, en este estudio de los micromovimientos del sacro, no podremos ignorar los de L5.

EL EJE TRANSVERSAL

A nivel del sacro, los movimientos más simples son los de basculación sagital que acompañan los movimientos de flexión (posflexión) y de extensión (anteflexión) de la columna lumbar. Se hacen alrededor de un eje frontal que pasa naturalmente por el cuerpo de la 2ª sacra, pero conduce a cada lado al nivel de los istmos, que están así en el mismo eje horizontal. Como este eje pasa por cada lado entre el pequeño brazo y el gran brazo, en sus movimientos de basculación, que llamaremos fisiológicamente flexión y extensión del sacro, el pequeño brazo y el gran brazo se desplazan conjuntamente según su diferente orientación.

– Cuando la columna lumbar se pone en flexión (posflexión), las carillas articulares L5/S1 se imbrican (ver columna lumbar y dorsal). El sacro se coloca en extensión: la base sacra avanza y se hunde ligeramente hacia adelante, el ápex sube. A nivel de las sacro-ilíacas, los brazos pequeños avanzan y descienden, los grandes brazos suben (Fig. 44).

– Cuando la columna lumbar se pone en extensión (anteflexión), las carillas L5/S1 se deshabitan. El sacro se coloca en flexión, la base sacra retrocede y sube ligeramente (Fig. 45), el ápex avanza. A nivel de los sacro-ilíacos, los pequeños brazos retroceden y suben, los grandes brazos descienden.

EL EJE OBLICUO

Para la flexión-extensión, las cosas eran simples de comprender. En la anteflexión y la posflexión raquídeas, todas las curvaturas se invierten. No ocurre lo mismo en la lateroflexión y la rotación. Veremos que las vértebras asocian siempre los dos movimientos, ya sea que la lateroflexión (S = *Side bending*) y la rotación (R) se hagan del

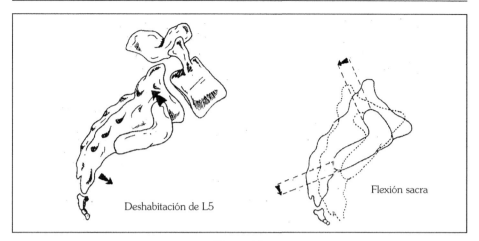

Figura 45

mismo lado, o bien que se hagan de lados opuestos. En su adaptación a L5, el sacro no puede, entre los ilíacos, hacer ni lateroflexión ni rotación. Sólo puede establecer un compromiso de los dos: una torsión sobre eje oblicuo.

Examinemos esta fisiología.

Miremos nuestro sacro entre los dos ilíacos (Fig. 46). Cuando la gravedad se plantea de un lado, tiene tendencia a descender de este lado. Los ilíacos no se separan. Esto es imposible. Sin embargo, al encontrarse desequilibrado, "se encajará" entre los ilíacos (Fig. 46). La cima del pequeño brazo viene a apoyarse contra el pequeño brazo ilíaco por el lado del desequilibrio. Este apoyo expulsa la sinovia hacia abajo en la cavidad de los grandes brazos. Del lado opuesto, la cima del gran brazo viene a

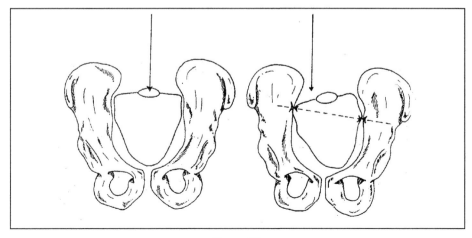

Figura 46

apoyarse contra el gran brazo ilíaco, la sinovia es expulsada hacia arriba en la cavidad de los pequeños brazos. Se crean así dos puntos fijos: la cima del pequeño brazo del lado de la gravedad, la cima del gran brazo del lado opuesto (Fig. 46). *Dos puntos fijos forman un eje. Aquí un eje oblicuo que pasa por el cuerpo de la 2ª vértebra sacra, un eje doblemente oblicuo.* Como la cima del pequeño brazo está más arriba que la del gran brazo, es oblicuo en el plano vertical. Asimismo, como la cima del pequeño brazo es más anterior que la del gran brazo, es oblicuo en el plano horizontal.

Del lado de la gravedad, el apoyo de los pequeños brazos ha expulsado la sinovia hacia abajo. Por este hecho, sólo el gran brazo será móvil, sólo el ápex sacro correspondiente se desplazará hacia adelante o hacia atrás. Por otro lado, la sinovia ha sido expulsada hacia arriba por el apoyo de los grandes brazos; sólo el pequeño brazo será móvil, sólo la hemibase sacra correspondiente podrá desplazarse hacia adelante o hacia atrás. Los movimientos de basculación del sacro se harán sobre este eje oblicuo, yendo la hemibase móvil hacia adelante y abajo, mientras el ápex opuesto irá hacia atrás y hacia arriba, o, inversamente, la hemibase móvil irá hacia atrás y hacia arriba mientras el ápex opuesto irá hacia adelante y abajo. *Estos micromovimientos del sacro, en fisiología, tienen el nombre de torsiones.* Según el lado hacia el que se girará su cara anterior, la torsión será derecha o izquierda (Fig. 47).

Por convención fisiológica, el eje oblicuo toma el nombre, derecho o izquierdo, del lado del pequeño brazo que lo ha engendrado, *es decir, del lado de la gravedad responsable.* El sacro, según las necesidades de la locomoción,

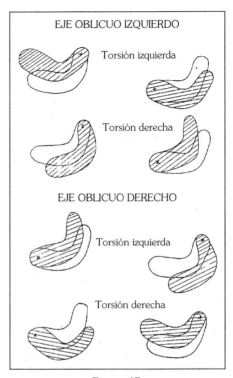

Figura 47

puede moverse sobre sus dos ejes oblicuos: un eje oblicuo izquierdo entre el pequeño brazo izquierdo y el gran brazo derecho, un eje oblicuo derecho entre el pequeño brazo derecho y el gran brazo izquierdo, según que la gravedad del cuerpo se conduzca hacia la izquierda o hacia la derecha. Por ejemplo, a cada paso, como el peso del cuerpo debe ser transpuesto sobre el pie anterior, el paso es una sucesión de ejes oblicuos derechos e izquierdos. Asimismo, alrededor de cada eje oblicuo, serán posibles dos torsiones: una torsión derecha o una torsión izquierda, *una torsión del lado del eje oblicuo o una torsión del lado opuesto al eje oblicuo.*

¿Cómo se efectúan mecánicamente estas torsiones?

Una vez más, debemos considerar conjuntamente los movimientos de L5 y los movimientos de adaptación del sacro.

Para la lateroflexión de L5, la cuestión es simple. Acompaña la gravedad, ella es quien crea el eje oblicuo.

Para las rotaciones, debemos recordar que, mecánicamente, dos piezas óseas se desplazan una con relación a la otra en sentidos opuestos. Si L5 gira de un lado con relación al sacro, se puede considerar mecánicamente que el sacro gira del lado opuesto con relación a L5. Como el equilibrio actúa en la estática, *cuando L5 hace una rotación de un lado, el sacro hace una torsión del otro.*

En una torsión del sacro, el eje oblicuo ha sido provocado por la lateroflexión de L5, el lado de la torsión por la rotación opuesta de L5.

– *Cuando la rotación de L5 es del mismo lado que la lateroflexión (movimiento RS), la torsión sacra es del lado opuesto al eje oblicuo.* La marcha es una sucesión de torsiones sacras opuestas a los ejes oblicuos.

– *Cuando la rotación de L5 es del lado opuesto a la lateroflexión (movimiento SR), la torsión sacra es del lado del eje oblicuo.*

– Cuando el gran brazo y el ápex sacros del lado del eje oblicuo van hacia atrás y hacia arriba, el pequeño brazo y la hemibase opuestas van hacia adelante y hacia abajo. *La torsión del sacro tiene lugar entonces del lado del eje oblicuo.*

– Cuando el gran brazo y el ápex sacros del lado del eje oblicuo van hacia adelante y hacia abajo, el pequeño brazo y la hemibase opuesta van hacia atrás y hacia arriba. *La torsión del sacro entonces es del lado opuesto al eje oblicuo.*

Recapitulemos los movimientos del sacro.

1. Una flexión de L5 ocasiona una extensión del sacro (las curvaturas se invierten en las bisagras). Las carillas articulares de L5 (ver más adelante el movimiento vertebral) son imbricadas (flexión de L5), la base sacra está delante y abajo, el ápex, detrás y arriba (extensión sacra).
2. Una extensión de L5 ocasiona una flexión del sacro. Las carillas articulares de L5 están deshabitadas (extensión de L5), la base sacra está detrás y arriba, el ápex, delante y abajo (flexión sacra).
3. Un movimiento en RS de L5, de lateroflexión y rotación del mismo lado, ocasiona una torsión sacra opuesta a la rotación de L5, por lo tanto, opuesta a la lateroflexión y al eje oblicuo.
4. Un movimiento en SR de L5, de lateroflexión y de rotación opuestas, ocasiona una torsión sacra del lado opuesto a la rotación, es decir, del lado de la lateroflexión y del eje oblicuo.

La posición sagital de la pelvis, y especialmente la del sacro, puede modificar en gran manera el mecanismo de compensación del sacro en estos movimientos en SR. Hay aquí una posibilidad de error en el diagnóstico de las lesiones osteopáticas fisiológicas de esta región.

A nivel lumbosacro, la fisiología reconoce dos medidas: el ángulo lumbosacro y el ángulo sacro.

El ángulo lumbosacro, abierto atrás, está formado por el eje longitudinal de L5 y el eje longitudinal del sacro. Se cierra en la anteversión cuando el sacro se horizontaliza; se abre cuando se verticaliza en una retroversión (Fig. 48).

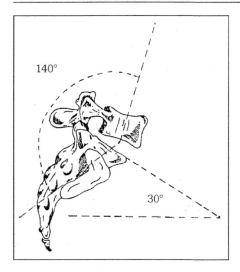

Figura 48 (según Kapandji)

El ángulo sacro es de la mayor importancia. Está formado por la inclinación sobre la horizontal de la balanza superior del sacro. Según los autores, está entre 30 y 35 grados. Es el más fácil de estimar en las radiografías de perfil tomadas en **posición de pie**. Varía con la posición sagital de la pelvis; se abre cuando el sacro se horizontaliza, se cierra cuando se verticaliza (Fig. 48).

Hemos dicho que L4, L5 y el sacro formaban un bloque estático poco articulado que recibía el peso de los segmentos superiores. Esta fisiología se concreta por ligamentos potentes que unen L4 y L5 a los ilíacos.

– El ligamento iliolumbar superior va de la apófisis transversa de L4 hacia abajo, fuera y detrás a insertarse en la cresta ilíaca.
– El ligamento iliolumbar inferior es el que condiciona toda la fisiología de la bisagra lumbosacra L5/S1. Está formado por dos haces: *iliotransverso inferior* del transverso de L5 a la cres-

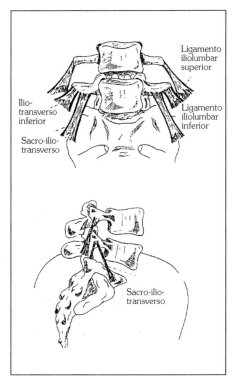

Figura 49

ta ilíaca hacia adelante del precedente, *sacro-ilio-transverso del transverso* de L5 a la parte anterior de la articulación sacro-ilíaca (Fig. 49).

Mirando el dibujo sagital de este sistema ligamentario (Fig. 49), se comprende que la horizontalización del sacro y la lordosis lumbar estiran los ligamentos iliolumbares, especialmente el ligamento sacro-ilio-transverso anterior. Se puede decir como un teorema que: cuando el ángulo sacro es *mayor de 35 grados, los ligamentos iliolumbares están en tensión*.

Traslademos este teorema al movimiento SR. El sacro se coloca normalmente en extensión del lado opuesto al eje oblicuo, avanzando la hemibase y hundiéndose hacia adelante. En este movimiento hacia adelante, estira inevitablemente el haz sacro-ilio-transverso. Si el sacro es horizontal, este haz ya estirado no se deja estirar más. Sucede una de estas dos cosas:

– Esta tensión suplementaria se ejerce sobre el transverso de L5 y hace así girar la vértebra del lado opuesto, invirtiendo el movimiento normal fisiológico. A pesar del movimiento SR inicial, la torsión sacra y la rotación de L5 van del mismo lado, el del eje oblicuo. Este movimiento será entonces un falso RS. Es el caso que se encuentra más normalmente en las lesiones osteopáticas.
– La rotación de L5 será la más fuerte y la torsión del sacro será imposible.

EL RAQUIS LUMBAR Y DORSAL

Contrariamente a lo que opinan muchos y a lo que pueden hacer creer determinados libros de fisiología elemental, el raquis no es una entidad fisiológica. Está formado por cuatro segmentos, cuatro curvaturas, cada una de ellas con una fisiología y una función particular. Debemos estudiarlo segmento por segmento. Con la cintura pélvica, acabamos de ver el sacro. En un próximo capítulo, veremos la región cervical.

LAS CURVATURAS

El raquis es el eje del tronco. En el plano sagital, no es un eje rectilíneo. Presenta cuatro curvaturas: cervical, dorsal, lumbar y sacra. Dado que dos de estas curvaturas han conservado su forma embrionaria de enrollamiento hacia adelante se les llama primarias. Son las curvaturas dorsal y sacra, las dos cóncavas hacia adelante. En el nacimiento, el paso de la cabeza a la pelvis menor crea la primera curvatura secundaria: la curvatura cervical. Ésta es convexa hacia delante y permite la visión horizontal y la fonación. Más tarde, el bebé supera su período de cuadrupedia y la verticalización hace aparecer la segunda curvatura secundaria: la curvatura lumbar igualmente convexa hacia adelante (Fig. 50).

Las curvaturas primarias son las más sólidas pero las menos móviles. La curvatura dorsal está reforzada y limitada por las costillas. La curvatura sacra forma un solo hueso. *Los cuerpos vertebrales son cuneiformes hacia adelante. Ellos son los que crean la concavidad anterior.*

Las curvaturas secundarias son flexibles pero frágiles. *Son los discos que, cuneiformes hacia atrás, forman la convexidad anterior.* Es una noción que debemos recordar en la interpretación de las radiografías, especialmente a nivel del disco L5/S1. Las curvaturas cervical y lumbar son las únicas que tienen músculos anteriores que se insertan en sus cuerpos vertebrales: los largos del cuello y los psoas. Esto tiene una incidencia sobre su estática. Curvaturas de compensación, estos músculos les permiten adaptarse.

La unión entre las curvaturas es más neta en el plano anatómico que en el plano de la estática. La inversión del convexo al cóncavo nunca está perfectamente delimitada. Es igualmente neta en el plano del movimiento; la cuestión tiene importancia tanto en reeducación como en gimnasia. Tendremos ocasión de volver sobre ello. Estas uniones, "las bisagras fisiológicas", comportan todas una

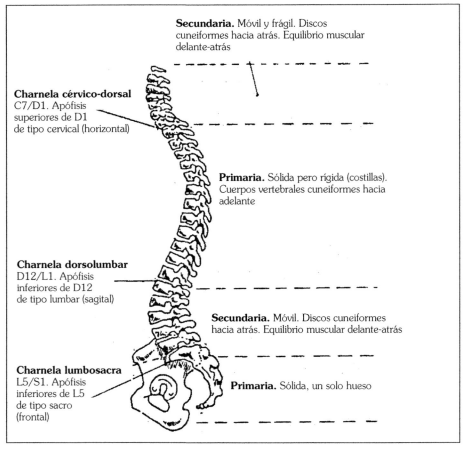

Figura 50

vértebra de transición. Las apófisis articulares superiores de D1 son de tipo cervical; las inferiores de D12, de tipo lumbar; las inferiores de L5, de tipo sacro.

Las necesidades fisiológicas

Ligeramente diferentes en el plano anatómico, las vértebras lumbares y las dorsales tienen una fisiología conjunta, la del tronco al que pertenecen. *Esta fisiología constituye una paradoja mecánica.*

El raquis del tronco, las columnas lumbar y dorsal, se ve afectado por tres funciones aparentemente opuestas, lo que parece mecánicamente imposible.

– Es el tutor del tronco lo que permite al hombre la posición erguida permanente. *Como tal, debe ser rígido.*

- Es el sistema articular de los movimientos del tronco. *Como tal, debe ser flexible y móvil.*
- Es el conducto protector de este órgano vital y frágil que es la médula espinal. *Como tal, sus movimientos no pueden ser mínimos y nunca angulares.*

Toda la fisiología vertebral se encuentra resumida en lo anterior.

1. El raquis es un conjunto multiarticulado. Está formado por 26 piezas que se mueven unas sobre otras, cada una de ellas con débiles amplitudes de movimiento. *Sólo tienen micromovimientos.* Si en una anteflexión del tronco se impide la anteversión pélvica, no puede superar los 30 a 35 grados. 35 grados por 17 articulaciones da una media de 2 grados por vértebra. *Es la suma de estos micromovimientos la que da la amplitud raquídea.*
2. *Cuando el raquis es el tutor del tronco, está controlado por la musculatura tónica.* Lo hemos visto, esta musculatura es ante todo una musculatura refleja. Por ella, el menor desequilibrio es inmediatamente corregido o controlado por medio de aumentos de tensión (contracciones tónicas). *El tono postural es un estado permanente.* La musculatura tónica de las columnas lumbar y dorsal está esencialmente constituida por la sucesión de los músculos transversales espinosos. En su acción unilateral, los transversales espinosos estiran las vértebras de su lado y al mismo tiempo las arrastran en rotación del lado opuesto. *En esta situación de equilibrio estático, cuando una vértebra se inclina de un lado, gira del otro.*
3. *Cuando el raquis es la articulación de los movimientos del tronco, es movilizado por la musculatura dinámica.* Es una musculatura voluntaria que responde a nuestros deseos y sobre todo a nuestras necesidades. *Es ocasional.* Con la fascia, hemos visto que una contracción dinámica inhibía la musculatura tónica antagonista (inervación recíproca). Tenemos aquí el mejor ejemplo. Toda la musculatura dinámica de los conductos vertebrales: largo dorsal, sacrolumbar, epiespinoso, en su función unilateral sólo puede ocasionar un movimiento de lateroflexión y de rotación del mismo lado. *En esta situación de movimiento dinámico, cuando una vértebra es arrastrada en lateroflexión de un lado, hace conjuntamente una rotación del mismo lado.*
4. Aunque articulado, el raquis es la envoltura protectora de la médula espinal. Acabamos de ver que cada articulación sólo tiene micromovimientos. Veremos que el sistema ligamentario impide todo deslizamiento de los cuerpos vertebrales unos sobre otros. La principal razón de todo esto es la forma de los movimientos vertebrales que hace del raquis un tubo elástico homogéneo.

Contrariamente a lo que se puede leer en muchos libros de fisiología, la mecánica del movimiento de una vértebra sobre una vértebra subyacente no es de ningún modo una palanca de primer tipo. **Todos los movimientos de una vértebra son movimientos de basculación sobre esta bola sólida que es el núcleo pulposo.** Las verdaderas articulaciones de las vértebras entre ellas están esencialmente constituidas por estas articulaciones con rótula. Veremos que las articulaciones posteriores sólo son guías y frenos de movimiento. En estas "basculaciones": hacia adelante en la anteflexión, atrás en la posflexión, lateralmente en la lateroflexión, los "agujeros espinales" que forman el canal medular se colocan oblicuamente unos con respecto a otros, pero conservan completamente sus alineaciones unos encima de otros. *Estos micromovimientos de basculación hacen que el movimiento vertebral sólo esté hecho de curvas que se abren o que se cierran.*

Esta fisiología de conjunto del raquis del tronco nos conduce a algunas nociones que dominan la fisiología vertebral que desarrollaremos a continuación.

- **Los movimientos de una vértebra sobre otra vértebra son micromovimientos.**
- **Los movimientos vertebrales son movimientos de basculación sobre las rótulas que constituyen los núcleos pulposos. Todos los ejes de movimiento pasan por los núcleos. La gravedad que se ejerce sobre el raquis se sitúa a nivel del pilar anterior.**
- **Las vértebras pueden encontrarse en dos situaciones fisiológicas diferentes. Una permanente de equilibrio estático controlada por la musculatura tónica. Otra ocasional de movimientos dinámicos debida a la musculatura fásica.**

La unidad vertebral

El raquis está clásicamente representado como un "apilamiento" de vértebras. Esto es exacto, aunque la imagen resulta simplista. El raquis está constituido por dos pilares diferentes: uno anterior, hecho de la sucesión de los cuerpos y de los discos intervertebrales, otro posterior, hecho del conjunto de los arcos posteriores.

1. Acabamos de ver el pilar anterior en lo que precede. Es una varilla flexible que a la vez es el tutor del tronco y su articulación. Soporta el peso de la cabeza, de los miembros superiores y del tronco. Esta gravedad se transmite de cuerpo en núcleos, de núcleos en cuerpo, etc. Todos los ejes de movimiento de una vértebra pasan por su núcleo subyacente que actúa como una rótula articular (Fig. 51). *Para la protección del canal medular, los cuerpos vertebrales no tienen ninguna posibilidad de deslizamiento unos sobre otros.* Este imperativo de protección es realizado por el sistema ligamentario anterior.

En la fisiología del raquis, el sistema ligamentario es tan importante como el esqueleto óseo. Los ligamentos son los que aseguran su solidez y homogeneidad. Es sobre el sistema ligamentario

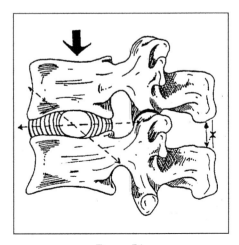

Figura 51

del pilar anterior donde descansa el alineamiento de los cuerpos vertebrales. *A este nivel, es el menos elástico de nuestra anatomía.*

La unidad del pilar anterior se realiza por dos grandes ligamentos que van de la apófisis basilar del occipital al sacro: *los ligamentos vertebrales comunes anterior y posterior.* Son elementos poco elásticos, pero que, al adherirse a las curvaturas, se prestan a las modificaciones de las curvas del raquis. La unión vértebra por vértebra se realiza por la parte ligamentaria del disco intervertebral: *el anillo fibroso.* Este anillo está formado por fibras poco elásticas, pero su disposición en capas mecánicas cruzadas les da una cierta plasticidad en las limitaciones de torsión. En estos movimientos, la oblicuidad de las fibras aumenta a expensas de la altura del disco (Fig. 52).

2. *En una posición erguida normal, las articulaciones interapofisarias posteriores se liberan de la gravedad. La gravedad es enteramente soportada por el pilar anterior.* Es incluso una noción capital que encontraremos a lo largo de la fisiología del raquis. *El pilar posterior es el elemento de control de la flexibilidad del pilar anterior. Él es el que guía el sentido de los movimientos, limita sus amplitudes, restablece su equilibrio.*

En la mayoría de los manuales, los movimientos de dos vértebras superpuestas son descritos como si utilizaran el principio de palancas del primer tipo.

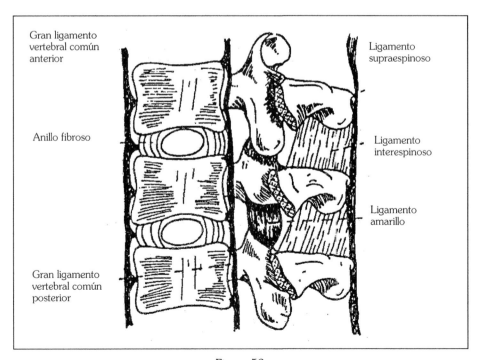

Figura 52

El punto de apoyo serían las articulaciones interapofisarias. Cuando las espinosas se acercan, las balanzas se apartarían; cuando se apartan, las balanzas aplastarían el disco al acercarse. **Esto es absolutamente falso.** En las condiciones de equilibrio de las vértebras unas sobre otras, los núcleos son también rótulas y los movimientos son movimientos de basculación. Hemos visto las razones de ello. Cada vértebra suprayacente, como sobre una bola, puede "bascular" en todos los sentidos, limitada y dirigida por los deslizamientos de las carillas articulares posteriores. Al no recibir ninguna gravedad, no pueden ser puntos de apoyo. Cuando las espinosas se separan, sólo las partes anteriores de las balanzas se aprietan, las partes posteriores se separan con las espinosas y las apófisis articulares superiores se deslizan hacia arriba. Cuando las espinosas se acercan, los movimientos son inversos (Fig. 53). En ningún caso en estos movimientos, el disco está plenamente comprimido. De todos modos, los desplazamientos del núcleo convertirían la cuestión en imposible.

Cada articulación interapofisaria debe considerarse como una unidad mecánica. Si en los movimientos anteroposteriores, la derecha y la izquierda trabajan paralelamente, su independencia anatómica permite movimientos disociados en las lateroflexiones y las rotaciones.

La orientación de las carillas de las apófisis articulares cambia a cada nivel vertebral. *Horizontal a nivel cervical, se convierte en vertical frontal a nivel dorsal y vertical sagital a nivel lumbar ,para volver a convertirse en frontal a nivel sacro.* Es fácil comprender que al variar con el nivel la disposición de estas carillas las amplitudes de los movimientos vertebrales difieren en cada segmento.

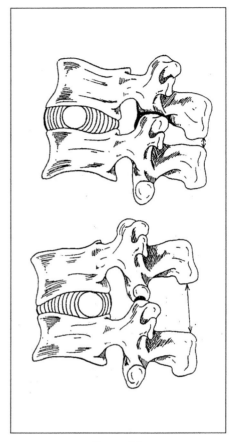

Figura 53

Antes de considerar la fisiología de las articulaciones interapofisarias, debemos extendernos sobre los términos. En gimnasia, la anteflexión del tronco es su flexión, la posflexión, es su extensión. *Una flexión acerca las extremidades de un segmento, una extensión las aleja.* El raquis no es fisiológicamente un segmento, pero acabamos de recordar cuatro segmentos independientes en su movilidad. La inclinación hacia adelante no es una flexión. Se compone de una extensión cervical, de una flexión dorsal, de una extensión lumbar, de una flexión sacra. La inclinación hacia atrás es inversa: flexión cervical, extensión dorsal, flexión lumbar y extensión sacra. No se puede, para el conjunto del raquis, hablar de flexión o de extensión, tanto más cuanto, salvo excepción patológica, las curvaturas fisiológicas no desaparecen nunca completamente. Para evitar las confusiones, para estos movimientos globales, llamaremos al movimiento hacia adelante *anteflexión*, al movimiento hacia atrás *posflexión*, y al movimiento lateral, *lateroflexión*. El término rotación no se presta a ninguna confusión; sin embargo, debemos precisar: la rotación de una vértebra es el lado hacia el cual se gira el cuerpo vertebral, es igualmente el lado hacia el cual se gira todo el cuerpo.

Los arcos posteriores están ligados conjuntamente por un sistema ligamentario continuo. Las hojas están reunidas a cada lado por los *ligamentos amarillos*, muy elásticos, que se reúnen detrás y se solidarizan a los *ligamentos interespinosos*, los cuales asimismo reúnen los *ligamentos supraespinosos*, cara profunda de la aponeurosis superficial. *Dos ligamentos intertransversos* aseguran la estabilidad lateral.

En este sistema de ligamentos, volvemos a encontrar las dos funciones del raquis. Los ligamentos del pilar anterior, poco elásticos, aseguran la solidez y mantienen las relaciones entre las diversas piezas. Los ligamentos de los arcos posteriores funcionan como amortiguadores elásticos. Durante la apertura de las espinosas y la separación de los arcos posteriores, se tensan y limitan esta apertura. Durante su cierre, es la tensión de los ligamentos supra y subyacentes lo que asegura el control. Los ligamentos del pilar anterior son los menos elásticos de la anatomía; los ligamentos del pilar posterior son los más elásticos de la anatomía.

Las articulaciones interapofisarias

Lo que la fisiología denomina un "segmento vertebral" no es una vértebra. *Es una semivértebra superior móvil, un sistema articular central, una semivértebra inferior fija*. Es igualmente un segmento sensitivo y un segmento motor.

El conjunto articular medio se presenta en dos partes. A nivel del pilar anterior, una articulación rotuliana permite a la vértebra suprayacente "bascular" según la dirección de las fuerzas que se ejercen sobre ella. *Es una articulación de movimientos anárquicos. A nivel del pilar posterior, las articulaciones interapofisarias, cuyas superficies son enteramente libres de toda pesadez, disciplinan esta anarquía*. Anatómicamente, para la comprensión, podemos considerar que las carillas inferiores de la vértebra superior recubren las carillas superiores de la vértebra inferior. Para simplificar, al considerar sólo la articulación, diremos carillas superiores móviles, facetas inferiores fijas.

En los movimientos de basculación de la vértebra suprayacente, en un primer momento, las carillas articulares "se entreabren". Se apartan hacia abajo (anteflexión), hacia arriba (posflexión), lateralmente (rotación) (Fig. 54). Al proseguir el movimiento, entran en contacto arriba (anteflexión), abajo (posflexión) o lateralmente; después se deslizan una sobre otra: hacia arriba en deshabitación, hacia abajo en imbricación, lateralmente hacia la rotación (Fig. 54). Deshabitación e imbricación son términos de la fisiología osteopática que utilizaremos de ahora en adelante. *Estas carillas son así las guías que conducen el movimiento en el sentido fisiológico según su orientación.* La tensión ligamentaria frena y limita el movimiento de una manera progresiva.

Como hemos visto con las necesidades fisiológicas, las vértebras pueden encontrarse en dos situaciones diferentes.

1. En el equilibrio estático, la vértebra descansa sobre el núcleo. Puede desequilibrarse en todos los sentidos, corrigiéndose estos desequilibrios o controlándose por la tensión tónica. Las carillas articulares no tienen aquí ninguna utilidad. La fisiología osteopática llama a esta situación: *easy-flexion* **(el movimiento fácil).**

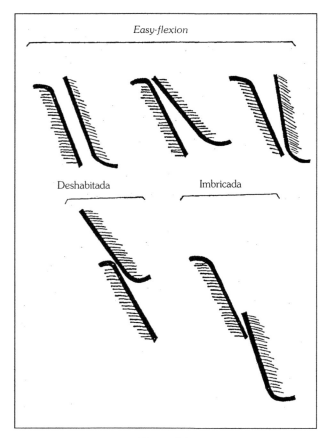

Figura 54

En esta situación, el núcleo es el centro de todos los movimientos, tanto en el plano sagital (flexión-extensión), como en el plano frontal (lateroflexión), o bien en el plano horizontal (rotación). Las apófisis articulares no tienen ningún papel. Sin embargo, no es una posición fija; antes de llegar al encuentro de las superficies articulares, las carillas tienen la posibilidad de oscilar una sobre otra en una medida bastante amplia. *La* easy-flexion *es una zona de movimientos en la cual las apófisis articulares son perfectamente libres y, por lo tanto, inútiles.*

Todos los movimientos de equilibrio tónico del raquis entran en el marco de la *easy-flexion*.

Libro 2: Micromovimientos – Macromovimientos

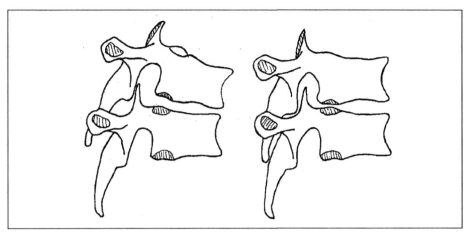

Figura 55

2. En los movimientos mayores, los de la dinámica, las carillas entran en contacto arriba, abajo o lateralmente, después se deslizan unas sobre otras para orientar el movimiento. En la anteflexión: extensión cervical, flexión dorsal, extensión lumbar, las carillas superiores se deslizan hacia arriba. Es lo que la fisiología denomina: **la deshabitación.** En la posflexión: flexión cervical, extensión dorsal, flexión lumbar, se deslizan hacia abajo. **Es la imbricación** (Fig. 54). Se deslizan lateralmente: **es la rotación.**

El movimiento vertebral

La forma de los movimientos vertebrales es fácil de comprender.

A) Cuando el movimiento de la vértebra participa en el cierre de una curvatura, *es una flexión*. Cuando participa en su abertura, *es una extensión*.

– En la anteflexión, todas las carillas se deslizan hacia arriba en deshabitación. La extensión cervical, la flexión dorsal, la extensión lumbar están hechas de deshabitaciones vertebrales (Fig. 55).
– En la posflexión, todas las carillas se deslizan hacia abajo en imbricación. La flexión cervical, la extensión dorsal, la flexión lumbar están hechas de imbricaciones vertebrales (Fig. 55).

B) Cuando una vértebra se inclina de un lado, *es una lateroflexión*. El movimiento de las carillas es aquí asimétrico. Del lado de la lateroflexión, la carilla superior va hacia abajo hacia la imbricación; del lado opuesto va hacia arriba hacia la deshabitación (Fig. 56).

1. En la situación de *easy-flexion*, este desplazamiento de las carillas no tiene ninguna incidencia fisiológica. Se

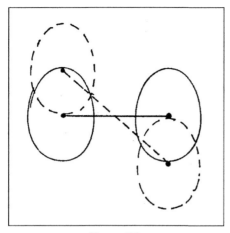

Figura 56

hace en el vacío; las carillas no tienen ningún papel. En el tema de las necesidades fisiológicas, hemos visto que este control de las lateroflexiones por la musculatura tónica hacía que una lateroflexión de equilibrio vaya acompañada siempre de una rotación del lado opuesto. Esto corresponde a las leyes del equilibrio: la lateroflexión arrastra el centro de gravedad de su lado; la rotación lo devuelve al centro.

2. En los grandes movimientos dinámicos, la situación es completamente diferente. No es la misma en los dos segmentos lumbar y dorsal. Dejamos de lado el raquis cervical, cuya fisiología es especial.

A nivel lumbar, la orientación sagital de las facetas hace que el movimiento principal de esta región sea la lateroflexión. Veremos que la rotación es casi nula. Aparte de L5, cuyas carillas inferiores son de tipo sacro (orientación frontal), una vértebra lumbar sólo tiene medio grado de rotación posible. *En el plano de la fisiología, se puede considerar prácticamente que una vértebra lumbar sólo tiene movimientos puros de lateroflexión.*

A nivel dorsal, la imbricación de las carillas es rápidamente limitada por el encuentro de los elementos óseos, las espinosas, pero sobre todo las puntas de las apófisis articulares superiores con las bases de las apófisis transversas inferiores. Para evitar estos encuentros y permitir una imbricación suficiente del lado de la lateroflexión, la vértebra debe hacer una pequeña rotación del lado de la lateroflexión, rotación que permite un ligero cruce de las espinosas y sobre el paso de la apófisis articular entre la transversa y la espinosa subyacente. Este movimiento de lateroflexión-rotación del mismo lado ha sido descrito por los anatomistas, mucho antes de la descripción de Fryette. Se encuentra en la primera edición de Rouvière.

C) Las rotaciones a nivel del raquis del tronco se hacen por deslizamiento lateral de las carillas. Se trata de un segundo parámetro de deslizamiento que completa el parámetro vertical. Una vez hecho esto, siempre juntas, las lateroflexiones y las rotaciones son, sin embargo, de amplitudes diferentes. *El movimiento de rotación no está limitado por el encuentro de los elementos óseos, sino por la torsión de los anillos fibrosos de los discos intervertebrales.* Sus fibras cruzadas en los dos sentidos se tumban en las rotaciones de los cuerpos vertebrados unos sobre otros. *Esta fisiología del disco hace que la rotación lumbar sea imposible.*

A nivel dorsal, las articulaciones interapofisarias se inscriben en una concavidad anterior (Fig. 57). Por esta razón, el centro de rotación se sitúa delante, aproximadamente en el centro de la balanza vertical vertebral y del núcleo. Los cuer-

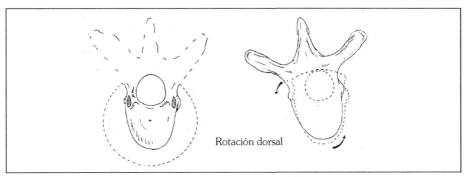

Figura 57 (según Kapandji)

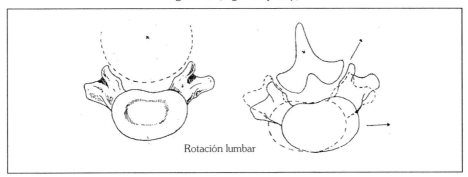

Figura 58 (según Kapandji)

pos vertebrales pivotan así unos sobre otros, lo que permite los anillos fibrosos. *Toda la rotación del tronco está prácticamente localizada entre D6/D7 y D11/D12 (recordemos que D12 de tipo lumbar abajo no tiene prácticamente rotación sobre L1).* Sólo la caja torácica y las costillas esternales limitan considerablemente la rotación entre D1 y D6.

A nivel lumbar, la disposición general de las carillas es inversa. Las articulaciones interapofisarias se inscriben en una concavidad posterior (Fig. 58). El centro de rotación se sitúa así detrás a nivel de la espinosa. El deslizamiento lateral de las facetas arrastra el cuerpo vertebral en un deslizamiento lateral que inhabilita el anillo fibroso y el sistema ligamentario del pilar anterior. *La rotación lumbar es una rotación segmentaria global entre D11 y L5.* Como L5 sobre el sacro no tiene más que 4 o 5 grados de rotación, *la rotación lumbar ocasiona generalmente una rotación horizontal pélvica.* Volveremos a ver esto con la fisiología estática. Esta ausencia de rotación lumbar explica que los deportes que necesitan violentas rotaciones del tronco (tenis, golf) sean tan traumatizantes para el sistema ligamentario lumbar.

LAS LEYES DE FRYETTE

Es imposible aquí no hablar de las leyes de Fryette. Todos los datos fisiológicos que acabamos de examinar le habían conducido a enunciar leyes que llevan su nombre. Son ante todo osteopáticas y están destinadas a la investigación de las lesiones. Debemos ser circunspectos en su transposición en fisiología del movimiento. Por otro lado, hemos de situarlas en el contexto que ha guiado su enunciación. Fryette era un maestro y, en su época, los maestros explicaban raramente su pensamiento. Establecían principios, reglas, leyes que el discípulo debía aplicar religiosamente. Hemos conocido situaciones semejantes en nuestros inicios. *"Lo que el maestro dice es obligatoriamente la verdad; no debe razonarse."* Incluso en nuestros días, algunas leyes servilmente aplicadas no han recibido explicación satisfactoria o completa. Así ocurrió con las leyes de Fryette. Fueron establecidas para permitir una aplicación práctica en las lesiones osteopáticas. En una, la primera, la lateroflexión debe preceder a la rotación. Esto permitía la sigla (F) SR (S = *side bending*). En la segunda, la rotación precedía a la lateroflexión, de aquí la sigla (E) RSF (*easy-flexion*) y E (*extreme position*) que representaban la situación de partida de la vértebra. El alumno sabía así automáticamente el lado de la lateroflexión y el de la rotación. Esto explica el término *primero*: primero S (1ª ley), primero R (2ª ley) que no corresponde a una realidad fisiológica.

*1ª ley. Cuando una vértebra está en estado de easy-flexion, para girar a un lado, está obligada a hacer **primero** una lateroflexión del lado opuesto.*

Esta primera ley era el teorema de lo que hemos examinado para la situación de equilibrio estático. Es la ley de la función estática (Fig. 59).

*2ª ley. Cuando una vértebra está en un estado de movimiento forzado, para hacer una lateroflexión de un lado, se ve obligada a hacer **primero** una rotación del mismo lado.*

Aquí se trata de una ley del movimiento; es la ley de la función dinámica (Fig. 60).

El error de Fryette o de sus sucesores, error que perpetúan piadosamente muchos osteópatas, consiste en haber pensado que sus leyes se aplicaban al conjunto del raquis.

No pueden afectar la región lumbar. Acabamos de ver que cada vértebra sólo tenía ínfimas rotaciones. Por otro lado, la tensión de la musculatura dinámica que acabamos de decir que realiza una lateroflexión-rotación del mismo lado sólo se ejerce sobre las vértebras dorsales y sobre el tórax. La rotación lumbar es global entre D12 y L5.

Son totalmente imposibles a nivel cervical, donde las carillas articulares sólo tienen un parámetro de deslizamiento.

La dinámica vertebral

Al haber consagrado la última parte de esta obra a la fisiología estática, sólo estudiaremos aquí la función dinámica.

El estudio fisiológico de los movimientos de las vértebras que acabamos de hacer es necesariamente demasiado analítico. Puede producir una confusión en la comprensión de los movimientos del tronco. Sólo hemos examinado el movimiento de una vértebra en su vértebra subyacente: flexión, extensión, lateroflexión-rotación. Visto de esta manera, el movimiento vertebral es el de un robot mecánico. Ahora debemos situar esta fisiología en su contexto. Todos nuestros gestos son hechos de movimientos armoniosos, de formas y de amplitudes variables.

Libro 2: Micromovimientos – Macromovimientos

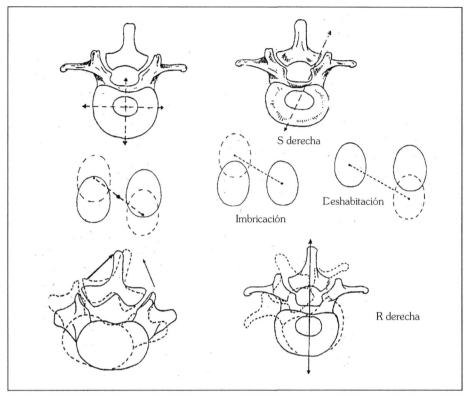

Figura 59 Figura 60

En los movimientos del tronco, todas las vértebras no se mueven conjuntamente. El movimiento vertebral es, como hemos dicho, la suma de los microelementos de cada vértebra. *Éstos se desarrollan sucesivamente, añadiéndose cada microamplitud a la microamplitud precedente.*

1. *En la anteflexión, todas las vértebras van hacia la deshabitación unas después de otras al bajar.* La anteflexión del tronco empieza en D1 –dejamos aquí de lado el raquis cervical totalmente independiente–, cada vértebra ocasiona la deshabitación de la vértebra de abajo. Según las necesidades del gesto, el movimiento se detiene a una altura cualquiera al bajar.

2. En la posflexión, que es mecánicamente el movimiento inverso, el retorno de la anteflexión, *todas las vértebras van hacia la imbricación unas después de otras subiendo.* El movimiento empieza en L5, ocasionando cada vértebra la imbricación de la vértebra de encima. Según las necesidades del gesto, el movimiento se detiene a una altura cualquiera subiendo.

3. Los movimientos dinámicos de lateroflexión van acompañados de una rotación del mismo lado; los movimientos de rotación van acompañados de una lateroflexión del mismo lado. Los dos parámetros de estos movimientos conjuntos no son nunca iguales:

– La lateroflexión empieza por abajo y sube.
– La rotación empieza por arriba y baja.

Hemos dicho que todos los músculos del tronco eran lateroflexores y rotadores del mismo lado; cada uno de estos músculos tiene una función mayor y un parámetro secundario. Los músculos paravertebrales son ante todo lateroflexores en su función unilateral. Su parámetro hacia la rotación es ligero. El cuadrado de los lomos es igualmente lateroflexor de la columna lumbar y del tórax; su parámetro de rotación es ínfimo. Los oblicuos, por el contrario, son ante todo rotadores del tronco; su parámetro hacia la lateroflexión sólo se ejercita prácticamente en el sistema cruzado anterior. En la vida cotidiana, las necesidades funcionales no solicitan los mismos músculos. Hemos visto antes que la lateroflexión del tronco era lumbar, que la rotación era torácica. Una empieza por la parte de abajo en que la rotación es prácticamente nula; la otra, por la parte de arriba en que la lateroflexión es mínima. Sólo esta diversidad de los segmentos permite la armonía de los gestos. Sobre todo hace que, a pesar del movimiento vertebral, el tronco pueda inclinarse de un lado y girar del otro.

En esta parte dedicada a los raquis lumbar y dorsal, vamos a considerar el movimiento puramente raquídeo: **la erección**. Estudiaremos los movimientos del tronco al final del capítulo. Nos veremos obligados a examinar sucesivamente cada segmento. Queda bien claro que la erección es una función global en la cual el sentido del deslizamiento de las carillas articulares se invierte con cada curvatura. Esto se convierte en importante al decir que la inspiración va acompañada de una erección vertebral.

ERECCIÓN LUMBAR

El raquis lumbar está bajo la dependencia de los movimientos pélvicos. No hay músculo erector lumbar. La extensión acompaña automáticamente una retroversión pélvica y la verticalización del sacro. Piret y Béziers describen esta fisiología como un enrollamiento por abajo, estando el inicio del movimiento a nivel de los músculos del perineo. Esta concepción no se puede discutir. Para convencerse de ello, sólo hay que retroversar voluntariamente la pelvis. Esto es imposible sin la contracción del elevador del ano.

1. Al constituir los dos músculos el plano profundo del perineo, el elevador del ano y el isquiococcígeo son los músculos dinámicos de esta región. Tensados entre el pubis y el cóccix, son verticalizadores del sacro, pero sobre todo, en esta función de erección, su tensión contráctil desencadena la contracción de los glúteos mayores hacia atrás y la de los rectos mayores hacia adelante (Fig. 61).

– El *elevador del ano* se describe en dos partes. Una parte externa, llamada esfinteriana, se fija en la cara posterior del pubis, en la aponeurosis obturadora, en la espina ciática, en el borde lateral del cóccix y sobre el borde anococcígeo. Cierra así la cavi-

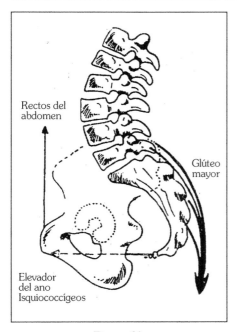

Figura 61

dad pélvica. La parte interna, llamada elevadora, va de la cara posterior del pubis a la pared anterior y lateral del recto.

– El *isquiococcígeo* se fija detrás en la cara interna de la espina ciática, en el borde lateral y en la cara anterior de las cinco últimas sacras y de las tres primeras coccígeas. Delante se junta con el borde posterior del elevador, la parte elevadora del cual equilibra.

2. El músculo importante de la retroversión pélvica y de la erección lumbar es naturalmente el *glúteo mayor*. Lo veremos detalladamente con la cadera. Aquí, se trata de fibras que realizan la extensión coxofemoral. Son las más verticales: del cuarto posterior de la cresta ilíaca y de la parte de la fosa ilíaca externa atrás de la línea semicircular a la línea áspera femoral.

3. Los rectos del abdomen estiran el pubis hacia arriba. En posición de pie, se apoyan sobre la erección dorsal y sobre el bloqueo torácico en inspiración. Es muy difícil y está fuera de la fisiología erguirse completamente y espirar al mismo tiempo.

ERECCIÓN DORSAL

Mecánicamente, la erección dorsal es simple. La curvatura se abre bajo la acción de sus músculos extensores: los *epi-espinosos*.

El epi-espinoso es un músculo especial en su fisiología.

– Se compone de un cuerpo muscular relativamente compacto situado detrás de D10. Se divide abajo en cuatro haces músculo-tendinosos que se insertan en las crestas de las espinosas y de las dos primeras lumbares y de las dos últimas dorsales. Se divide igualmente arriba en haces que se implantan en las espinosas de las 9 o 10 primeras dorsales (Fig. 62).

Su contracción, cuyo epicentro se sitúa a nivel de D10, abre la cifosis dorsal por arriba y por abajo imbricando las articulaciones intervertebrales.

EL TÓRAX

La caja torácica está anatómicamente ligada al raquis dorsal. Fisiológicamente, es totalmente independiente de ella. *Su fisiología es la ventilación*

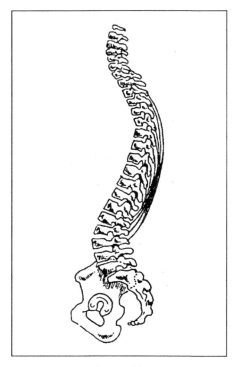

Figura 62

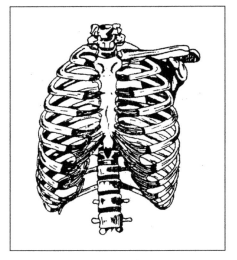

Figura 63

pulmonar. Es la pieza mecánica principal del sistema respiratorio, ya que los alveolos pulmonares sólo son "vejigas" membranosas elásticas. Como un "fuelle", se hinchan y se deshinchan con la apertura y el cierre de la cavidad torácica. *De la movilidad de las costillas depende la buena o mala respiración.*

Las costillas

Sabemos que existen doce pares de costillas. Corresponden y toman el primer número de las doce vértebras dorsales. Los siete primeros pares se unen directamente al esternón. Se las llama costillas verdaderas. Los tres pares siguientes se juntan a él por un cartílago común: son las costillas falsas. Las dos últimas son flotantes (Fig. 63).

La costilla, por su extremo posterior, la cabeza, se articula con la vértebra. *Es la articulación costovertebral.* Esta cabeza, en forma de cabeza de serpiente, comporta dos carillas articulares que forman un ángulo abierto hacia fuera. Una superior mira hacia arriba y hacia dentro; una inferior mira hacia abajo y hacia dentro (Fig. 64). Esta disposición hace que la cabeza costal se inserte como una cuña entre las dos vértebras con las que se articula. Un ligamento interóseo separa las dos articulaciones superior e inferior. Se inserta en el disco correspondiente *y sirve de pivote a los movimientos de la costilla.* Esta anatomía permite el conjunto de movimientos en todos los sentidos: de arriba abajo, de delante atrás, de torsión sobre el eje.

Un cuello de unos 2,5 cm separa la cabeza del cuerpo de la costilla. Es una

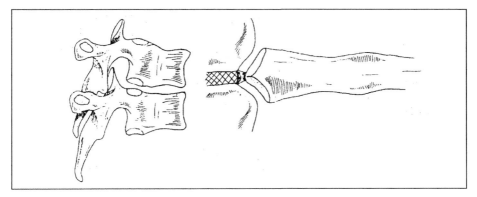

Figura 64

hoja estrecha colocada ante la apófisis transversa. A nivel de su unión con el cuerpo, en su cara posterior, se sitúa la tuberosidad. Se articula con el extremo de la apófisis transversa correspondiente, que presenta una carilla articular en su parte superoanterior. *Es la articulación costotransversal.* Permite movimientos de enrollamiento de la costilla sobre la superficie transversal, pero igualmente deslizamientos de abajo hacia arriba y de arriba hacia abajo (Fig. 65). No hay encaje óseo. La coaptación de las superficies se hace por los ligamentos.

El cuerpo de la costilla sucede al cuello. Es una hoja delgada y plana. Se distinguen en ella una cara interna y una cara externa, un borde superior y un borde inferior. El cuerpo está encorvado dos veces, un ángulo posterior lo orienta hacia adelante, un ángulo lo conduce hacia el esternón. El conjunto de la costilla está además ligeramente torcido sobre su eje longitudinal. También es oblicuo abajo y delante, aumentando esta oblicuidad progresivamente de la 3ª a la 10ª costilla (Fig. 66).

El extremo anterior se reúne con el esternón por medio de un cartílago, diferente para los seis primeros pares, co-

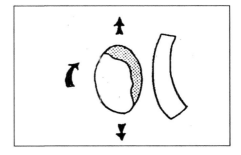

Figura 65

mún para los cuatro pares siguientes. Se describen así dos articulaciones anteriores: una *condrocostal*, la otra *condroesternal*. Estas dos articulaciones son bastante especiales y sólo tienen de articulaciones el nombre. A nivel condroesternal, el cartílago se presenta como una cuña que encaja en un ángulo del esternón correspondiente (Fig. 67). La articulación condrocostal es ligeramente diferente. El extremo condral tiene forma de cono y encaja en un cono inverso del extremo de la costilla (Fig. 67). *Estas dos articulaciones no tienen prácticamente ningún movimiento. Sobre todo no tienen torsión, lo que hace que, en la inspiración, los*

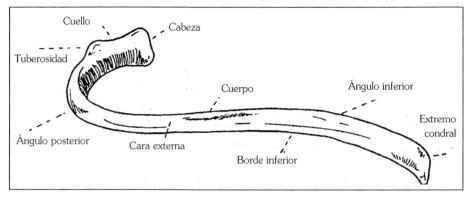

Figura 66

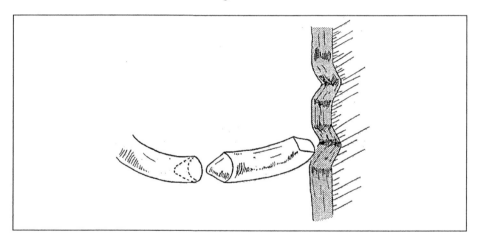

Figura 67 (según Kapandji)

cartílagos se tuerzan y actúen como barras de torsión devolviendo esta torsión en la espiración. Es el mecanismo de la espiración pasiva.

Como acabamos de ver, los movimientos activos se localizan a nivel de las articulaciones posteriores. Bajo el empuje hacia arriba de los músculos diafragmáticos, las dos articulaciones se desplazan conjuntamente y funcionan como la bisagra de una puerta. Dos movimientos parejos son perceptibles.

1. Un movimiento llamado "en brazo de bombeo" por los osteópatas en el cual el extremo anterior de la costilla se eleva (Fig. 68).

   – A nivel de la articulación costovertebral, la cabeza hace una torsión hacia atrás con el ligamento interóseo como centro.
   – A nivel de la articulación costotransversal, la tuberosidad costal rueda sobre la transversa.

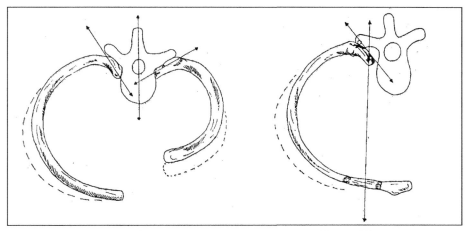

Figura 68   Figura 69

2. Un movimiento llamado "en asa de cántaro" en el cual la costilla se eleva lateralmente a la cima de su curva (Fig. 69).

- A nivel de la articulación costovertebral, la cabeza, fijada delante por el ligamento interóseo, sube entre las dos vértebras.
- A nivel de la articulación costotransversal, la carilla articular de la tuberosidad costal se desliza hacia arriba sobre la carilla de la apófisis transversa.

Tal como hemos dicho, los dos movimientos son parejos, pero no son iguales. Veremos que el movimiento en brazo de bombeo es mayor a nivel de las costillas superiores, pero que se convierte en menor en el de las costillas bajas. Naturalmente, con la relajación del diafragma, las costillas recuperan su lugar. Asimismo, estos movimientos pueden invertirse en las espiraciones forzadas.

Para comprender la fisiología de estos movimientos, nos falta previamente examinar el diafragma.

El diafragma

El diafragma es el motor del movimiento torácico. Sin él, no son posibles los movimientos respiratorios.

En la literatura gimnástica y cinésica, se describen tres tipos de respiración: costal superior, costal inferior, abdominal. *Nada en la fisiología justifica esta distinción*. Desde nuestros inicios en la profesión, nos hemos rebelado contra esta concepción y sobre todo contra la gimnasia llamada abdominal que ha engendrado. Hay en esto una falta de sentido común y un desconocimiento de la fisiología que desgraciadamente se perpetúan. Estos tres tipos respiratorios se han descrito con observaciones. *Los tres son tipos patológicos*. Una respiración costal superior es señal de un bloqueo torácico que hace imposible un movimiento lateral. Sólo la parte anterior del diafragma puede elevar el esternón. Es la respiración de la mujer embarazada. Una respiración costal inferior muestra una posición permanente del tórax en inspiración por retracción o acortamiento de los suspensores de la caja torácica (escalenos). Esta posición elevada sólo permite la separación lateral de las costillas bajas. Finalmente, la respiración abdominal es la de los que sufren insuficiencia de la banda abdominal. Naturalmente, el ser humano no es fisiológicamente perfecto. La mayoría de los individuos tiende hacia un tipo o hacia otro. No es una razón para hacer de un tipo patológico un modo de reeducación, muy al contrario.

Asimismo, se acusa al diafragma de ser responsable de deformaciones torácicas, incluso de deformaciones vertebrales. Esto es indefendible y demuestra un desconocimiento de la fisiología y de la patología asociado a una falta de sentido común. *Si el diafragma es un conjunto membranoso y muscular, él es quien debe adaptarse a los movimientos del tronco y a las deformaciones torácicas que ocasiona.* Es el diafragma quien se adapta al tórax, no el tórax quien se adapta al diafragma. Por otro lado, el diafragma, músculo de función automática, no tiene ninguna razón para desequilibrarse.

El diafragma no es un sólo músculo. Es un conjunto tendinomuscular hecho de ocho músculos: los músculos digástricos.

La fisiología del diafragma, que no obstante es de una extrema simplicidad, nos parece bastante mal comprendida por muchos terapeutas. Está íntimamente ligada al movimiento de las costillas que acabamos de examinar. Estos músculos diafragmáticos son músculos de la dinámica como todos los demás. Para ser eficaces, necesitan un punto fijo de apoyo y un punto móvil de movimiento. Como la fisiología del diafragma es la movilidad costal, es muy evidente que el punto móvil de estos músculos se sitúa en las costillas, en el perímetro torácico. Este punto móvil circular impone naturalmente un punto fijo central. *Estas dos necesidades mecánicas son la razón de ser de los músculos digástricos.*

EL CENTRO FIBROSO

Tal como hemos recordado antes, el diafragma debe adaptarse a los movimientos torácicos. Un punto fijo central rígido no permitiría esta adaptación. Necesita un punto fijo que se preste a todos estos movimientos. *Es la fisiología del centro fibroso diafragmático: ser un punto fijo para los músculos diafragmáticos, pero al mismo tiempo adaptarse a los movimientos del tórax.* Está constituido por el conjunto cruzado de los tendones centrales de los músculos digástricos: *las bandas del diafragma* (Fig. 70) y está fijado hacia arriba y hacia abajo por dos sistemas fibrosos elásticos.

Con la cadena cérvico-toraco-abdomino-pélvica, hemos visto, en la primera parte de esta obra, que el centro fibroso diafragmático estaba suspendido de la base del cráneo y de las columnas cervical y dorsal alta, todo ello por el ligamento mediastínico anterior. Hemos visto igualmente que era estirado hacia abajo en su parte posterior por los pilares del diafragma, lo que deja libre la parte anterior que sube con el esternón en la inspiración. Cogido entre estas dos tensiones, el centro fibroso no puede prácticamente ni bajar ni subir (Fig. 71). Se tiene que abandonar la vieja visión clásica del centro frénico que comprime las vísceras abdominales para coger un punto de apoyo central. Nos cuesta comprender cómo ha podi-

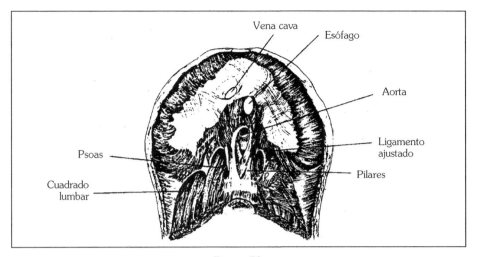

Figura 70

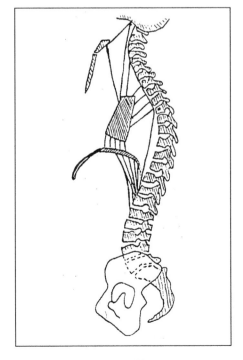

do nacer una teoría así. Los dos folíolos laterales están fijados hacia abajo: a la derecha al hígado por el ligamento falciforme; a la izquierda al estómago por el ligamento propio de este órgano. Estas dos fijaciones impiden, cuando las vísceras están bien sostenidas, que los dos folíolos laterales suban con las costillas en la inspiración (Fig. 72).

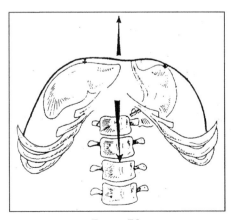

Figura 71
La corona muscular

Figura 72

LA CORONA MUSCULAR

Hemos recuperado el nombre anatómico, aunque en el plano fisiológico no nos satisfaga mucho. Lateralmente, esta corona está formada por seis digitaciones bilaterales de los músculos digástricos. Vienen a fijarse en las caras internas de los seis últimos pares de costillas y en las arcadas tendinosas que unen las tres últimas. *A este nivel, se reúnen con las digitaciones superiores de los músculos transversos. En los 7º, 8º y 9º pares de costillas, los haces de los dos músculos se entrecruzan y tienen las mismas implantaciones óseas en las costillas. En los 10º, 11º y 12º pares, las fibras de los músculos digástricos y las de los transversos no sólo no pueden distinguirse unas de otras, sino que son indisociables.* Veremos que, fisiológicamente, se puede considerar que el diafragma y los transversos son un único músculo. *Hay aquí una sinergia muscular perfecta.*

Delante, una o dos digitaciones musculares cortas vienen a fijarse a la parte posterior del apéndice xifoides.

Detrás, los pilares del diafragma se fijan en la columna lumbar. Hemos dicho que eran en su mayor parte fibrosos. Sabemos que estas partes fibrosas, así como las partes musculares, se cruzan en medio y delante del raquis. *Este entrecruzamiento tiene como función mantener la tensión del centro fibroso durante las rotaciones del tronco. Por otro lado, la tensión posterior de los pilares equilibra la contracción de las dos digitaciones anteriores que levantan el esternón.*

Mecanismo respiratorio

RESPIRACIÓN CORRIENTE AUTOMÁTICA

Ahora tenemos todos los elementos para comprender el mecanismo respiratorio: los movimientos de las costillas, la disposición muscular. Como hemos recordado al principio de este capítulo, la caja torácica se abre en la inspiración provocando una descompresión que permite la entrada del aire; después se cierra en la espiración para expulsar el aire viciado.

A) Durante la inspiración, todos los diámetros torácicos se agrandan (Fig. 73) bajo la contracción de los músculos diafragmáticos. Por otro lado, parece que esta contracción de los músculos no sea simultánea, sino que se propague como una onda de delante hacia atrás y de cada lado del centro a la periferia.

1. Las dos digitaciones xifoideas levantan el esternón (Fig. 74) y por ello mismo los seis primeros pares de costillas que están adheridas. Éstas pivotan sobre la bisagra posterior de las dos articulaciones en el movimiento que hemos llamado "en brazo de bombeo". *Es un movimiento hacia arriba y hacia adelante que*

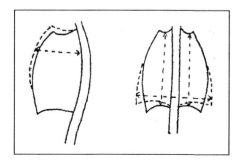

Figura 73

Libro 2: Micromovimientos – Macromovimientos

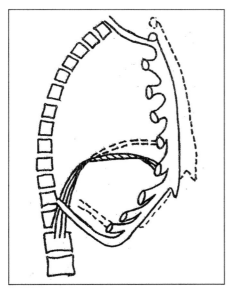

Figura 74

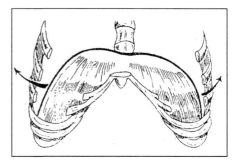

Figura 75

costillas provocan la contracción de los transversos del abdomen (Fig. 76), que bloquean así la masa abdominal. El hígado a la derecha y el estómago a la izquierda que, por su ligamento respectivo, impiden que suban los folíolos derecho e izquierdo y permiten la refle-

ensancha el diámetro posteroanterior. En este movimiento, por medio de los músculos intervertebrales, las seis primeras costillas estiran hacia arriba las seis últimas, que pivotan igualmente sobre su movimiento en brazo de bombeo. Teniendo en cuenta la orientación cada vez más posterior de las apófisis transversas (Fig. 68), *este movimiento se lateraliza y las extremidades anteriores de las 7^a, 8^a, 9^a y 10ª costillas se separan*. Hemos dicho antes que los pilares posteriores servían de punto fijo para este movimiento.

2. Las digitaciones laterales ocasionan, naturalmente, un movimiento simétrico. Levantan los seis últimos pares de costillas, el 7°, 8°, 9° y 10° suben y se separan por el movimiento en "asa de cántaro" (Fig. 75).

La contracción de los músculos digástricos y la elevación lateral de las

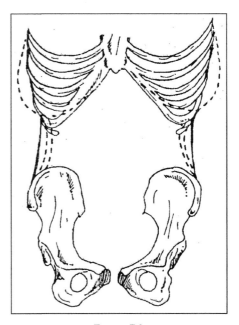

Figura 76

xión de las partes musculares, se encuentran así sólidamente fijados.

Las partes contráctiles de los transversos son laterales y ocupan a cada lado el tercio medio. Se prolongan hacia adelante y hacia atrás por dos grandes aponeurosis, pero la aponeurosis posterior, reforzada por todas las arcadas musculares, los ligamentos costolumbares y de Henle, etc., es muy sólida, mientras que la aponeurosis anterior es mucho más laxa. *Las presiones laterales de la contracción rechazan la masa visceral hacia adelante.* Este movimiento es el que ciertamente origina la llamada respiración abdominal. *La separación-elevación de las últimas costillas ensancha el diámetro transversal.* Empuja lateralmente hacia arriba las seis primeras costillas que asocian un ligero movimiento en asa de cántaro en el movimiento de brazo de bombeo que hemos visto como más importante a este nivel.

B) *Si la inspiración corriente es activa, la espiración corriente es pasiva.*

La espiración primero se hace por la relajación del sistema inspirador. Si la relajación diafragmática no plantea ningún problema, no ocurre lo mismo con la de los músculos suspensores de la caja torácica y de la cintura escapular. Con la estática cervical, veremos que la tonicidad de esta región está completamente desequilibrada por la posición erguida. La retracción o el acortamiento de estos músculos son casi fisiológicos. Todos los humanos están más o menos en posición de inspiración, el tórax estirado hacia arriba por estos músculos a los que nada viene a equilibrar hacia abajo. Si esta posición en inspiración no es dramática para la inspiración corriente, es catastrófica para la espiración pasiva. *La relajación muscular es un elemento importante de la espiración.*

La espiración pasiva se debe a la detorsión de los cartílagos costales. Lo hemos dicho más arriba: se tuercen en la inspiración por la elevación de las costillas superiores, después restituyen esta torsión con la espiración. Dos pequeños músculos tónicos participan en este movimiento de los cartílagos: los triangulares del esternón (Fig. 77). Se fijan en la cara posterior del apéndice xifoides y envían cuatro pequeños haces hacia arriba que van a cada lado a juntarse con los cartílagos de las 6ª, 5ª, 4ª y 3ª costillas. Se tensan en la inspiración y restituyen esta tensión en la espiración.

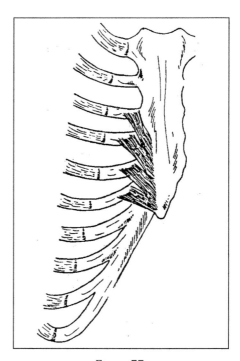

Figura 77

RESPIRACIÓN VOLUNTARIA

La respiración corriente automática es la única respiración fisiológica. Es permanente e inconsciente, excepto en sus modificaciones de ritmo y de amplitud. *Es la base indispensable de toda respiración.* Es perfectamente imposible respirar sólo con los músculos llamados respiratorios. La respiración voluntaria es ocasional. *Sólo viene como complemento de la respiración corriente.*

A varios músculos se les atribuye la función respiratoria. Es una antigua concepción fisiológica que ignora la dualidad muscular. Los escalenos, esencialmente tónicos, son suspensores de la caja torácica. Acabamos de decir que limitaban la inspiración, pero sobre todo que alteraban la espiración. Los músculos intercostales, pequeños músculos tónicos con fibras muy cortas, sólo son reguladores de los espacios intercostales. Los intercostales externos, oblicuos hacia adelante, intervienen en la inspiración; los intercostales internos, oblicuos hacia atrás, en la espiración. Como los escalenos, forman parte del sistema suspensor de la caja torácica. Los serratos menores, por el hecho de su orientación cercana a la horizontal, están mecánicamente mal dispuestos para la función respiratoria. Sólo tensan la aponeurosis que los reúne y sobre la que se desliza el serrato mayor.

Evidentemente, el movimiento costal es estrictamente el mismo tanto para la respiración voluntaria como para la respiración corriente: en brazo de bombeo a nivel de los seis primeros pares de costillas, en asa de cántaro a nivel de los cuatro siguientes. Sólo la amplitud respiratoria es muy ampliada. La musculatura de la respiración voluntaria arrastra las costillas en los mismos movimientos.

La musculatura llamada respiratoria está esencialmente constituida por dos grandes fajas musculares gemelas que se enrollan en espirales alrededor del tronco. A cada lado, están formadas: por el romboides, por el serrato mayor, por el oblicuo mayor y por el oblicuo menor del lado opuesto. Volveremos a ver esta cadena muscular en detalle con el sistema cruzado anterior. Es su llave maestra. En la respiración voluntaria, su fisiología es bilateral.

– En la inspiración, los romboides fijan los omóplatos estirándolos hacia el raquis dorsal. Los serratos mayores siguen arrastrando las costillas hacia arriba, pero sobre todo apartan las costillas bajas en este ascenso (Fig. 78). Los pectorales menores, tomando su punto fijo en los omóplatos, **así fijados** por los romboides, elevan las costillas superiores hacia adelante. Los serratos mayores amplifican los movimientos en asa de cántaro; los pectorales menores los de brazo de bombeo. Como para la pareja diafragma-transverso, la contracción de los serratos provoca la de los oblicuos mayores, que comprimen lateralmente las vísceras. Hemos visto aquí, con los músculos voluntarios, la estricta repetición de la respiración corriente.

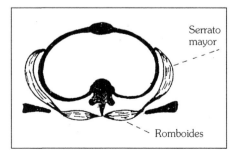

Figura 78
Músculos inspiradores (según Sambucy)

La espiración es igualmente activa. Los oblicuos mayores y menores que terminan la cadena muscular son, como acabamos de ver, puestos en tensión por los serratos mayores. Esta tensión ocasiona su contracción, la cual, desde el fin de la inspiración, cierra el tórax y estira las costillas bajas hacia abajo.

La cintura escapular

Anatómicamente, la cintura escapular es un elemento del tronco. No sucede lo mismo con su fisiología. Veremos en los capítulos siguientes que por su dinámica es un segmento del miembro superior, pero por su fisiología estática pertenece al raquis cervical y al equilibrio de la cabeza.

Los movimientos del tronco

Hay dos maneras de concebir la fisiología muscular dinámica. La más clásica, la de nuestros manuales de estudio, sólo considera una fisiología segmentaria, una fisiología que calificaremos de anatómica. A nuestro entender, no es un buen sistema. No aporta nada a la comprensión de la patología del aparato locomotor y ha engendrado técnicas de reeducación completamente ineficaces. *La fisiología muscular sólo puede concebirse en la función.* Un músculo sólo tiene valor en el sistema funcional al que pertenece. En nuestro capítulo sobre "la fascia" hemos dicho que no había músculo único ni acción muscular aislada.

En este capítulo sobre los movimientos del tronco, el camino que hemos seguido ha sido guiado en gran parte por los trabajos de Piret y Béziers. Como nuestras motivaciones profesionales no eran las mismas, tampoco nuestra manera de concebir la fisiología del aparato locomotor. Sin embargo, hemos encontrado en su libro "La coordinación motriz" la noción de globalidad que tanto nos gusta en terapia manual. Hemos adoptado algunas palabras de su terminología y de su clasificación funcional. Les agradecemos aquí el trabajo que nos ha abierto la vía para muchas reflexiones.

Los movimientos del tronco son múltiples. Sería imposible examinarlos todos. De todas maneras, un trabajo así sólo conseguiría repeticiones. Todos los movimientos del tronco pueden reducirse a cuatro encadenamientos globales. Los estudiaremos sucesivamente. Corresponden a los movimientos vertebrales que acabamos de ver. Todos nuestros gestos pasan por ellos. Sólo cambian las amplitudes.

LA ANTEFLEXIÓN

La anteflexión, el enrollamiento para Piret y Béziers, está formada por una extensión cervical, una flexión dorsal, una extensión lumbar y una flexión sacra. En posición erguida, la anteflexión se lo debe todo a la gravedad, la acción muscular de frenado se sitúa más bien a nivel de los posflexores. Para comprender su fisiología muscular, debemos examinar este movimiento a partir de una posición de decúbito.

La anteflexión fisiológica parte de arriba y enrolla sucesivamente todos los segmentos raquídeos. El elemento "estárter" es la sinergia de los músculos supra y subhioideos. Para convencerse de ello, basta, partiendo de una posición

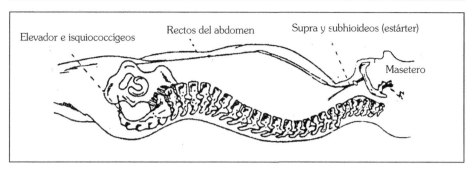

Figura 79

tumbada, enderezar la cabeza. Es difícil hacerlo sin deglutir. La anteflexión cervical inicia el movimiento. Los suprahioideos se apoyan en la mandíbula fijada por los maseteros. El hueso hioides, que hace la función de sesamoides, los subhioideos, que se fijan abajo de la horquilla esternal, completan la sinergia cervical anterior. Por medio del esternón, la tensión de estos dos grupos se transmite a los rectos del abdomen. La contracción de éstos anteflexiona el tórax y retroversa la pelvis, ocasionando la contracción de los músculos dinámicos del perineo (Fig. 79).

– Los *rectos del abdomen* se sitúan a un lado y otro de la línea blanca. Se insertan abajo sobre la parte anterior del borde superior de los tubérculos pubianos, sobre la cara anterior de las espinas pubianas y de la sínfisis. La implantación se hace por dos tendones planos y cortos: uno externo y uno interno que se cruzan delante. Los cuerpos carnosos suben alargándose y terminan arriba de cada lado con tres digitaciones: la externa sobre el 5º cartílago costal, la media sobre el 6º, la interna sobre el 7º. Intersecciones tendinosas cortan el músculo transversalmente. En número de dos, tres o cinco, una se sitúa siempre a nivel del ombligo. Los rectos del abdomen están insertos en vainas conjuntivas formadas por el cruce de las aponeurosis con los oblicuos a nivel de la línea blanca (Fig. 80).

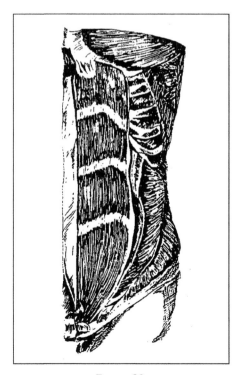

Figura 80

En el plano fisiológico, los rectos del abdomen son anteflexores del tronco sobre la pelvis y anteflexores de la pelvis sobre el tronco. Se tiene que comprender esta fisiología especial. Pueden ser globalmente anteflexores como en el enrollamiento que acabamos de ver. Sin embargo, la mayor parte de su musculatura es digástrica. Esto permite a los rectos mayores apoyarse en la contracción de la parte alta para flexionar la parte baja (enrollamiento por abajo); o apoyarse en la contracción de la parte baja para flexionar el tórax.

LA POSFLEXIÓN

La posflexión, el desenrollamiento, tiene evidentemente un encadenamiento inverso. Está formada por una extensión sacra, por una flexión lumbar, por una extensión dorsal y por una flexión cervical. Es un movimiento que empieza abajo, el desarrollo de los segmentos se sucede de una manera ascendente.

1. El elemento estárter es, a nuestro entender, los músculos ilíacos que flexionan la pelvis en anteversión. Esta contracción ocasiona naturalmente las de los psoas que colocan la columna lumbar en lordosis. El sacro va en extensión o, más exactamente, se horizontaliza (Fig. 81).

2. La lordosis lumbar así instalada da un punto de apoyo sólido a los músculos paravertebrales. Se tiene que conocer la anatomía de la masa común. Está formada por dos partes muy diferentes: una masa muscular constituida por los transversos espinosos lumbares, una hoja tendinosa sólida que forma la cara profunda de la aponeurosis lumbar y constituida por los tendones inferiores de los músculos sacrolumbares y dorsales largos. Estos dos músculos empiezan el desenrollamiento dorsal y tensionan la hoja tendinosa, lo cual acentúa la lordosis.

Es en el mecanismo fisiológico descrito en los dos párrafos anteriores donde debemos buscar las razones de los lumbagos llamados de esfuerzo. El paciente, inclinado hacia adelante para aguantar su peso, sólo utiliza para su enderezamiento en embestida los músculos paravertebrales, apoyándose en una columna lumbar hiperlordosada.

3. La columna dorsal es enderezada por los músculos dinámicos paravertebrales: los epi-espinosos, los sacrolumbares, los dorsales largos. Hemos examinado el epi-espinoso con el movimiento de erección.

– El sacrolumbar o iliocostal tiene, acabamos de verlo, su origen en la parte fibrosa de la masa lumbar. A lo largo de su ascenso, abandona pequeños haces musculares en las crestas de las apófisis costiformes lumbares; después en los ángulos posteriores de las seis o diez últimas costillas (Fig. 82).

Al lado de esta parte iliocostal nace un nuevo músculo anatómica y fisiológicamente comparable al epi-espinoso.

– Una primera parte va de los ángulos posteriores de las seis primeras costillas hacia dentro de los haces iliocostales, a los ángulos posteriores de las seis primeras. Una segunda parte nace de las seis primeras costillas y termina en los tubérculos posteriores de los transversos de las cinco últimas vértebras cervicales.

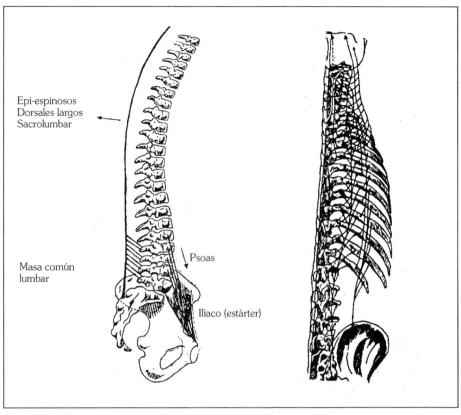

Figura 81

Figura 82

El conjunto de los músculos sacrolumbares es el elemento posflexor por excelencia. Sirve a todos los niveles.

- El dorsal largo tiene igualmente su origen en la masa común. Es una faja muscular que, como el músculo precedente, abandona haces hasta la 2ª dorsal. Estos haces son de dos tipos. Los externos se fijan en las apófisis costiformes lumbares y en las partes posteriores de las once últimas costillas; los internos, a los tubérculos accesorios lumbares y a los transversos de las vértebras dorsales (Fig. 82).

Acabamos de ver que la anteflexión o enrollamiento empezaba por arriba, que la posflexión o desenrollamiento empezaba por abajo. Esto está en la demostración fisiclógica. Sólo se trata de movimientos globales del tronco que son una de las bases de todos nuestros gestos. En la vida corriente, estos movimientos sólo se hacen excepcionalmente en toda su amplitud. Como para los miembros, las necesidades de función pueden aliar la anteflexión de un segmento a la posflexión del otro, etc. Acabamos de verlo con la erección. Para la horizontalidad de la mirada, no es extraño que la anteflexión del tronco vaya acompañada de una posflexión cervical y viceversa.

LOS SISTEMAS CRUZADOS

Los movimientos de ante y posflexión no son tan estrictos como acabamos de describirlos. Sobre todo con mucha frecuencia son unilaterales. En la mayoría de los gestos usuales, se alían a una rotación-lateroflexión. Debemos recordar que los músculos paravertebrales que acabamos de examinar son, en acción unilateral, lateroflexores y rotadores del mismo lado. La conjunción de estos movimientos constituye una fisiología particular: *los sistemas cruzados anterior y posterior*.

EL SISTEMA CRUZADO ANTERIOR

El sistema cruzado anterior está constituido bilateralmente por dos fajas musculares en espiral alrededor del tronco. Se suceden cuatro músculos: romboides, serrato mayor, oblicuo mayor y oblicuo menor del lado opuesto, para formar estas dos cadenas simétricas. El romboides (Fig. 83) se implanta sobre el raquis dorsal alto y se une con el serrato mayor en el borde espinal del omóplato (Fig. 84). Veremos estos dos músculos con la fisiología del hombro. Más abajo, a nivel de las costillas bajas, el serrato mayor engrana sus fascículos inferiores con los fascículos superiores del oblicuo mayor (Fig. 85). Finalmente, la aponeurosis anterior del oblicuo mayor cruza delante (Fig. 86), pasa detrás de los rectos del abdomen y se convierte en la aponeurosis anterior del oblicuo menor opuesto (Fig. 87). Todo está en continuidad.

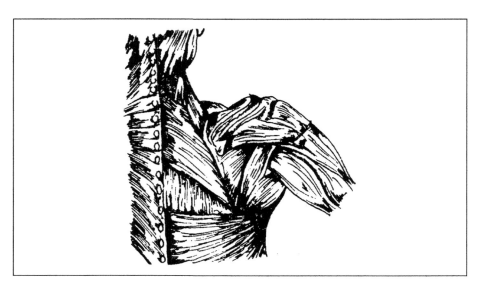

Figura 83
Sistema cruzado anterior. El romboides, según Sobota

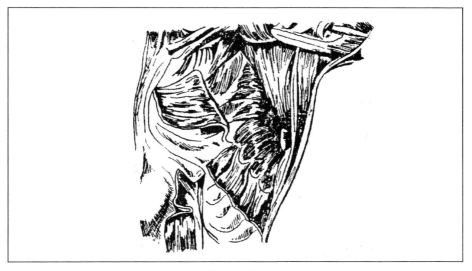

Figura 84
Sistema cruzado anterior. El serrato mayor, según Sobota

- El oblicuo mayor se fija atrás por medio de siete u ocho digitaciones sobre la cara externa y sobre el borde inferior de las siete u ocho últimas costillas. A este nivel se engranan con las del serrato mayor inferior y, más abajo, con las del dorsal mayor. Las fibras musculares, casi horizontales arriba, se verticalizan al bajar. Delante, la aponeurosis anterior se inicia ligeramente fuera de los rectos del abdomen.
- El oblicuo menor está igualmente formado por una aponeurosis anterior ancha, tabique posterior de la vaina de los rectos del abdomen. Sus fibras carnosas se implantan sobre el tercio externo de la arcada femoral, los tres cuartos anteriores de la cresta ilíaca y sobre la hoja tendinosa delgada en tensión entre el cuarto posterior de la cresta ilíaca y la espinosa de L5. Las fibras superiores que vienen de la hoja posterior son oblicuas hacia arriba.

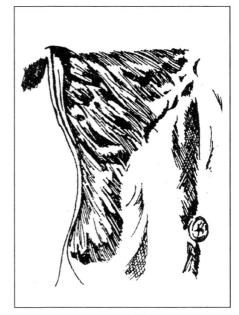

Figura 85
Sistema cruzado anterior.
El oblicuo mayor, según Sobota

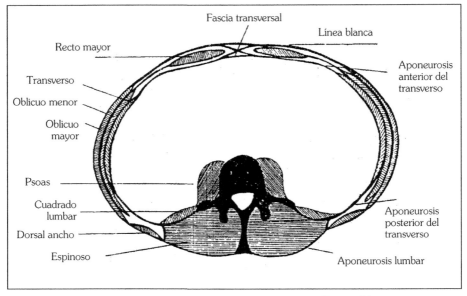

Figura 86

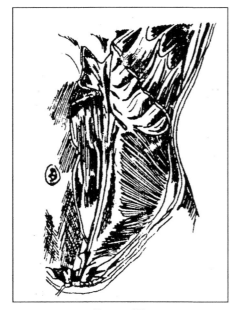

Figura 87
Sistema cruzado anterior.
El oblicuo menor, según Sobota

Terminan en los bordes inferiores y en las cimas de los cuatro últimos costales. Las fibras medias son horizontales y terminan con la aponeurosis anterior. Vienen de la cresta ilíaca. Las fibras inferiores surgidas de la arcada femoral se unen a las del transverso sobre el tendón conjunto anterior.

En la disposición de las fibras de estos dos músculos, es fácil comprender que: cuanto más horizontales son, más rotadoras del lado opuesto (la rotación parte de arriba), más verticales, más lateroflexoras y con disposición a enrollarse. Veremos la importancia de esta disposición.

En el sistema cruzado anterior, los cuatro músculos son sinérgicos. La rotación parte de arriba. Un desplazamiento de la cabeza está en el origen de prácticamente todos nuestros gestos.

Aquí, con mucha frecuencia, una rotación cefálica arrastra la tensión del romboides opuesto. La tensión se transmite así a los cuatro músculos en cadena de coordinación motriz descendente. Con la región dorsal baja como pivote (D7/D12), la cintura escapular y el tórax son arrastrados en rotación, pero igualmente en lateroflexión y en enrollamiento. *El movimiento cruzado anterior es una rotación de un lado y una lateroflexión-enrollamiento del otro.* Los tres parámetros pueden ser desiguales y variables, pero son indisociables.

EL SISTEMA CRUZADO POSTERIOR

A un yang le falta un yin, a la rotación-lateroflexión-desenrollamiento del sistema cruzado anterior le falta una desrotación-lateroflexión-enrollamiento. Es el sistema cruzado posterior. *La pieza maestra es la aponeurosis lumbar* (Fig. 88).

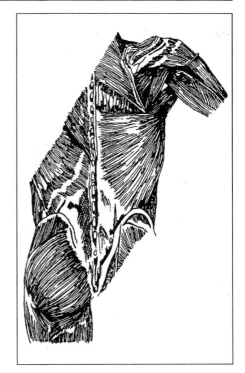

Figura 88

– La aponeurosis lumbar o lumbosacra es una gran hoja tendinosa en forma de rombo con un gran eje central sobre las espinosas. Se implanta en el centro de la cresta sacra y sobre todas las espinosas de S1 a D7 por medio de los ligamentos supraespinosos. Abajo, se fija a las espinas ilíacas posterosuperiores, a los tercios posteriores de las crestas ilíacas y a las tuberosidades ilíacas. Su cara profunda se ensancha con la hoja tendinosa de la masa común lumbar (Fig. 88).

Esta aponeurosis realiza la unión entre todos los músculos dinámicos posteriores. Arriba, recibe los músculos serratos menores, pero sobre todo el dorsal ancho. Veremos este músculo con la fisiología del hombro. El trapecio inferior forma el triángulo inferior. Hemos visto que la hoja de los músculos paravertebrales constituía su parte profunda. Abajo, recibe el oblicuo menor, pero sobre todo el glúteo mayor.

El sistema cruzado posterior está compuesto por el glúteo mayor, por un lado, la aponeurosis lumbar y el dorsal ancho, por el otro. Es una unión directa entre el miembro inferior, por un lado, y el miembro superior, por el otro. El parámetro mayor no es aquí la rotación, sino el desenrollamiento. Se trata de un desenrollamiento-desrotación-lateroflexión opuesto. *Es un movimiento que parte de abajo.* El glúteo mayor ha sido puesto en tensión por el sistema cruzado anterior opuesto. Su contracción es el "estárter" del movimiento inverso. Su tensión sobre la aponeurosis lumbar actúa sobre los músculos paravertebrales y el dorsal ancho opuestos. El sacrolumbar y el dorsal largo desenrollan el raquis, el dorsal ancho estira el hombro hacia atrás.

COORDINACIÓN MOTRIZ

Estos dos sistemas cruzados son el centro de todos los movimientos del cuerpo en el espacio. Realizan la unión indispensable al equilibrio general entre el miembro superior, de un lado, y el miembro inferior, del otro. No olvidemos que somos cuadrúpedos.

El sistema cruzado anterior conduce los dos miembros uno hacia otro. Está en contacto aponeurótico estrecho con el sistema enrollador y el sistema flexor de los dos miembros. Recordemos nuestra anatomía. La vaina de los rectos del abdomen está formada por el cruce de las aponeurosis de los oblicuos. El pectoral mayor se inserta abajo en la parte alta de esta vaina. Está arriba en conexión con el tendón superior del bíceps, cuya expansión aponeurótica inferior se perderá en la aponeurosis epitroclear de los flexores (Fig. 89). Abajo, la aponeurosis de los oblicuos forma la parte más importante de la arcada crural, en la cual se adhiere la aponeurosis del psoas y del ilíaco. **El sistema cruzado anterior es una gran cadena de rotación, enrollamiento y flexión de los dos miembros opuestos.**

El sistema cruzado posterior aleja los dos miembros opuestos uno de otro. El tendón superior del dorsal mayor se divide en dos hojas tendinosas. Una va al húmero, la otra forma el

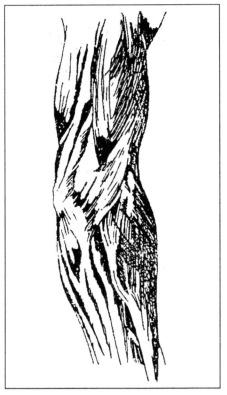

Figura 89
Expansión del bíceps braquial
a la aponeurosis de los flexores

tendón superior del tríceps largo que envía él mismo una expansión aponeurótica inferior a la aponeurosis epicondílea de los extensores. Abajo, naturalmente, el glúteo mayor forma parte de la cadena de los extensores. **El sistema cruzado posterior es una gran cadena dinámica de desenrollamiento, desrotación y extensión de los dos miembros opuestos.**

Los dos sistemas cruzados se equilibran. Son inseparables: anterior, por un lado, posterior, por el otro (Fig. 90).

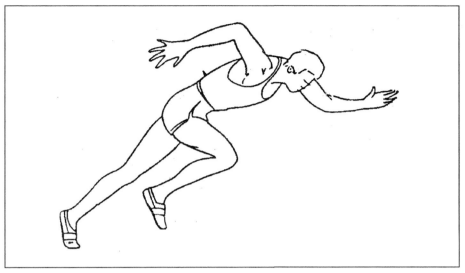

Figura 90
Sistema cruzado anterior: miembro superior izquierdo, miembro inferior derecho
Sistema cruzado posterior: miembro superior derecho, miembro inferior izquierdo

Esta coordinación cruzada es fundamental en los gestos de la vida cotidiana. En el paso, el anterior se desencadena por el sistema cruzado anterior y el avance del hombro; el paso posterior, por el sistema cruzado posterior y la tensión de los extensores. Podríamos multiplicar los ejemplos. Un lanzamiento es, en primer lugar, un movimiento cruzado posterior para el impulso, seguido de un movimiento cruzado anterior para el tiro. Los dos miembros opuestos equilibran el cuerpo por movimientos inversos. En todos los gestos usuales, volvemos a encontrar la oposición de los dos sistemas.

Tenemos la íntima convicción y la experiencia de que toda reeducación debe pasar por esta noción de los dos sistemas cruzados que se equilibran. Con la cadera, veremos que todos los movimientos del miembro inferior van acompañados de movimientos del tronco. Con el hombro, veremos que sucede lo mismo con el miembro superior. Para nosotros es una certeza; certeza reforzada por el descubrimiento del tono direccional: **todos nuestros gestos parten de un movimiento del tronco.** Los movimientos de la coxofemoral como los de la escápulo-humeral son "lanzados" por un movimiento de la cintura a la cual pertenecen.

Por regla general, si el gesto es un gesto de prensión, será lanzado por el sistema cruzado anterior (cadena descendente) y equilibrado por el sistema cruzado posterior (cadena ascendente). Si es un gesto de deambulación, será lanzado por el sistema cruzado posterior (cadena ascendente) y equilibrado por el sistema cruzado anterior (cadena descendente). Citaremos varios ejemplos de esta coordinación a lo largo del libro.

El raquis cervical

La anatomía y, sobre todo, la fisiología del raquis cervical son totalmente diferentes de las de los raquis lumbar y dorsal. Las necesidades funcionales no son las mismas y, una vez más, son ellas las que hacen la anatomía y la fisiología.

Necesidades funcionales

Son la posición de la cabeza y sus movimientos los que condicionan el raquis cervical.

Volveremos a verlo con detalle en el capítulo de la estadística, pero la posición de la cabeza coordina todo nuestro equilibrio. En efecto, la cabeza tiene dos imperativos estáticos: la verticalidad y la horizontalidad de la mirada. Cada uno de estos imperativos está protegido por un sistema neurológico especial que rige nuestro tono postural: el sistema laberinto-vestibular controla la verticalidad, el circuito reflejo del óculo-céfalo-motriz mantiene la horizontalidad de la mirada.

En la función dinámica, son los movimientos de la cabeza y sobre todo la orientación de la mirada los que constituyen el punto de partida de todos nuestros gestos. Es un adelantamiento de la cabeza lo que crea el desequilibrio anterior y desencadena el paso. Es su retroceso el que lo detiene. Una reacción lo orienta hacia la derecha o hacia la izquierda, etc.

La visión foveal es el punto de partida de todos los movimientos cefálicos y por ello mismo de prácticamente todos nuestros gestos.

Tenemos dos visiones. Una visión retiniana panorámica que estudiaremos con la estática, la cual, sin ser completamente inconsciente, es vaga y sin precisión. Una visión, al contrario, precisa y consciente: *la visión foveal.*

La fóvea es una pequeña invaginación situada casi en medio de la retina. Contiene fotorreceptores especiales llamados "receptores de conos", los cuales, por medio del nervio óptico, transmiten las excitaciones visuales al córtex (Fig. 91). A nivel del córtex, el área visual (XVII) activa dos áreas óculo-céfalo-motrices: el área activadora XVIII y el área inhibidora VIII (Fig. 92), que gobiernan la motricidad dinámica de la cabeza. Esta visión foveal es muy focalizada. Sólo cubre un cono visual de 15 grados. Como los músculos de la motricidad ocular no están destinados a los movimientos del ojo, sino a su equilibrio en la órbita, son los movimientos de la cabeza (movimientos a sacudidas) y después los desplazamientos del cuerpo los que siguen la "presa visual". Toda nuestra motricidad dinámica está así dirigida por la visión foveal.

La fisiología del raquis cervical es, por lo tanto, de dos tipos: el equilibrio de la cabeza para proteger la verticalidad, los movimientos de la cabeza para dirigir la mirada. Volvemos a encontrar en el raquis cervical una fisiología estática y una fisiología dinámica. A nivel de los raquis lumbar y dorsal, la estática y la dinámica se adaptaban a la posición y a los desplazamientos de la cintura pélvica en un sistema ascendente. A nivel cervical, el raquis se adapta a la rectitud y a los movimientos de la cabeza en un sistema descendente. *Esta doble fisiología hace que el raquis cervical sea el más móvil del conjunto vertebral.*

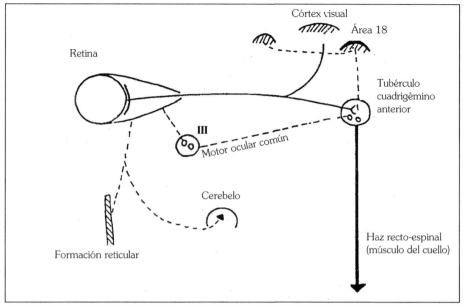

Figura 91

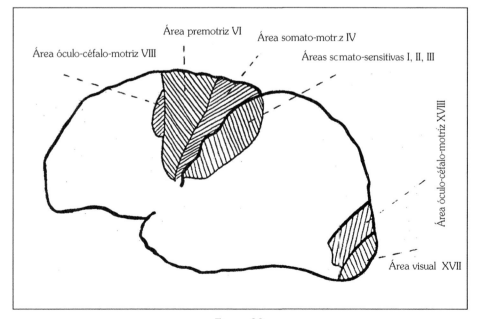

Figura 92

Esta doble fisiología estática y dinámica, muy fina a este nivel, se ve facilitada por dos sistemas articulares diferentes. En efecto, tenemos dos raquis cervicales: *un raquis cervical superior* enteramente al servicio de la posición de la cabeza y de su equilibrio durante los desplazamientos del cuerpo, y *un raquis cervical inferior* destinado al equilibrio y a los movimientos cefálicos. El primero está controlado por una pequeña musculatura tónica: la musculatura llamada suboccipital; el segundo por la dualidad muscular cervical.

Esta fisiología aparentemente simple –una musculatura tónica para el mantenimiento estático, una musculatura fásica para el movimiento dinámico– está completamente alterada por la posición erguida del hombre. *Toda nuestra musculatura cervical está desequilibrada por la posición bípeda.*

Lo hemos dicho antes, el músculo sigue la ley de la dinámica de fuerzas. Su tensión contráctil sólo puede ejercerse de manera válida en un solo sentido. *Para ser eficaz, necesita un punto fijo y un punto móvil.*

En el cuadrúpedo que éramos y que todavía somos por algunas cuestiones, la cintura escapular estaba apoyada en el suelo por medio de los miembros anteriores. Ofrece así un punto fijo sólido a la musculatura cervical, tanto en su función tónica como en su función dinámica.

La bipedestación humana ha trastornado por completo esta fisiología. La cintura escapular ya no está apoyada. Está suspendida ahora de la base del cráneo y el raquis cervical y soporta la suspensión de los miembros anteriores convertidos en superiores y pendulares. Asimismo, la caja torácica anteriormente solidaria con el raquis dorsal se encuentra ahora "en falso" por la parte anterior, estando sólo suspendida del raquis cervical. *Toda la musculatura cervical resulta así que tiene dos puntos móviles, pero no un punto fijo.*

Para la musculatura dinámica, la cuestión no es grave. La coordinación motriz hace que los movimientos de la cabeza sean solidarios con los del tronco y de la cintura escapular. Así está fijada hacia abajo por las cadenas motrices. Lo hemos visto en la anteflexión, la posflexión y los movimientos cruzados. *Todos los movimientos cervicales ocasionan o acompañan los movimientos del tronco.*

Para la musculatura tónica, la perturbación es grave. Los mismos músculos están destinados a dos funciones opuestas. El equilibrio de la cabeza exige puntos fijos abajo y la suspensión escapular y torácica de los puntos fijos arriba. *Esto hace que la musculatura tónica cervical no tenga realmente punto fijo.* Siempre en estado de tensión como todos los músculos tónicos, cogido entre dos movilidades, se retrae y se acorta, casi siempre de una manera asimétrica. Teniendo en cuenta que la movilidad de la cabeza es una prioridad, que su posición vertical es un imperativo, *todos los desequilibrios musculares se ejercen sobre la cintura escapular.* No existe deformación estática a nivel cervical. Todas las escoliosis de esta región son estructurales o debidas a lesiones musculares. Sólo las lordosis parece que se escapan de esta regla, ya que la musculatura tónica posterior no es escapular sino dorsal alta (complejos). Tenemos prácticamente todos los músculos tónicos cervicales demasiado cortos. Volveremos a ver la cuestión con la estática.

Una tercera necesidad funcional es común a todo el raquis: la protección de la médula espinal. A este nivel es mucho más aguda. El raquis cervical es el más móvil, su canal medular es el más estrecho, su médula espinal es la mayor por razón del bulbo raquídeo y de la prominencia de los miembros superiores. *Esta tercera función condiciona toda la anatomía del raquis cervical.*

Aquí no podemos volver a entrar en detalles sobre la anatomía de la columna cervical. Sin embargo, es necesario, más que a otro nivel, que el lector se convenza de ello. Si no tiene siempre delante de los ojos la forma, la disposición articular y el mecanismo cervical, le será prácticamente imposible comprender las anomalías que encontrará en su vida profesional.

Antes que nada, debemos considerar que no existe una unidad cervical como hay una unidad dorsal o lumbar. Tenemos dos raquis cervicales: un raquis cervical superior compuesto por el occipital (C0), de C1 y de la parte superior de C2, un raquis cervical inferior de la parte inferior de C2 a C8, parte superior de D1. Tanto en el plano de la anatomía como en el de la fisiología, son totalmente diferentes.

Raquis cervical superior

Dos articulaciones, o más exactamente dos sistemas articulares constituyen el raquis cervical superior: la articulación atlanto-occipital (C0/C1) y la articulación atlanto-axial (C1/C2). Las dos articulaciones forman un conjunto mecánico llamado "cardán". Cada articulación tiene un movimiento mayor: flexión-extensión para la articulación superior, rotación para la articulación inferior. Cada articulación tiene un movimiento menor que controla las amplitudes de la otra articulación. La rotación menor de C0/C1 controla la rotación mayor de C1/C2; la flexión-extensión menor de C1/C2 controla la flexión-extensión mayor de C0/C1.

ARTICULACIÓN ATLANTO-OCCIPITAL

La articulación atlanto-occipital hace aparecer los cóndilos occipitales y las

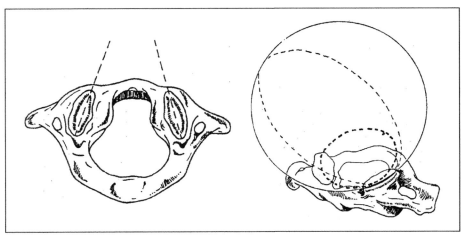

Figura 93   Inspirada en Kapandji   Figura 94

carillas superiores del atlas. Estas facetas superiores, convergentes hacia adelante (Fig. 93), son cóncavas en todos los planos. Como todas las concavidades tienen el mismo radio; el conjunto de la superficie articular se inscribe en una misma esfera (Fig. 94). La cabeza descansa así en el atlas como un huevo en su huevera (Fig. 95). Esta conformación da al conjunto C0/C1 posibilidades de deslizamientos en todos los sentidos.

Como hemos dicho, el movimiento mayor es la flexión y la extensión.

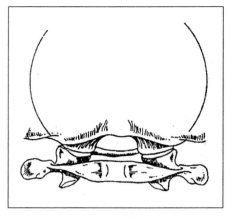

Figura 95

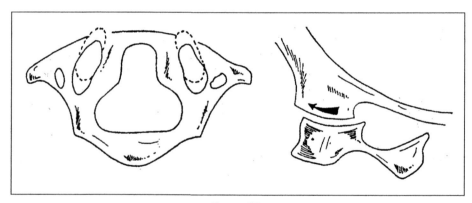

Figura 96

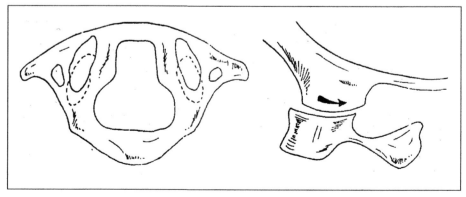

Figura 97

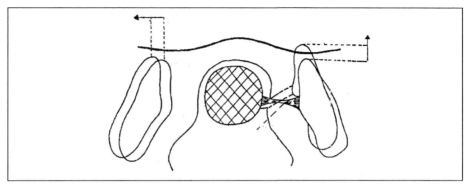

Figura 98
Ligamento occipito-odontoideo lateral

- En la flexión del occipital (posflexión de la cabeza), los dos cóndilos occipitales se deslizan hacia adelante sobre el atlas. Teniendo en cuenta la concavidad, suben hacia adelante. El caparazón occipital se acerca al arco posterior del atlas (Fig. 96), el mentón avanza y sube. El movimiento queda detenido por el choque de los elementos óseos.
- En la extensión del occipital (anteflexión de la cabeza), los dos cóndilos se deslizan y suben hacia atrás (Fig. 97). El caparazón occipital se aparta del arco posterior del atlas, el mentón entra en el cuello. El movimiento queda detenido por la tensión de los ligamentos posteriores.

La imagen clásica de esta articulación consiste en decir que es la articulación del "Sí". Al lado de este movimiento mayor de relativamente gran amplitud (15 grados), *un movimiento menor de rotación es el sistema amortiguador de la articulación atlanto-axial*. Debe recordarse aquí que las dos articulaciones están desprovistas de disco.

- La rotación atlanto-occipital es un micromovimiento (4 a 5°) que acompaña la rotación del atlas sobre el axis. Los dos movimientos son indisociables. *En la rotación de la cabeza, el cóndilo occipital opuesto a la rotación se desliza hacia adelante, sirviendo el otro cóndilo de pivote.* Este deslizamiento anterior del cóndilo pone en tensión el ligamento occipito-odontoideo lateral correspondiente, que se enrolla ligeramente alrededor de la odontoides. Este enrollamiento estira el occipital y lo hace deslizar del lado opuesto (Fig. 98). Sube así por el lado de la rotación, inclinándose con toda la cabeza del lado opuesto (Fig. 99).

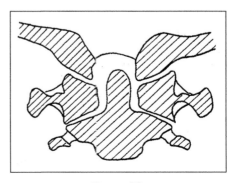

Figura 99

En esta doble rotación C1/C2 y C0/C1, el atlas se comporta como un menisco. Al completar la rotación mayor C1/C2, la rotación del occipital permite la puesta en tensión progresiva del ligamento occipito-odontoideo lateral. Con la articulación inferior, veremos que este amortiguamiento del ligamento va mucho más lejos.

ARTICULACIÓN ATLANTO-AXIAL

La articulación atlanto-axial está formada por dos sistemas articulares.

Las dos articulaciones de las masas laterales presentan las carillas inferiores del atlas convexas hacia la parte baja y las facetas superiores del axis igualmente convexas hacia arriba en el sentido anteroposterior. Estas dos articulaciones laterales se sitúan delante de la apófisis odontoides. Forman, ya lo veremos, un sistema homogéneo con el arco anterior del atlas (Fig. 100).

La articulación atlanto-axial es el centro de los movimientos de rotación del raquis cervical superior. Ello hace decir que el conjunto atlanto-axial es la articulación del "No". La odontoides presenta dos superficies articulares: una carilla anterior que se articula con una carilla del arco anterior del atlas, una posterior que se articula con el ligamento transverso (Fig. 101). La articulación anterior es una verdadera articulación, es decir, con una cápsula y una sinovial; la articulación posterior es una falsa articulación por contacto de superficies fibrocartilaginosas.

No se tiene que ver, en esta rotación del atlas, el movimiento circular de un anillo alrededor de su eje. La articulación anterior es un punto fijo. La carilla articular del arco anterior del atlas "se enrolla" sobre la faceta articular anterior de la odontoides. La rotación del atlas se hace alrededor de este pivote por un deslizamiento lateral del ligamento transverso sobre la cara posterior de la apófisis odontoides (Fig. 101).

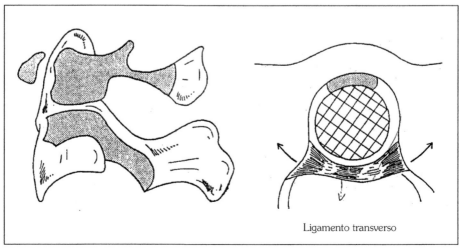

Ligamento transverso

Figura 100   Figura 101

En este movimiento de rotación C1/C2, las masas laterales del atlas se desplazan conjuntamente sobre las masas laterales del axis: hacia adelante del lado opuesto a la rotación, hacia atrás del lado de la rotación. *Dado que las carillas articulares presentes son todas convexas, en este movimiento, el atlas baja con relación al axis hasta dos milímetros* (Fig. 102).

Hemos tenido ocasión de decir que en fisiología nada es inútil, incluso el más pequeño detalle. En el raquis cervical superior, el sistema de ligamentos limita prácticamente todos los movimientos (Fig. 103). Teniendo en cuenta la fragilidad de esta región, es muy tenso. Si las relaciones de las piezas quedaran así, ninguna rotación sería posible. El descenso del atlas y por ello mismo del occipital, un movimiento de tornillo hacia abajo, relaja la parte vertical occipito-transversa y transverso-axial del ligamento cruciforme y los ligamentos occipito-odontoideos laterales, *progresivamente a la rotación*. La tensión

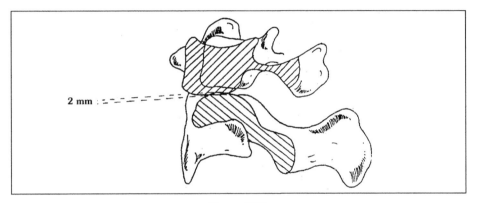

Figura 102

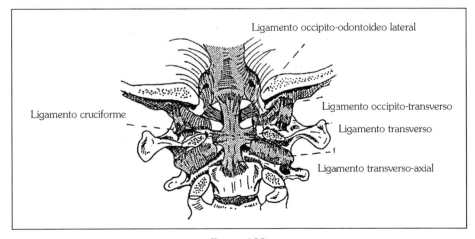

Figura 103

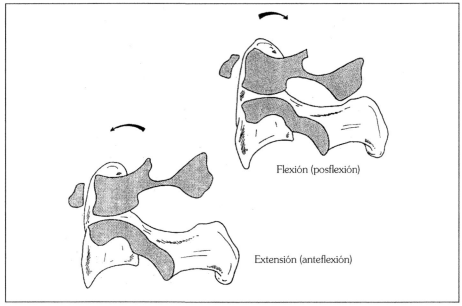

Figura 104

que pierde en el descenso, la vuelve a ganar sobre la rotación. La relación de las piezas óseas es protegida así durante todo el movimiento, sea cual sea la amplitud de la rotación.

Las flexiones-extensiones son los movimientos menores complementarios y protectores de los de la articulación atlanto-occipital. Las superficies articulares de las masas laterales del atlas se enrollan sobre las del axis (Fig. 104). A nivel de la odontoides, el ligamento transverso es el sistema amortiguador. Se dobla hacia abajo en la flexión; hacia arriba, en la extensión (Fig. 105).

Raquis cervical inferior

El raquis cervical inferior está formado por las articulaciones C2/C3, C3/C4, C4/C5, C5/C6, C6/C7 y C7/C8, las cuales, aproximadamente, presentan todas los mismos caracteres mecánicos. *La protección del eje espinal condiciona la anatomía de este segmento.*

1. Contrariamente a las demás vértebras, los cuerpos vertebrales de las vértebras cervicales están articulados entre ellos.

Estas articulaciones están destinadas a prever todo deslizamiento lateral.

El macizo superior de la vértebra de **abajo** es cóncavo transversalmente. Se levanta de cada lado por las *apófisis unciformes* o *uncus* (Fig. 106). Estas dos apófisis son cóncavas transversalmente, pero igualmente de atrás hacia adelante siguiendo la forma del cuerpo vertebral. El macizo inferior de la vérte-

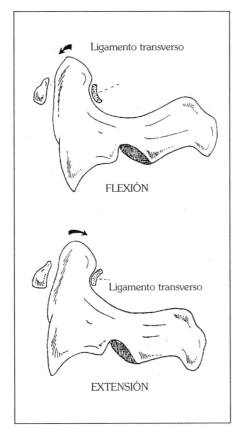

FLEXIÓN

EXTENSIÓN

Figura 105

bra de **abajo** es convexo transversalmente por dos carillas articulares laterales convexas en los dos sentidos. Corresponden a la concavidad de los uncus.

Esta disposición articular transforma el deslizamiento lateral en una rotación-lateroflexión del lado opuesto. Si una fuerza cualquiera expulsa la vértebra a un lado, sube lateralmente sobre la apófisis unciforme y se coloca en lateroflexión del lado opuesto, en un movimiento comparable al del deslizamiento lateral del occipital. Con el estudio de las carillas articulares, veremos que la vértebra cervical sólo puede hacer un movimiento de lateroflexión-rotación del mismo lado. *El movimiento de deslizamiento lateral se convierte así en una rotación-lateroflexión del lado opuesto.*

2. El macizo superior de la vértebra de **abajo** es convexo de atrás hacia adelante. Termina en su parte anterior en un plano inclinado: el plano (Fig. 107). Este corresponde a un saliente anterior del macizo inferior de la vértebra de **arriba**: el asta lo que hace que este macizo sea cóncavo de atrás hacia adelante (Fig. 107).

La concavidad de la vértebra superior, que se desliza hacia adelante o hacia atrás en la convexidad de la vértebra inferior, aumenta el movimiento de basculación sobre el nucleus que hemos explicado para las vértebras lumbares y dorsales. Hace que los anillos óseos que constituyen el canal medular se tuerzan a un lado unos con relación a los otros, pero quedando siempre en un alineamiento perfecto. *Todos los movimientos vertebrales son curvas que se abren o que se cierran.*

– En la extensión cervical (anteflexión), las carillas articulares se deslizan un poco hacia arriba en deshabitación, pero sobre todo se abren hacia atrás (Fig. 108).
– En la flexión cervical (posflexión), las carillas articulares se deslizan un poco hacia abajo en imbricación, pero sobre todo se abren hacia adelante (Fig. 109).
– Los movimientos de "bostezo" de las carillas articulares explican la presencia de meniscos a nivel de cada articulación interapofisaria cervical.

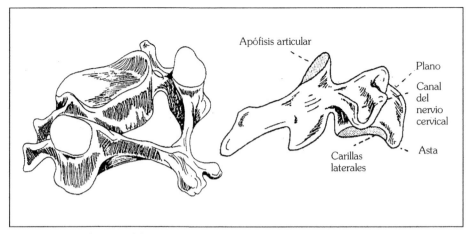

Figura 106   Figura 107

3. Contrariamente a aquellas vértebras lumbares y dorsales que son posteriores, las carillas articulares cervicales están dispuestas lateralmente en la unión del cuerpo vertebral y del arco posterior (Fig. 106). Esta disposición hace que en las rotaciones, que son bastante amplias en esta región, los anillos óseos giren uno sobre otro y queden alineados uno encima del otro. *Sólo es posible el deslizamiento de las carillas.*

La orientación de las carillas articulares cervicales tiene una tendencia horizontal, inclinada hacia abajo y hacia atrás. No permite ni lateroflexión pura ni rotación pura. Sólo autoriza un movimiento lateral comprometido de los dos movimientos. Por un lado la carilla baja (lateroflexión) y retrocede (rota-

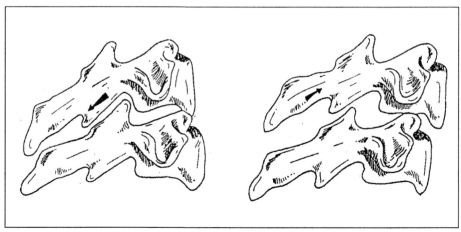

Figura 108   Figura 109

Libro 2: Micromovimientos – Macromovimientos

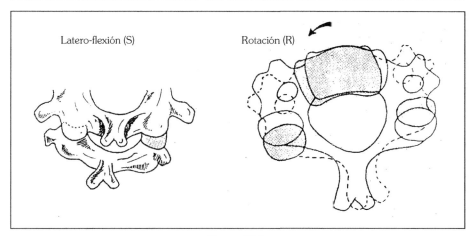

Figura 110

ción), mientras la carilla opuesta asciende (latero-flexión) y avanza (rotación) (Fig. 110).

La inclinación hacia atrás de las carillas aumenta de arriba abajo (Fig. 111). A nivel de las vértebras superiores C2 y C3, las carillas avanzan y retroceden más de lo que suben y bajan. *La rotación cervical es sobre todo superior.* A nivel de las vértebras inferiores C5, C6 y C7, las carillas suben y bajan más de lo que avanzan y retroceden. *La lateroflexión cervical es sobre todo inferior.*

Las vértebras del raquis cervical inferior se desplazan sobre un solo parámetro de deslizamiento de sus carillas articulares. Sólo pueden hacer los movimientos de flexión (posflexión), de extensión (anteflexión) y de lateroflexión-rotación derecha e izquierda. Como para el conjunto del raquis, la anteflexión parte de arriba, la posflexión, de abajo; la rotación parte de arriba, la lateroflexión parte de abajo.

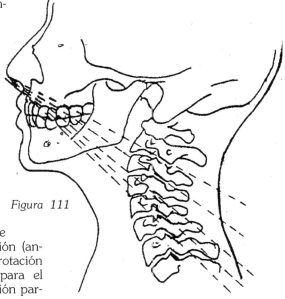

Figura 111

El parámetro único de deslizamiento tiene una incidencia muy importante en terapia manual. *El raquis cervical inferior sólo puede hacer un movimiento a la vez.* Cuando está en extensión, no puede hacer ni lateroflexión ni rotación. Cuando está en lateroflexión-rotación, no puede hacer ni flexión ni extensión. *Para realizar pasivamente un movimiento del raquis cervical inferior en un sentido u otro, el terapeuta debe obligatoriamente pasar por la posición neutra.*

Las apófisis transversas cervicales son igualmente especiales. Parece que se implantan por dos raíces entre las cuales pasa la arteria vertebral, una sobre la cara lateral del cuerpo, la otra sobre el macizo de las apófisis articulares. Están orientadas hacia adelante y hacia afuera, formando las de las vértebras superiores un ángulo de 60 grados (Fig. 112). Al descender, estos transversos se "dorsalizan" y tienden a convertirse en laterales. Presentan sobre el borde superior un canal con concavidad superior en la cual avanza el nervio cervical correspondiente. Finalmente, su extremidad externa presenta dos tubérculos de inserción de los músculos del cuello. Sólo constituyen una excepción los transversos de C7.

Las apófisis espinosas están, con excepción de C7, ahorquilladas en su extremo. Esto se debe, creemos, a la calcificación de las inserciones musculares y especialmente a los agarres a distancia del ligamento cervical posterior que prolonga los ligamentos supraespinosos. A nivel cervical, el ligamento cervical posterior se aleja de las espinosas y sólo está unido a ellas por pequeños tractos fibrosos muy portadores de receptores sensitivos. Informan a los centros superiores de los movimientos de la cabeza. Explican que las lesiones osteopáticas cervicales, especialmente las lesiones de anterioridad, sean tan

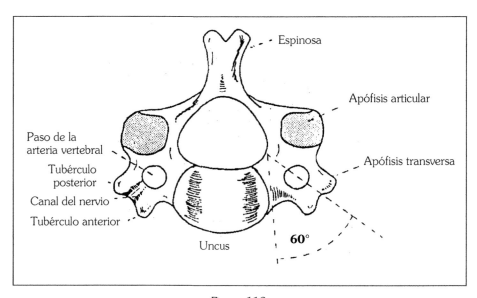

Figura 112

dolorosas. Estas horquillas espinosas se encajan unas con otras a excepción de la de C3 sobre C4, lo que da una mayor movilidad a esta vértebra hacia la rotación. En el ser humano, imitan y detienen las rotaciones; en el cuadrúpedo, muy en lordosis cervical, las impiden en posición normal.

Fisiología de los dos raquis

Los dos raquis superior e inferior se completan perfectamente en los movimientos activos. La anteflexión que empieza por arriba comienza por una extensión occipital que hace entrar el mentón; después enrolla el raquis inferior en extensión. La posflexión, que empieza por abajo, desenrolla el raquis cervical inferior en flexión; después termina por una flexión occipital que hace bascular la cabeza hacia atrás. La rotación empieza por una rotación del raquis cervical superior; después prosigue por una rotación-lateroflexión del raquis cervical inferior. Como el raquis cervical superior no tiene lateroflexión, ésta siempre la hace el raquis cervical inferior.

Los movimientos de los dos raquis son capaces de disociarse: una anteflexión o una posflexión del raquis inferior pueden, por la horizontalidad de la mirada, asociarse a una flexión o una extensión occipitales. En una lateroflexión pura, es posible compensar el parámetro rotación por una rotación inversa del raquis superior. Son posibilidades, pero exigen mucha atención ya que no son naturales. En la vida cotidiana, la fisiología es otra cosa.

Debemos recordar lo que hemos dicho al comienzo de este capítulo. El raquis cervical superior tiene como función el equilibrio vertical de la cabeza durante los movimientos del cuerpo. Para cumplirla, debe quedar libre. El raquis cervical inferior tiene como función los desplazamientos de la cabeza y la orientación de la mirada que dirigen todos nuestros gestos. Para cumplirla, debe quedar libre. *En los gestos de la vida cotidiana, todo el conjunto cervical debe conservar su movilidad.* Sólo puede mantener una posición fija durante cortos instantes.

Todas las compensaciones de las posiciones de la cabeza y del raquis cervical, sean estáticas o dinámicas, se hacen a nivel del raquis dorsal en un sistema descendente. En una anteflexión, para conservar la horizontalidad de la mirada, la parte dorsal alta es la que dirige en extensión. En una lateroflexión pura, es una rotación inversa de los hombros lo que equilibra la mirada. En una rotación pura, dado que no hay lateroflexión en el raquis cervical superior, el parámetro lateroflexión se compensa en el raquis dorsal alto. Etcétera. Basta con que realicemos nosotros mismos estos movimientos para convencernos de lo que acabamos de decir. Estas compensaciones dorsales altas nos hacen decir que las tres vértebras dorsales situadas encima del centro de gravedad del equilibrio –D1, D2 y D3– son vértebras cervicales en el sistema descendente como son vértebras dorsales en el sistema ascendente.

La función motriz

Como para todos los demás segmentos vertebrales, la función muscular es doble: tónica y dinámica. Es curioso constatar, aunque esta fisiología no corresponda exactamente a las posibilidades de las vértebras, que la musculatura tónica de toda esta región es igualmente "lateroflexora" por un lado y "rotadora" por el otro. Volveremos a ver esta particularidad con la función tónica que estudiaremos con la estática. La musculatura dinámica, como siempre, asocia lateroflexión y rotación del mismo lado.

A nivel cervical hay dos raquis separados; a nivel cervical existen dos sistemas musculares fásicos: la motricidad cervical y la motricidad cefálica. Sin embargo, de una manera un poco comparable a la asociación columna lumbar cintura pélvica, los dos sistemas musculares no son totalmente independientes. Los movimientos de la cabeza arrastran los del raquis cervical y viceversa. Para su comprensión, dividiremos su estudio.

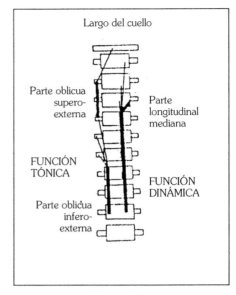

Figura 113

MOTRICIDAD CERVICAL

La musculatura fásica del raquis cervical inferior es bastante fácil de comprender:

- Una musculatura anterior realiza al mismo tiempo la extensión cervical y la anteflexión. Está constituida por el músculo *largo del cuello*.
- Una musculatura posterior realiza la flexión y la posflexión. Está constituida ante todo por el esplenio del cuello, después por el transverso del cuello y la parte cervical del sacrolumbar.

A) El largo del cuello es un músculo especial. Está formado por tres músculos separados: dos tónicos, *las dos partes oblicuas externas*, y uno fásico, *la parte longitudinal y mediana* (Fig. 113).

- La parte tónica, que controla la flexión del raquis cervical (posflexión), está compuesta por dos músculos.
- La *porción oblicua inferoexterna*, cuyo cuerpo está fijado en los cuerpos de las tres primeras vértebras dorsales, se prolonga en tres haces tendinosos hasta los tubérculos anteriores de los transversos de C7, C6 y C5. La *porción oblicua supero-externa*, cuyo cuerpo está fijado a los tubérculos anteriores de los transversos de C5, C4 y C3, termina con un tendón que viene a agarrarse arriba en el tubérculo central del arco posterior del atlas.
- La parte fásica llamada *longitudinal y mediana* está constituida por un largo cuerpo muscular que se fija a los cuerpos de las tres primeras vértebras dorsales y de las tres últimas cervicales, así como al tubérculo anterior de C4. Termina arriba en tres tendones sobre los cuerpos de C4, C3 y C2.

B) Los dos esplenios aseguran la motricidad posterior de la cabeza y del cuello. Sus fibras se agarran a lo largo de las espinosas de D4 hasta la mitad del ligamento cervical posterior.

- Las fibras que constituyen el *splenius colli* salen de las espinosas de las cuatro primeras vértebras dorsales y de los ligamentos supraespinosos correspondientes; después suben a fijarse sobre los transversos de las tres primeras cervicales. Sus fibras más bajas conducen a la 3ª cervical y así sucesivamente. Esto hace que el músculo parezca torcido sobre sí mismo adoptando la forma del cuello (Fig. 114).
- Las fibras que constituyen el *splenius capitis* nacen en la espinosa de C7 y en la mitad inferior del ligamento cervical posterior y se adhieren arriba en la cara externa y en el borde posterior de la mastoides, en los dos tercios externos de la línea curva occipital superior (Fig. 114).

En su función bilateral, los dos músculos son posflexores de la cabeza y del cuello. En su función unilateral, los dos son lateroflexores del cuello, siendo el *splenius colli* rotador del cuello del mismo lado y el *splenius capitis*, rotador de la cabeza.

MOTRICIDAD DE LA CABEZA

Con la fisiología del enrollamiento, ya hemos examinado la anteflexión. Hemos visto que se debía a la sinergia de los músculos supra e infra-hioideos, completada por la acción de las partes longitudinales y medianas del largo del cuello.

Acabamos de ver la posflexión y las lateroflexiones-rotaciones con el esplenio.

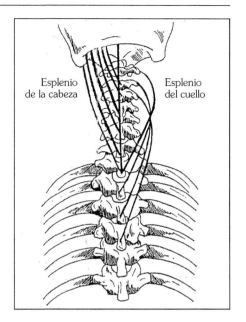

Figura 114

En la erección cervical que completa la extensión del tronco, los dos sistemas anteflexor y posflexor se alían para realizar el movimiento. Está formado por una extensión occipital y una extensión cervical puras. La extensión occipital se realiza por la sinergia de los supra e infra-hioideos cuya acción está limitada por los esplenios de la cabeza, que impiden la anteflexión (Fig. 115). La extensión cervical resulta de las partes longitudinales y medianas de los largos del cuello, cuya acción está controlada por los transversos del cuello, los sacrolumbares cervicales y los esplenios del cuello que impiden la anteflexión y equilibran la acción lordosante de los esplenios de la cabeza (Fig. 115).

Los esterno-cleido-occipito-mastoideos, los SCOM, ocupan un lugar único en la fisiología muscular. **Hemos dicho que eran músculos directores de todos nuestros gestos.**

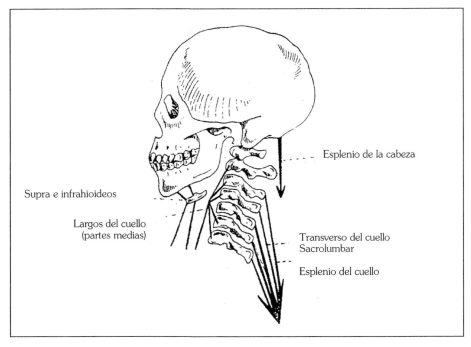

Figura 115

Sabemos toda la importancia de la cabeza en el equilibrio general del cuerpo. Tiene la misma importancia para sus desplazamientos en el espacio. Todas las evoluciones de los saltadores, los gimnastas, los acróbatas, los trapecistas, los submarinistas, etc., son conducidas por movimientos de la cabeza. Los acelerones, las detenciones, los cambios de dirección del paso y de la carrera tienen como punto de partida un adelantamiento, un retroceso o una rotación de la cabeza. *Son movimientos de la cabeza que están en el inicio de los sistemas cruzados.* En la locomoción, todo lo que escapa al automatismo es guiado por la cabeza.

Los esterno-cleido-occipito-mastoideos están formados por cuatro músculos. Dos se fijan abajo sobre el esternón a nivel del manubrio, dos en el tercio o el cuarto interno de la clavícula. Dos se fijan arriba sobre la mastoides, dos sobre la parte externa de la línea curva occipital superior. Sus puntos fijos están abajo, sus puntos móviles a nivel de la cabeza (Fig. 116). *Al no tener estos cuatro músculos la misma orientación, no tienen la misma fisiología.*

1. El *esterno-mastoideo*, ligeramente oblicuo hacia adelante, es lateroflexor por un lado y ligeramente rotador del lado opuesto. En una función bilateral simétrica, estira la cabeza ligeramente hacia adelante. En una sinergia, puede ser solamente latero-flexor, equilibrando su homólogo opuesto el parámetro rotación.

El *cleido-mastoideo* tiene una orientación prácticamente vertical. Es ante todo lateroflexor por su lado. *Ello nos hace pensar que los dos mastoideos son ante todo latero-flexores de la cabeza.* El raquis cervical inferior, el único afectado en esta lateroflexión, ve su parámetro rotación del mismo lado compensado por la ligera rotación opuesta del esterno-mastoideo.

2. Los *esterno-occipital y cleido-occipital* son muy oblicuos hacia adelante. Son rotadores del lado opuesto y ligeramente lateroflexores de su lado, especialmente el cleido-occipital. En una sinergia, pueden ser solamente rotadores, el SCOM del lado opuesto equilibra el parámetro lateroflexión. En una acción bilateral, son en primer lugar flexores del occipital y hacen bascular la cabeza hacia atrás; después, una vez adquirida esta posición, se convierten en anteflexores del raquis cervical, iniciando el movimiento los cleido-occipitales y terminándolo los esterno-occipitales con un adelantamiento completo de la cabeza. Es el movimiento fisiológico del avance de la cabeza conservando la mirada horizontal.

En esta fisiología de los SCOM recordamos que las dos cabezas esternales entrecruzan sus fibras delante, lo que corresponde a las necesidades de los dos sistemas cruzados.

Son los esterno-cleido-occipito-mastoideos los que orientan la cabeza en el espacio. Ellos solos pueden realizar prácticamente todos los movimientos.

El miembro inferior

Como para el eje raquídeo, tenemos la obligación de dividir nuestro estudio y abordarlo segmento por segmento. Su función global es como siempre de dos tipos. La función dinámica es el paso. Sólo la consideramos en sus micromovimientos. Al contrario, en la tercera parte de esta obra, su estática constituirá un capítulo importante y capital de nuestro estudio.

EL PIE

El conjunto mecánico que se denomina pie es para nosotros un constante motivo de admiración. Es el conjunto arquitectónico más maravilloso de nuestro organismo. Tengo tendencia a convertirlo en el segmento rey de nues-

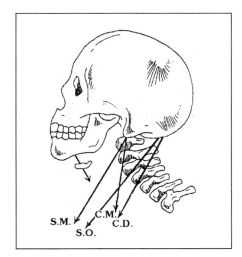

Figura 116

tra anatomía, lo cual no es del todo inexacto. Es el elemento dinámico del paso. Es la base de nuestra estática. No puede haber buena estática sin buenos apoyos en el suelo. Volveremos a ver este hecho.

Casi siempre el pie se describe como si estuviera constituido por tres arcos de tres bóvedas. Esto es cierto anatómicamente, pero fisiológicamente demasiado simplista.

Como el raquis, el pie está destinado a diversas funciones aparentemente contradictorias. Es la palanca de empuje del paso. Para esta función, debe ser sólido y rígido. Es la base de sustentación. Sus apoyos al suelo deben ser constantes, es decir, debe ser suficientemente flexible para adaptarse a la posición y a las desigualdades del terreno. Es el punto fijo del cuerpo. Debe tener sus micromovimientos de amortiguamiento que permitan al sistema de ligamentos absorber la inercia de los segmentos superiores en movimiento.

Fisiológicamente, tenemos dos pies de cada lado: un pie externo, que es la palanca del impulso del paso y un pie interno, que es el pie de adaptación. Los dos pies están reunidos por dos sistemas articulares: el sistema astrágalo-calcáneo, que asegura el amortiguamiento de las inercias, y el sistema mediotarsiano, que compensa la desigualdad del suelo.

I. El pie externo es la palanca de impulso de la progresión. Sobre él se ejerce la acción de los dos músculos del impulso: el tríceps sural y el peroneo lateral largo. Cuenta con pocos huesos: calcáneo, cuboides, los dos últimos metatarsianos (Fig. 117). Sus articulaciones son poco móviles, lo cual asegura su rigidez. La principal es la articulación calcáneo-cuboidea. Sólo tiene ínfimos movimientos de flexión, de extensión, de abducción-aducción. Sólo su rotación interna merece el calificativo de micromovimiento. Todo lo que hace la articulación calcáneo-cuboidea arrastra el antepié externo en el mismo movimiento.

II. El pie interno es el pie de la adaptación a la gravedad. Está constituido por el astrágalo, el escafoides, tres cuneiformes y los tres primeros metatarsos. Es la parte más móvil del pie. Su articulación mayor es la articulación escafoideo-astragalina (Fig. 118), es decir, el movimiento de la glena escafoidea sobre la cabeza del astrágalo. En el sentido vertical, el escafoides puede realizar movimientos de flexión-extensión de una amplitud bastante grande (Fig. 119), de abducción-aducción mucho más reducidos en el plano horizontal (Fig. 120), de rotación interna y externa en el plano frontal (Fig. 121).

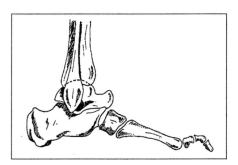

Figura 117

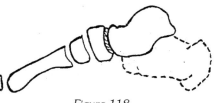

Figura 118

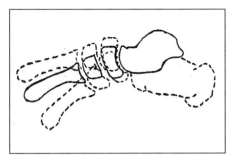

Figura 119

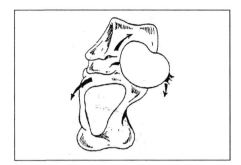

Figura 121

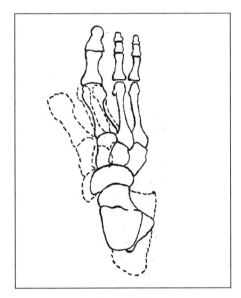

Figura 120

Todo el antepié interno es arrastrado por el escafoides y realiza los mismos movimientos: la flexión y la extensión en el impulso sagital del paso y la adaptación a la gravedad; la abducción-aducción y las rotaciones en el impulso lateral y la adaptación a las desigualdades del suelo.

III. Las articulaciones subastragalinas ligan el pie interno al pie externo. Permi-

ten el equilibrio frontal de la pierna, lo cual volveremos a ver con la estática. Constituyen el sistema amortiguador de la inercia de los segmentos superiores.

En la recepción anterior de la marcha el pie es detenido brutalmente sobre el suelo. Teniendo en cuenta la inercia del impulso posterior, recibe un empuje hacia adelante que se efectúa a nivel del astrágalo. En el impulso del paso posterior, recibe al mismo nivel un empuje posterior. Estos empujes son todavía más violentos en la carrera que en el salto. Quedan amortiguados por los microdeslizamientos de la tibia sobre el astrágalo (Fig. 122) y del astrágalo sobre

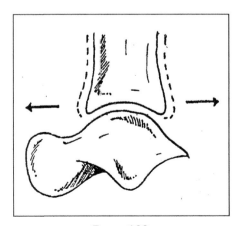

Figura 122

el calcáneo (Fig. 123). Permiten la puesta en tensión progresiva de los dos sistemas de los ligamentos elásticos.

a) El empuje hacia adelante de la tibia hace deslizar su superficie articular sobre el astrágalo (Fig. 122). Este deslizamiento acompaña un deslizamiento parecido del astrágalo sobre el calcáneo (Fig. 123) que examinaremos. Estos dos deslizamientos ponen en tensión los haces posteriores de los ligamentos laterales de la tibio-tarsiana, que no se fijan sobre el astrágalo sino sobre el calcáneo. El empuje hacia atrás provoca el mismo mecanismo. Pone en tensión los haces anteriores de los ligamentos laterales - tibio-tarsianos. La fisiología de estos ligamentos laterales no es la estabilidad tibiotarsiana, sino el amortiguamiento de estos deslizamientos hacia adelante y hacia atrás. Es la causa de su forma en V al revés.

b) Las articulaciones subastragalinas son la pieza maestra de este sistema amortiguador. Son un ejemplo de la fisiología de las anfiartrosis, es decir, de las articulaciones cuyas débiles amplitudes están limitadas por un ligamento interóseo. Aquí el ligamento interóseo (ligamento del seno del tarso) es perpendicular a los deslizamientos del astrágalo hacia adelante y adentro o hacia atrás y afuera. Al tumbarse hacia adelante, su hoja anterior absorbe los deslizamientos antero-internos; su hoja posterior, los deslizamientos postero-externos.

Anatómicamente, el eje longitudinal del astrágalo tiene, en el plano horizontal, una orientación oblicua de atrás hacia adelante y de fuera hacia dentro. En el plano vertical, el hueso se hunde hacia adelante unos 50 grados. Los deslizamientos anteroposteriores del astrágalo sobre el calcáneo se hacen: hacia adelante, de dentro hacia abajo; hacia atrás de fuera hacia arriba (Fig. 124).

Al deslizarse el astrágalo sobre el calcáneo, éste se desliza bajo el astrágalo en las mismas condiciones. Es lo que se produce a menudo en los ejercicios deportivos. Anatómicamente, el eje del calcáneo está orientado de detrás hacia

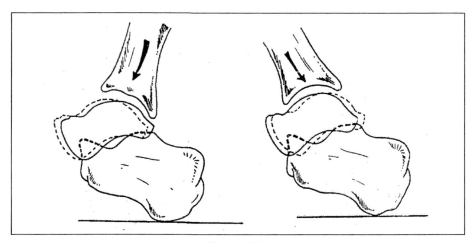

Figura 123

Libro 2: Micromovimientos – Macromovimientos 127

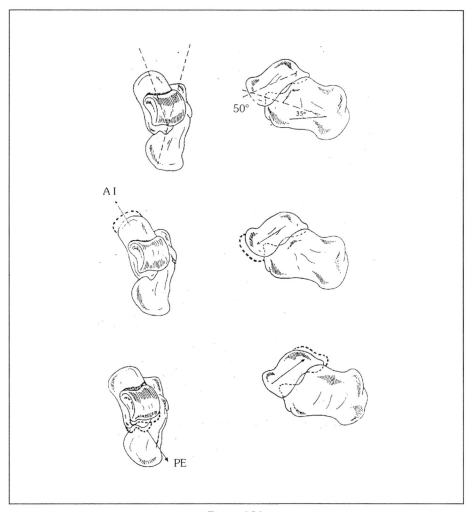

Figura 124
Deslizamientos astrágalo-calcáneos

adelante, de dentro hacia fuera e inclinado hacia arriba 35 grados. Los deslizamientos del calcáneo bajo el astrágalo se efectúan: hacia adelante, fuera y atrás, dentro y abajo (Fig. 125).

IV. La articulación tibiotarsiana, pero sobre todo la articulación de Chopart reúnen el antepié interno y el antepié externo.

La articulación subastragalina anterior forma parte del conjunto articular que constituye la articulación escafoideo-astragalina. La superficie astragalina está formada por la cabeza del as-

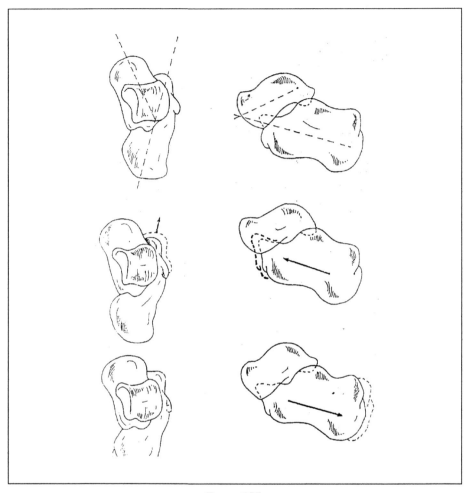

Figura 125
Deslizamientos calcáneo-astragalinos

trágalo, por tanto por tres carillas: antero-superior, posteroinferior y media, que corresponden respectivamente al escafoides (cara posterior), al calcáneo (subastragalina anterior) y al ligamento calcáneo-escafoides. La cabeza del astrágalo ingresa así en una verdadera cavidad articular esférica, el ligamento calcáneo-escafoides interno e inferior, que a menudo se llama ligamento glenoide. El eje de rotación del escafoides está, por tanto, en el centro de la articulación.

La articulación cuboideo-calcánea presenta la cara anterior de la apófisis mayor, convexa transversalmente pero ondulada verticalmente, y la cara posterior del cuboides de la forma inversa. El eje de rotación del cuboides se sitúa en su borde externo, entre la cresta que separa las dos carillas metatarsianas delante del apoyo de su borde postero-externo sobre la cara anterior de la apófisis calcánea mayor.

La clave de este sistema articular es la articulación de adaptación escafo-cuboidea, la verdadera articulación de Chopart. Se tiene que comprender esta fisiología del pie descrita por Chopart hace muchos años. Está dominada por la pareja escafoides-cuboides. Constituye toda la adaptación del pie a la gravedad, a las desigualdades del suelo, sobre todo aporta la interdependencia del antepié con relación a la parte trasera del pie.

Todos los movimientos del escafoides sobre el astrágalo arrastran el antepié interno en el mismo sentido. Todos los movimientos del cuboides sobre el calcáneo arrastran el antepié externo en el mismo sentido. En el centro, el ligamento en Y de Chopart hace la unión entre los dos movimientos Fig. 126).

El ligamento en Y se inserta atrás en la cara dorsal de la gran apófisis del calcáneo; después se divide en dos haces. El haz externo es horizontal y se une delante en la cara dorsal del cuboides. El haz interno es vertical y se fija en la parte externa del escafoides. Como una bisagra en un libro abierto, junta los dos huesos por sus partes centrales. Es fácil comprender que en las rotaciones una arrastra a la otra en sentido inverso (Fig. 126).

El escafoides y el cuboides están dispuestos transversalmente sobre un eje inclinado a 40 grados. El escafoides tie-

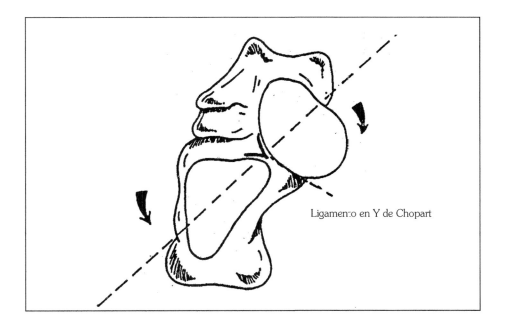

Figura 126

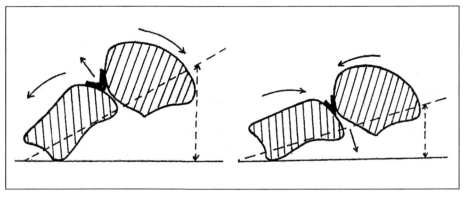

Figura 127   Figura 128

ne movimientos más amplios que el cuboides.

- Cuando el escafoides gira con el antepié interno en rotación interna, arrastra el cuboides y el antepié externo en rotación externa. El ligamento en Y se abre. La parte central del pie sube, la bóveda se ahueca. Como el escafoides gira más que el cuboides, la parte interna del pie sube ligeramente (Fig. 127).
- Cuando el cuboides gira con el antepié externo en rotación interna, arrastra el escafoides y el antepié interno en rotación externa. El ligamento en Y se cierra. La parte central del pie desciende, la bóveda se aplana. Como el escafoides gira más que el cuboides, la parte interna del pie desciende ligeramente (Fig. 128).

Para comprender bien, todavía debemos recordar dos particularidades anatómicas que limitan la flotación de los dos huesos. En la cara plantar, la apófisis piramidal del cuboides se aloja en la cavidad coronoides del calcáneo. Esta disposición hace que, si la rotación del cuboides interna es fácil, su rotación externa se detiene rápidamente al encontrarse la apófisis piramidal con el extremo de la cavidad coronoides. Para el escafoides, la limitación es inversa. En la rotación interna, la tuberosidad se pone rápidamente en contacto con la convexidad de la cabeza astragalina. Al contrario, la rotación externa es libre. Rotación interna del escafoides y rotación interna del cuboides corresponden a un movimiento muy limitado del antepié. Veremos que es el de la inversión. Rotación externa del escafoides y rotación interna del cuboides corresponden a un movimiento amplio, el de la eversión. El hundimiento de la bóveda plantar está controlado por el sistema músculo-ligamentario. El ahuecamiento de la bóveda está limitado por el encuentro de elementos óseos.

Los movimientos de inversión y de eversión se comprenden, a nuestro entender, casi siempre mal. Se hacen alrededor de dos ejes diferentes: un eje extero-interno entre la tuberosidad externa del calcáneo y la cabeza del primer metatarso; un eje intero-externo entre la tuberosidad postero-interna del calcáneo y la cabeza del quinto metatarso. Los dos ejes se cruzan a nivel del li-

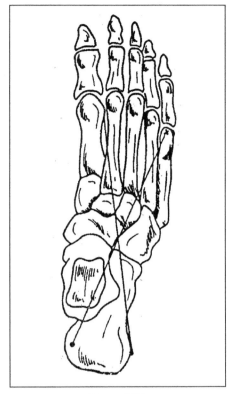

Figura 129

gamento en Y de Chopart (Fig. 129). La inversión se hace alrededor del eje intero-externo; la eversión alrededor del eje extero-interno.

a) La inversión resulta de la tensión del tibial posterior (TP). El escafoides, arrastrado hacia dentro, atrás y abajo, se desliza sobre la cabeza del astrágalo. El antepié es arrastrado en aducción y en flexión. La tuberosidad escafoidea sobre la que se agarra el tibial posterior se arrastra hacia abajo: el escafoides gira en rotación interna y arrastra el cuboides en rotación externa. Esto, lo hemos visto,

acentúa el ahuecamiento de la bóveda (Fig. 130).

La inversión es un movimiento del antepié con respecto a la parte trasera del pie. Tiene poca amplitud; hemos visto las razones de ello con las rotaciones del escafoides y del cuboides. Hablando en propiedad, no es realmente un movimiento. Es un equilibrio segmentario: la función tónica de adaptación del pie y de amortiguamiento de la gravedad cuyo resorte activo es el tibial posterior. Sobre todo no debemos confundirlo con el movimiento dinámico de supinación, que es un varus de todo el pie. La inversión, de hecho, es el retorno tónico de un aplanamiento de las bóvedas.

b) Contrariamente a lo que dicen muchos manuales, la eversión no es el movimiento inverso. Es una fisiología diferente. En el impulso lateral del paso que describiremos, el peroneo largo lateral (PLL) se sitúa sobre el borde externo del cuboides. Arrastra primero todo el pie en valgus (abducción), hace girar el cuboides en rotación externa e interna y, por ello mismo, el escafoides en rotación externa, después realiza la eversión del pie para conducirlo a un apoyo sobre la cabeza del primer metatarsiano. Aquí el movimiento es bastante amplio. La bóveda central se aplana (Fig. 131).

La eversión del antepié es el movimiento de impulso lateral de la marcha. Como los dos huesos están libres en sus rotaciones inversas, es bastante amplio. Es una función dinámica.

V. Para terminar esta importante fisiología global del pie, debemos decir unas palabras del arco anterior. No es preciso verlo como si estuviera consti-

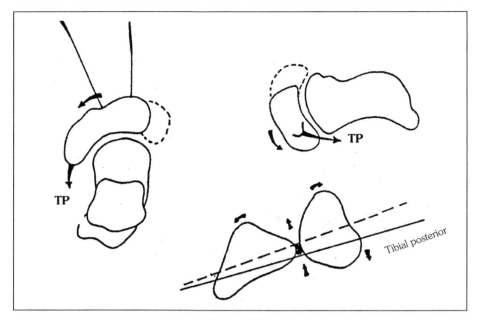

Figura 130

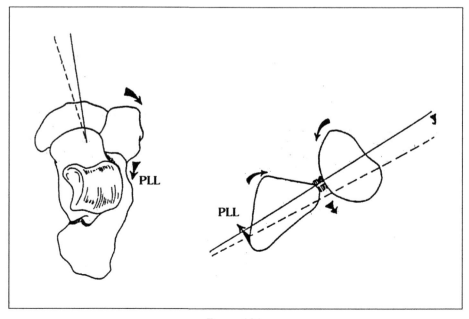

Figura 131

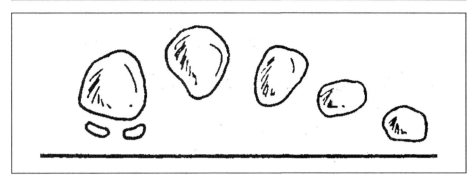

Figura 132

tuido sólo por cabezas metatarsianas (Fig. 132). No es un arco, sino una bóveda. Las cabezas metatarsianas no están en contacto.

Se trata de un conjunto músculotendinoso formado por las cabezas metatarsianas, de los ligamentos glenoides e interóseos que sirven de puntos de apoyo al músculo abductor transverso del primer metatarsiano. Es una bóveda frágil. Contrariamente a lo que permiten pensar los dibujos anatómicos, el tercer cuneiforme y el cuboides sólo están en contacto por una pequeña parte posterior. Sobre todo, las bases del tercer y cuarto metatarsiano no tienen ningún contacto óseo y no están articulados entre ellos (Fig. 133). Esta separación hace que estos dos metatarsianos sean más libres en medio del pie y más sensibles a la tensión de los flexores. Esto conduce a menudo a un apoyo antifisiológico sobre sus cabezas (antepié redondo).

El verdadero arco transversal se sitúa a nivel del metatarso entre el escafoides y el cuboides, entre los tres cuneiformes y el cuboides (Fig. 134). Acabamos de ver que podía modificar las adaptaciones del pie. De todos modos,

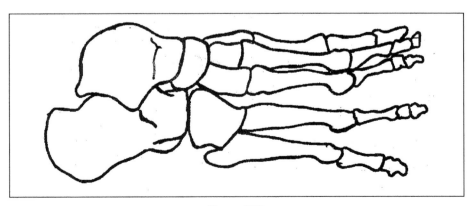

Figura 133

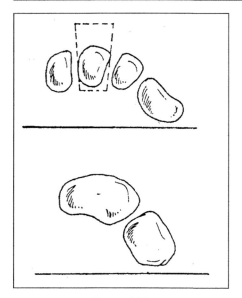
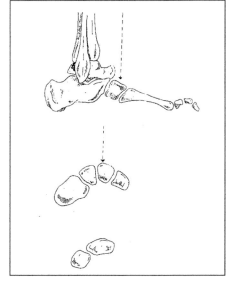

Figura 134　　　　　　　　Figura 135

no es mecánicamente un arco que supone dos pilares de apoyo. Al llegar la gravedad del cuerpo al segundo nivel del cuneiforme, está en voladizo interno. Esto explica la tendencia al valgus del pie. Acabamos de ver que su equilibrio descansa sobre la tensión del tibial posterior. Toda esta admirable mecánica del pie nos conduce a una noción capital en osteopatía: todos los huesos del pie descansan sobre el cuboides (Fig. 135). Es el elemento principal de la estática del pie; sea cual sea su función, se ve afectado.

- En el arco externo, recibe el calcáneo que aguanta el astrágalo detrás, los quinto y cuarto metatarsianos delante.
- En el arco transversal, el escafoides descansa sobre él detrás, los tres cuneiformes sobre su parte anterior.
- En el arco interno, todos los metatarsianos por medio de los cuneiformes y del escafoides.

Se puede admitir fácilmente que el cuboides recibe el peso del cuerpo. Como esta fuerza descendente está sometida a muchas modificaciones, se comprende cuánto pueden afectar al cuboides todas las perturbaciones estáticas.

VI. Fuera de la fisiología clásica de los manuales, hay poco que decir sobre el complejo articular denominado: articulación tarso-metatarsiana. Pone en contacto el tarso anterior: los cuneiformes y el cuboides, la base de los cinco metatarsianos. Está formado por artrodias muy imbricadas unas en otras y que se mantienen por un sistema ligamentario poderoso. Todas estas pequeñas articulaciones son la sede de ligeros movimientos de deslizamiento que pueden adoptar diversas formas y acompañan las modificaciones de la bóveda plantar.

Dinámica del pie

La función dinámica del pie es esencialmente el impulso posterior y la recepción anterior de la marcha. Su articulación principal es la tibiotarsiana, a la que se juntan las dos articulaciones tibioperoneas y la articulación metatarsofalángica del primer dedo del pie.

TIBIOTARSIANA

La tibiotarsiana es, para el habitante de la ciudad, la articulación del pie más importante, la reina, como la llamaba Ombredanne, la de la marcha en terreno llano. Por sus movimientos de flexión-extensión, conduce toda la dinámica.

La flexión acerca la cara dorsal del pie a la pierna (Fig. 136); también se llama "flexión dorsal". La extensión aleja la cara dorsal de la pierna (Fig. 136); también se llama "flexión plantar", lo cual no justifica sobre el plano de la tibiotarsiana. Esta denominación ha sido motivada por el hecho de que la posición del pie en la prolongación de la pierna, que es una extensión global del segmento, está formada por la extensión tibiotarsiana y una formación del conjunto mediotarsiano tan importante en amplitud. La flexión se detiene por el encuentro con el cuello del astrágalo con el borde marginal anterior de la tibia, pero sobre todo por la tonicidad del tríceps. La extensión se detiene por el encuentro del tubérculo posterior o del hueso trígono del astrágalo y el borde marginal posterior de la tibia.

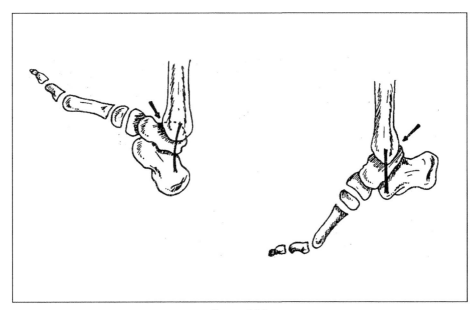

Figura 136
Tibiotarsiana

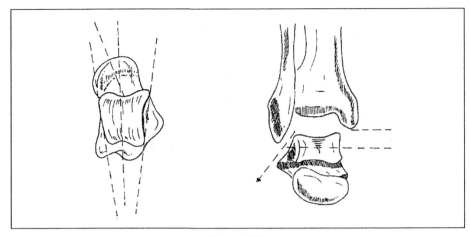

Figura 137

La polea astragalina tiene una orientación sensiblemente sobre el eje anteroposterior, mientras que el eje del cuello y de la cabeza va ligeramente hacia adentro. Pero aún es más importante que la polea astragalina es más ancha delante por razón de la oblicuidad delante y fuera de la superficie maleolar externa. Esta conformación anatómica hace que, en la flexión, el maléolo externo se aparte. Se cierra en la extensión (Fig. 137).

El maléolo externo es más voluminoso y desciende más que el interno. Por otro lado, situado ligeramente atrás, da al eje de flexión una ligera oblicuidad que tuerce el pie hacia fuera unos 15 grados (ángulo del paso) (Fig. 138).

La estabilidad lateral de la articulación se debe al encaje óseo. Se atribuye igualmente a los ligamentos laterales, lo cual no es exacto. Los ligamentos laterales no se insertan en el astrágalo. Son estabilizadores de las articulaciones subastragalinas, cuyos micromovimientos de deslizamiento controlan. Los verdaderos estabilizadores de la pinza maleolar son los ligamentos peroneotibiales inferiores anterior y posterior (Fig. 139). Son ligamentos poderosos que rodean al maléolo externo. Ligeramente oblicuos abajo y hacia fuera, permiten, al horizontalizarse, la ligera separación del maléolo externo en la flexión.

La horizontalización de los ligamentos peroneotibiales, así como la del gran ligamento interóseo, hacen que la separación del maléolo externo vaya acompañada de un ascenso del peroné.

ARTICULACIONES TIBIOPERONEAS

Dos articulaciones ligan el peroné a la tibia: una superior y una inferior. Los desplazamientos del peroné con respecto a la tibia son simultáneos con respecto a las dos articulaciones: la articulación superior absorbe y compensa los desplazamientos de la articulación inferior tributaria de la fisiología del pie.

La articulación superior es una artrodia. La superficie articular tibial tiene forma de judía abierta hacia adelante y

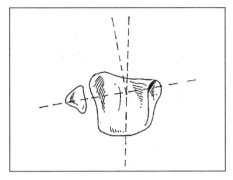

Figura 138

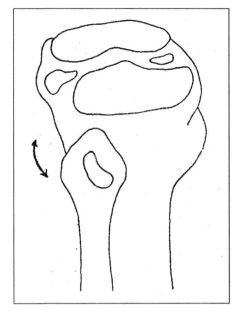

hacia arriba. Situada en la tuberosidad externa ligeramente hacia atrás, mira hacia abajo, atrás y hacia fuera (Fig. 140). La superficie articular del peroné es una carilla situada en la parte interna de la cabeza que mira hacia arriba, adentro y adelante. En sus desplazamientos sobre la superficie tibial, puede ir de arriba

Figura 140

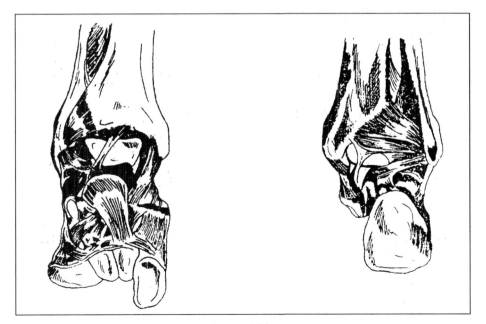

Figura 139

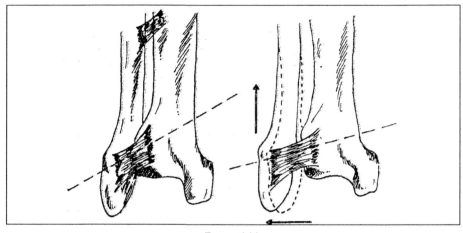

Figura 141

hacia atrás hacia dentro o ligeramente de abajo hacia fuera y hacia adelante.

La articulación peroneotibial inferior no es una verdadera articulación. No tiene ni cartílago ni cavidad sinovial. Los dos huesos están separados por una capa de tejido adiposo. En la tibia, un canalón cóncavo hacia fuera está formado por la bifurcación interior del borde externo. En el peroné, una superficie rugosa situada encima de la carilla articular con el astrágalo se corresponde con la anterior.

Con la tibiotarsiana, acabamos de ver cómo la muesca maleolar se abre en la flexión; se cierra en la extensión. Este movimiento pone en juego dos articulaciones peroneotibiales. No sólo el maléolo se separa, sino que todo el peroné se separa igualmente de la tibia hacia abajo. Todos los ligamentos que unen la tibia con el peroné son, como hemos visto, oblicuos hacia abajo y hacia afuera.

– Cuando el peroné se aparta, todos los ligamentos se horizontalizan, el peroné sube (Fig. 141). Conjuntamente con este movimiento de ascenso y de separación, la tensión del ligamento peroneotibial inferior y anterior estira el maléolo externo en rotación interna (Fig. 142). El ascenso repercute a nivel de la articulación superior: la ca-

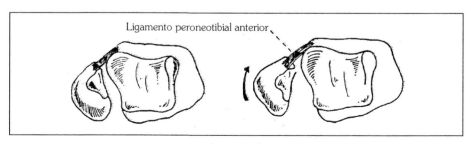

Figura 142

Libro 2: Micromovimientos – Macromovimientos

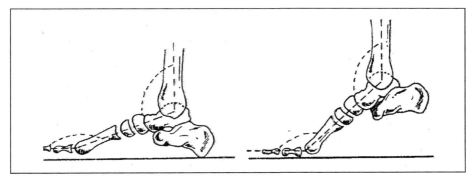

Figura 143

beza del peroné se desliza hacia arriba, atrás y adentro.
– En la extensión del pie, la pinza maleolar se cierra, los ligamentos se verticalizan, el peroné vuelve a descender. Incluso puede, en una extensión forzada, volver a descender por debajo de su posición neutra. A nivel de la articulación superior, la cabeza se desliza ligeramente hacia abajo, pero sobre todo hacia fuera y adelante.

A nuestro entender, estos movimientos de ascenso y descenso del peroné son una de las claves del automatismo de la marcha.

METATARSOFALÁNGICA DEL 1ᵉʳ DEDO

En la fisiología dinámica del pie en el suelo, es indispensable asociar los movimientos pasivos de la articulación metatarsofalángica del primer dedo del pie a los movimientos dinámicos de la tibiotarsiana.

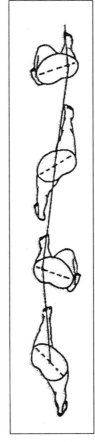

Figura 144

El último apoyo sobre el suelo es el de la cabeza del primer metatarsiano. En el despliegue del pie, las dos articulaciones están ligadas. En la extensión (impulso), la tibiotarsiana se abre, la metatarsofalángica se cierra (Fig. 143). En la marcha, las dos articulaciones no pueden estar disociadas. Si la articulación metatarsofalángica no puede cerrarse (*hallux rigidus*), la tibiotarsiana no puede abrirse.

Dinámica del impulso

El impulso posterior que propulsa el cuerpo hacia adelante no es un impulso estrictamente sagital, sino una sinergia articular y muscular para un impulso oblicuo. En la marcha el peso del cuerpo debe ser propulsado hacia adelante, pero igualmente de forma lateral de un pie sobre el otro (Fig. 144). El impulso posterior debe así conjugar la extensión del pie a un movimiento de valgus de la parte trasera del pie y una eversión del antepié. Describiremos un impulso sagital y un impulso lateral.

IMPULSO SAGITAL

El impulso sagital a menudo se llama equivocadamente impulso tibiotarsiano. Las fibras musculares de los gemelos, parte dinámica del tríceps sural, son relativamente cortas. Este músculo en el cuadrúpedo digitígrado es un músculo tónico suspensor de la tibiotarsiana. Sólo permite a la tibiotarsiana una extensión de 35 grados. La extensión total del pie en el impulso posterior es una sinergia de los gemelos y de los flexores común y propio. Los gemelos realizan la extensión tibiotarsiana y los flexores flexionan las articulaciones mediotarsianas y de Lisfranc. Aplican igualmente los dedos de los pies en el suelo con ayuda de los músculos lumbricales. En la

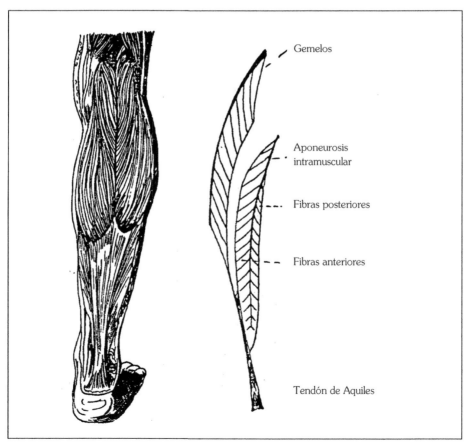

Figura 145

primera parte del despliegue del pie sobre el suelo, el flexor común y el flexor propio actúan conjuntamente, después, por razón de la eversión del antepié, los cuatro últimos dedos abandonan el suelo. Sólo quedan en el lugar el primer dedo del pie y el flexor propio.

- Los gemelos nacen arriba por dos tendones fuertes: uno sobre el cóndilo interno, el otro sobre el cóndilo externo, naciendo algunas fibras musculares directamente en las condíleas correspondientes. Los tendones se ensanchan de cada lado en la cara posterior y lateral del músculo, implantándose las fibras musculares en la cara profunda de estos dos tendones que descienden hasta la parte media del músculo. De esta inserción alta, las fibras convergen hasta la cara posterior de una hoja tendinosa en dos partes arriba, después única abajo en la parte media de la pierna. Se reúne después en la hoja tendinosa del sóleo para formar el tendón de Aquiles (Fig. 145).
- El flexor largo común nace de la línea oblicua y del tercio medio de la parte posterior de la tibia, del tabique fibroso que lo separa del tibial posterior y que se forma en arco. Desciende detrás de la línea, cruzando el tibial posterior que pasa por el arco. Su tendón terminal se refleja detrás del maléolo interno. Se desliza en un canal en la cresta de la pequeña apófisis del calcáneo y penetra oblicuamente en la cara plantar del pie por un tendón

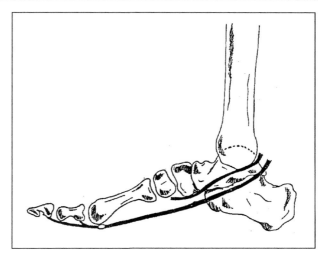

Figura 146

que se divide en cuatro para formar los tendones perforantes (Fig. 146).
- El flexor largo propio nace de los dos tercios inferiores de la parte posterior del peroné, de los tabiques fibrosos, del ligamento interóseo. Un tendón central recibe las fibras musculares, se desliza en la cara posterior del astrágalo, después en un canal de la cara interna del calcáneo. Se mantiene en este canal por una vaina muy fuerte. En la cara plantar, llega el primer dedo del pie entre los sesamoideos (Fig. 146).

La fisiología de aplicación de los dedos del pie sobre el suelo está completada por los músculos lumbricales. Esto se tiene que comprender bien. Los flexores flexionan todas las falanges unas sobre otras. Para evitar la "garra de los dedos de los pies", es decir, la flexión de las 2ª y 3ª falanges, se necesita una sinergia que mantenga las articulaciones rectas. La realizan los lumbricales (Fig. 147).
- Estos cuatro pequeños músculos na-

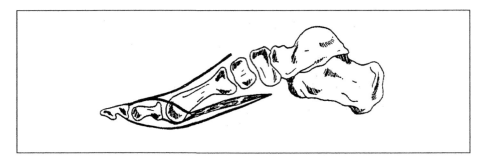

Figura 147

cen de los tendones terminales del flexor largo común y son activados por su tensión. A nivel de los dedos de los pies, se fijan en la base de las 1ª falanges, lo que les convierte en flexores de éstas, pero por una expansión, igualmente se insertan en el tendón del extensor correspondiente, lo que les convierte, al mismo tiempo, en extensores de las dos últimas.

Como el primer dedo del pie sólo tiene dos falanges y el segundo es poco móvil, sobre todo hacia la extensión, esta sinergia es inútil a este nivel.

IMPULSO LATERAL

El impulso lateral se debe al músculo peroneo largo lateral. Hemos visto esta fisiología con la eversión. En un primer momento, por un movimiento de valgus de la parte trasera del pie, conduce el peso del pie al borde interno del pie; después realiza el impulso lateral por el movimiento del pie que conduce en apoyo sobre la cabeza del primer metatarsiano.

- El peroneo largo lateral nace por encima de la tuberosidad externa de la tibia, de las caras anterior y externa de la cabeza del peroné, de la cara externa del peroné, de los tabiques intermusculares anterior y externo. Sus inserciones sobre el peroné son muy especiales. Abren entre ellas paso a los nervios ciático poplíteo externo, tibial anterior y músculo-cutáneo. El músculo se prolonga por medio de un largo tendón que emerge sobre la cara externa, pasa detrás del maléolo externo, debajo del tubérculo de los peroneos, se acoda una segunda vez para penetrar en el canal plantar del cuboides y va oblicuamente hacia adelante y hacia dentro sobre el tubérculo externo del extremo posterior del 1er metatarsiano (Fig. 148).

Se ha querido convertir el peroneo largo lateral en un sustentador de la bóveda plantar. Esto es fisiológicamente indefendible. La gimnasia del PLL continúa, sin embargo, en gran manera, siendo la base del tratamiento gimnástico del pie plano. Una primera teoría pretendía que su parte tendinosa plantar sustentaba la bóveda transversal. Músculo de la dinámica, no tiene prácticamente ningún poder tónico. Además, es un músculo del valgus, de formación que acompaña siempre al pie plano, el cual es, de hecho, una eversión. Una teo-

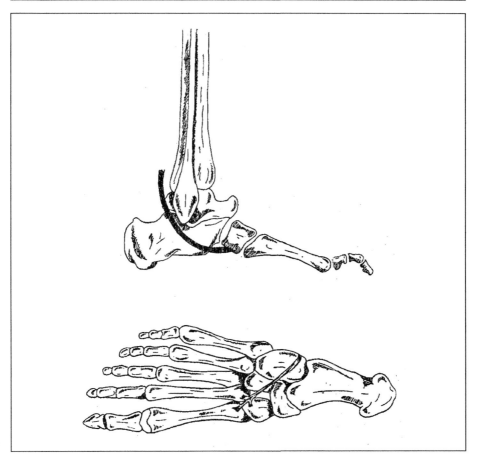

Figura 148

ría más reciente quiere que su inserción en la base del 1er metatarsiano le dé un parámetro de flexión del antepié. Éste es un punto de vista completamente libresco. Ni la palanca sobre la base metatarsiana ni sobre todo su oblicuidad permiten una función como ésta. Esta inserción sobre el pie interno le da un punto de apoyo para levantar el borde externo.

COORDINACIÓN DE LOS IMPULSOS

Los movimientos del peroné no parecen haber intrigado mucho a los fisiólogos del movimiento. No parecen justificados ni por la mecánica articular tibiotarsiana ni por la protección de articulación que más bien tienden a fragilizar. Sin embargo, es cierto que, como

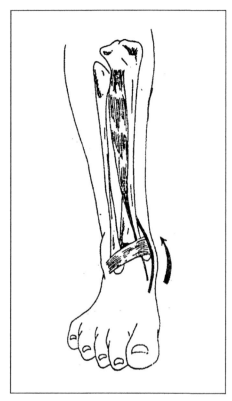

Figura 149

para toda la mecánica humana, estos movimientos tienen una razón bien precisa. No hay nada inútil en nuestra anatomía ni en nuestra fisiología. La carilla articular astragalina externa, oblicua hacia abajo, funciona como una "leva" mecánica que abre y cierra el maléolo peroneo a cada paso. Personalmente, pensamos que todo el mecanismo del automatismo del paso está en esta fisiología del peroné.

Sabemos que la marcha es una pérdida de equilibrio constantemente recuperado. Se desencadena por un avance de la cabeza debido a los esterno-cleido-occipito-mastoideos. El pie posterior está plano sobre el suelo. Esta pérdida de equilibrio hacia adelante coloca la tibiotarsiana en flexión. Esta flexión pone el tríceps sural en tensión y provoca su contracción (impulso sagital). Al mismo tiempo hace descender el peroné, que activa el peroneo largo lateral (impulso lateral). Los dos impulsos están perfectamente coordinados, los reflejos miotáticos también están sincronizados. Es la única explicación lógica a la ascensión del peroné.

Recepción anterior

A este impulso posterolateral del pie posterior corresponde una recepción anterolateral del pie anterior. Controla y frena el empuje del pie detrás y el desequilibrio lateral así producido.

El pie anterior se retira sobre el talón y el empuje posterior lo aplica rápidamente sobre el suelo. El tríceps sural, al reaccionar en contracción excéntrica, frena la traslación de la tibia hacia adelante. Al mismo tiempo, los músculos tibiales frenan su traslación hacia fuera (Fig. 149).

Fase oscilante

El levantamiento del pie, la flexión tibiotarsiana necesaria en la fase oscilante de la marcha, se debe al tibial anterior; su parámetro de varus lo controla la sinergia del peroneo largo lateral.

– El tibial anterior nace encima del tubérculo de Gerdy, de la tuberosidad externa de la tibia, de la parte superointerna del ligamento interóseo, de la cara profunda de la aponeurosis tibial. El tendón aparece en la cara anterior y se inserta abajo en la cara interna del primer cuneiforme y la parte interna de la base del primer metatarsiano (Fig. 150).

Clásicamente se presenta a los extensores, especialmente al extensor común, como elevadores del pie (Fig. 151). No tachamos de falsa esta fisiología.

– El extensor propio nace en la parte media de la cara interna del peroné y en la parte contigua del ligamento interóseo. Sus fibras musculares se implantan como las barbas de una pluma en un tendón que ocupa el borde anterior del músculo.

– El extensor común nace en la tuberosidad externa de la tibia, en los dos tercios inferiores de la cara interna del peroné, en la parte externa del ligamento interóseo, en la parte profunda de la aponeurosis de la pierna. Sus fibras musculares se implantarán en un tendón situado en el borde anterior del músculo.

El tibial anterior es con mucho el músculo más afectado por la poliomielitis. Hemos encontrado muchos casos en los que su parálisis constituía la única lesión. Nunca, a pesar de los extensores perfectamente íntegros, era posible el levantamiento del pie. El enfermo andaba "trotando". Los músculos extensores tienen largos tendones, pero fibras relativamente cortas, es decir, una posibilidad limitada de acortamiento. Tienen la longitud de su fisiología: el levantamiento de los dedos del pie. No pueden intervenir en el levantamiento del pie. La intervención reparadora de la parálisis del tibial posterior consistía justamente en implantar el tendón del extensor en el esqueleto dorsal del pie.

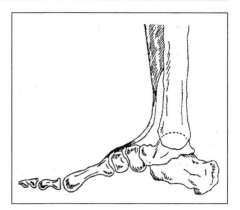

Figura 150

LA RODILLA

Necesidades fisiológicas

Como siempre, son las necesidades fisiológicas las que condicionan la anatomía y la fisiología.

1. La rodilla del hombre es esencialmente una articulación de carga. Con la estática, veremos que su equilibrio no debe nada a su musculatura periférica. En el cuadrúpedo, como la articulación está en flexión, la mayor parte de la gravedad queda amortiguada por la tonicidad del cuádriceps. En el hombre erguido, la soporta estrictamente el contacto de las superficies articulares. En la marcha, la carrera, el salto, etc., pueden recibir un peso considerable. Esta obligación de apoyo hace que estas superficies sean anchas y expuestas, sobre todo apuntaladas, tanto a nivel de la tibia como del fémur, por dos pirámides óseas (Fig. 152).

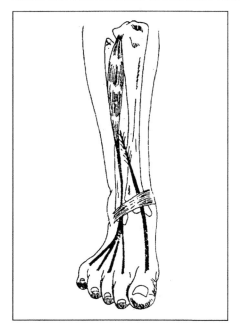

Figura 151   Figura 152

2. Teniendo en cuenta la anchura de la pelvis, las dos rodillas se presentan en un doble genu-valgum frontal que tiene como objetivo conducir los dos pies hacia el centro (Fig. 153). Reduce así la anchura del paso, lo que limita las oscilaciones del tronco durante el paso del peso del cuerpo de un pie sobre el otro al andar. Como la horizontalidad de la línea articular se debe respetar para evitar que estén en el aire las superficies en los apoyos, los dos cóndilos no tienen la misma forma. La pirámide del cóndilo interno está más alargada dentro, lo que la hace parecer más larga cuando la diáfisis es vertical (Fig. 154). El cóndilo externo con mucha probabilidad se ha aplanado durante la evolución humana hacia el genu-valgum. Es un elipsoide de forma alargada, mientras que el cóndilo interno es mucho más esférico.

Como los dos cóndilos no tienen la misma forma, sus circunferencias son diferentes; la del cóndilo externo es netamente mayor. En los movimientos de flexión, el cóndilo externo tiene un desarrollo mayor que el cóndilo interno (Fig. 155). Al ir más hacia atrás, empujan el macizo tibial externo más adelante que el interno. Es lo que la fisiología denomina la "rotación automática de la rodilla". Durante la flexión, la tibia hace una rotación interna sobre el fémur; durante la extensión, vuelve a su posición por una rotación externa. Esto no es un micromovimiento, sino una rotación de unos 20 grados.

Libro 2: Micromovimientos – Macromovimientos

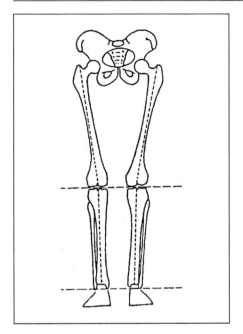

Figura 153

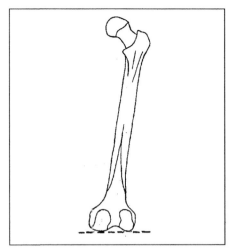

Figura 154

3. El genu-valgum ha desequilibrado los apoyos. Se ha de comprender que a este nivel la gravedad no sigue el eje diafisario (Fig. 156). Está representada por una vertical rebajada del apoyo de la cabeza femoral en el cóndi-

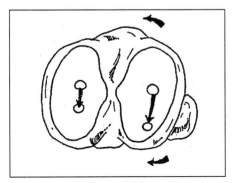

Figura 155

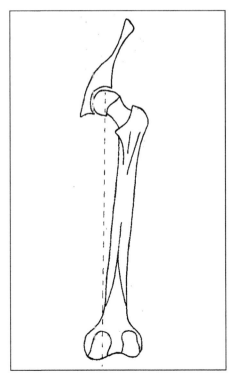

Figura 156

lo. Esta línea de gravedad pasa a nivel de la rodilla interna que aguanta así de un 70 a un 75% de la gravedad. Siendo simplistas, podríamos decir que la rodilla interna es la rodilla de carga; la rodilla externa, la de movimiento. La forma de las superficies articulares viene a concretar esta imagen.

a) La rodilla interna tiene una anatomía bastante típica de su función de carga. El cóndilo interno es, acabamos de verlo, un elipsoide bastante esférico. Lo recibe un macizo tibial ligeramente cóncavo. En los movimientos de flexión que examinaremos, rueda poco y se desliza mucho. Sirve de pivote al rodamiento del cóndilo externo en la rotación automática.

b) La rodilla externa tiene una anatomía ligeramente diferente. El cóndilo externo es un elipsoide alargado. Lo recibe un macizo tibial ligeramente convexo. Rueda más que el cóndilo interno, lo que ocasiona la rotación automática (Fig. 155).

4. Como las superficies articulares son anchas y expuestas, la rodilla no puede tener eje de flexión fijo.

Demasiado adelantado o incluso simplemente central, limitaría las posibilidades de flexión por el encuentro de los bordes de las dos pirámides. Demasiado atrás, comprometería toda la estabilidad, encontrándose los contactos así progresivamente reducidos sólo a los bordes posteriores. Esta imposibilidad de un eje fijo prohíbe el simple deslizamiento de las superficies condíleas en la glena tibial. Sólo es posible sobre un eje fijo. Como el desarrollo de las superficies condíleas es alrededor del doble de los macizos, sólo el rodamiento

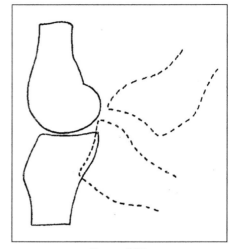

Figura 157

es igualmente posible. Conduciría rápidamente a una pérdida de contacto de las superficies (Fig. 157).

La doble necesidad de una flexión de gran amplitud y de una estabilidad condicionada por un contacto de las superficies ocasiona una asociación de rodamiento y de deslizamiento sobre los macizos. El punto de contacto se desplaza hacia atrás en la flexión, vuelve hacia adelante en la extensión.

Los dos movimientos, rodamiento y deslizamiento, no son simultáneos. Bajo la acción de los flexores, los cóndilos se despliegan primeros con respecto a la superficie tibial. El punto de contacto, delante del tercio medio de la extensión, pasa por delante del tercio posterior en la flexión. El ligamento cruzado anteroexterno se detiene y detiene rápidamente este movimiento de rodamiento. Al continuar la tracción, las superficies condíleas se deslizan entonces sobre los macizos como una rueda que patina en la arena, reclamadas por el ligamento cruzado anteroexterno (Fig. 158). En la extensión, el me-

Libro 2: Micromovimientos – Macromovimientos

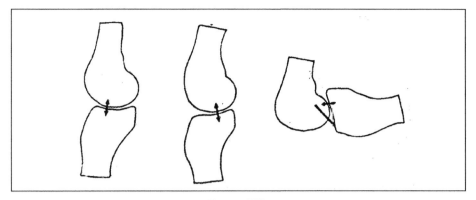

Figura 158

canismo es comparable, pero no inverso. El cuádriceps despliega los cóndilos hasta la tensión del ligamento cruzado postero-interno, que reclamados por éste, se deslizan después sobre los macizos tibiales (Fig. 159). En los dos casos, hay primero rodamiento, después deslizamiento de las superficies.

5. En su fisiología de apoyo, la rodilla se puede considerar como una anfiartrosis. Las superficies articulares no son coaptadas por una musculatura tónica y sus formas no se corresponden realmente. En los apoyos, le son necesarios pequeños deslizamientos para adaptarse. La laxitud articular, relativamente importante, permite esta adaptación. Los ligamentos cruzados funcionan aquí como ligamentos interóseos (Fig. 160).

Sistema ligamentario

Sin encaje óseo, la rodilla es una articulación esencialmente ligamentaria. Es decir, que los ligamentos tienen una importancia fisiológica considerable.

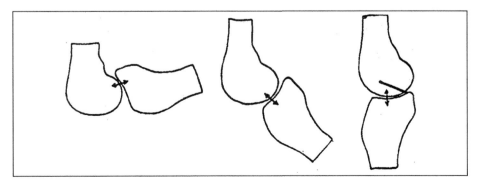

Figura 159

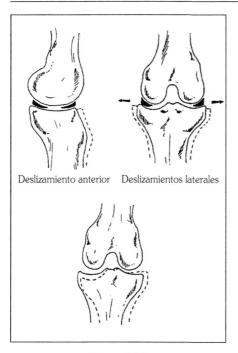

Figura 160

1. Los ligamentos laterales sólo protegen la lateralidad en la extensión completa. Situados posteriormente (Fig. 161), la más pequeña flexión los relaja.

2. Los ligamentos cruzados son la pieza maestra de la articulación de la rodilla (Fig. 162). Se comprende cuán grave puede ser su lesión, que compromete toda la estabilidad del miembro inferior. Su función es múltiple:

   – Recogen los cóndilos en la flexión-extensión.
   – Son el pivote de las rotaciones axiales, pero son igualmente su freno.
   – En los micromovimientos de abducción-aducción y de deslizamientos laterales necesarios a la adaptación de las superficies juegan el papel de ligamento interóseo.
   – En las posiciones de rodilla flexionada, estando los ligamentos laterales laxos, soportan solos las presiones de estabilidad.

3. A los meniscos casi siempre se les llama la tercera superficie articular. En el plano transversal, los macizos son ligeramente cóncavos. En el plano anteroposterior, el macizo interno es ligeramente cóncavo, el macizo externo ligeramente convexo. En oposición, los cóndilos son muy

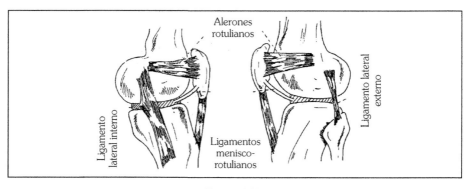

Figura 161

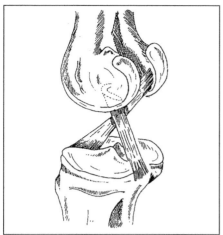

convexos. Sin la presencia de estos fibrocartílagos anulares que son los meniscos, el contacto de la superficie sería completamente inestable. Sus caras inferiores relativamente planas se adaptan a la tibia; sus caras superiores cóncavas se adaptan al fémur. Están fijadas a la tibia por sus cuernos internos y a la cápsula por sus caras externas. En la flexión, expulsadas hacia atrás por el rodamiento de los cóndilos se deslizan sobre los macizos tibiales para extenderse, colocándose de nuevo en su posición original ayudados por los ligamentos menisco-rotulianos (Fig. 163).

Figura 162

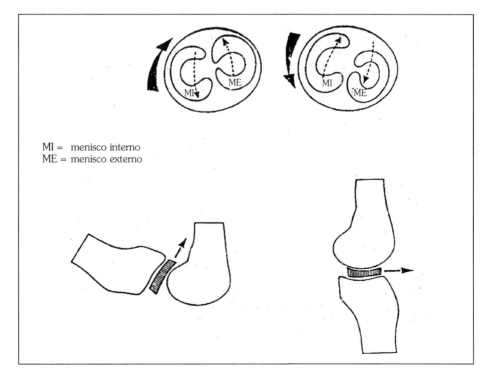

MI = menisco interno
ME = menisco externo

Figura 163

Articulación femoro-patelar

La articulación femoro-patelar se sitúa delante de la tróclea femoral. En los movimientos de flexión-extensión de la rodilla, la rótula se desliza en un canal formado por la garganta de la tróclea, después por la escotadura de la parte anterior intercondílea. El tendón cuadricipital y el tendón rotuliano forman un ángulo cerrado por el lado externo. El vector de fuerza hace que la rótula se encuentre "estirada" hacia fuera por la tensión del cuádriceps (Fig. 164). La cara externa del canal troclear, más elevada que la cara interna, evita la luxación (Fig. 165). Pero, en las flexiones importantes de la rodilla, esta protección no existe a nivel de la parte intercondílea. Los deslizamientos de la rótula los facilita la presencia de dos sacos sinoviales: subrotuliano y subcuadricipital. Permiten el reparto de las masas sinoviales en los movimientos. El pequeño músculo subcrural se ve afectado por la tensión del saco subcuadricipital. Finalmente, el paquete y el ligamento adiposo protegen el tendón rotuliano de las frotaciones sobre la parte anterior de la tibia (Fig. 166).

Este sistema mecánico es el punto débil de la rodilla. La cara externa del canal femoral a menudo es insuficiente. Acabamos de decir que esta protección no existía en las flexiones importantes. Independientemente de los casos graves de verdaderas "luxaciones congénitas", este mecanismo es responsable de toda la patología puesta en claro por el Dr. Trillat: la artrosis de la rótula o artrosis posterior de la rótula. Es especialmente frecuente en el deporte, sobre todo en los deportes que se practican

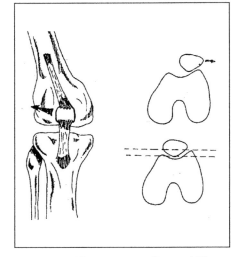

Figura 164   *Figura 165*

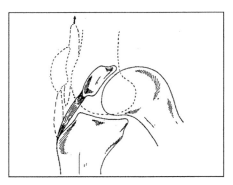

Figura 166

en flexión de las rodillas, como el esquí o el ciclismo, o que exigen grandes esfuerzos de los cuádriceps. La tensión prolongada de este músculo fuerza a la rótula hacia el exterior, que "frota" así sobre la cara troclear externa y lima su cartílago. Veremos en el capítulo de la estática que la desrotación tibial externa exagera todavía más esta patología cuando ella misma no es su responsable por completo.

La función dinámica

La musculatura de la rodilla tiene un papel bastante restringido tanto en el paso como en el equilibrio estático. Describiremos conjuntamente la musculatura fásica y la musculatura tónica. Tanto una como otra intervienen sobre todo en la carrera, en los saltos, en las subidas y descensos, etc. Son muy importantes en los deportes.

En la marcha en terreno llano, el cuádriceps, músculo extensor, tiene un papel relativamente secundario. Su parálisis no la altera prácticamente. Durante el paso posterior, sólo participa en la extensión final de todo el miembro inferior, extensión sobre todo de la pierna. Durante la fase oscilante, el retorno del miembro posterior hacia adelante es un movimiento pendular de la cadera y la rodilla "lanzada" por la rotación pélvica. Sólo participa probablemente la tensión del recto anterior. La mayor intervención del cuádriceps se sitúa en la recepción anterior. Su contracción frenadora limita y detiene la flexión de la rodilla en la traslación hacia adelante. Prosigue en el período de apoyo unilateral en que realiza la extensión de la rodilla que conduce al período de la vertical.

El papel de los isquiotibiales todavía es más reducido. Su parálisis no altera en absoluto la marcha. Durante el paso posterior, para horizontalizar el impulso, el bíceps crural flexiona la rodilla conjuntamente con la extensión del pie. En el período oscilante, el semitendinoso mantiene la flexión y el miembro acortado en la limitación hacia adelante.

Los músculos isquiotibiales, especialmente el bíceps crural, pueden tener una fisiología ocasional en la carrera rápida. Es algo que ignoran casi siempre los entrenadores deportivos. Esta ignorancia es a menudo responsable de accidentes musculares.

En la carrera normal, el impulso es posterior. Como en la marcha, la fisiología del impulso es la de los extensores. Los extensores "empujan" detrás y reciben el peso del cuerpo delante. En las carreras rápidas, el esprint de las prácticas deportivas, la "zancada", es alargada, el pie es "lanzado" lejos hacia adelante sobre el suelo. El miembro inferior puede así participar por una aceleración de la tracción de los aductores del muslo y de los flexores de la rodilla. Se ve facilitada si llevan zapatos con puntas. Los accidentes musculares de los esprínters están siempre localizados a nivel de los dos grupos musculares.

EXTENSIÓN

El sistema extensor es el cuádriceps. Es un conjunto poderoso compuesto por cuatro músculos reunidos abajo por un tendón común, o, más exactamente, por cuatro tendones soldados. Tres son monoarticulares; uno, poliarticular.

La fisiología del cuádriceps se hace evidente cuando se conoce la anatomía de sus músculos.

– El crural envuelve la diáfisis femoral, cuyas caras anterior y externa cubre. Sus fibras se implantan sobre los dos tercios superiores de sus caras y se insertan en la cara profunda de una hoja tendinosa que sube hasta los tres cuartos de la cara anterior del músculo. Los elementos contráctiles son cortos (Fig. 167).

El crural es un músculo tónico que controla las flexiones en las posiciones estáticas de rodilla flexionada.

- Los dos vastos son los extensores dinámicos. En descripción clásica, están dispuestos en V de un lado y otro de la rótula, teniendo cada uno de ellos un parámetro de tracción lateral. De hecho, están dispuestos a un lado y otro del fémur, pero el vasto interno es central con respecto al muslo, de ahí su nombre de *vastus medialis*. Se presentan como dos fajas vueltas sobre sí mismas. Sus fisiologías son complementarias. Son el ejemplo clásico de dos músculos monoarticulares que se suceden para realizar un movimiento de gran amplitud, ya que las fibras de cada uno de ellos son demasiado cortas para realizarlo solas.

• El vasto externo tiene una constitución algo comparable a la del crural.
- Sus fibras están implantadas en toda la cara externa del fémur desde el trocánter mayor. Viene abajo a insertarse sobre la cara profunda de una hoja aponeurótica que constituye en su parte inferior el centro externo del tendón cuadricipital (Fig. 168).

Sus fibras musculares son relativamente cortas y su posibilidad de acortamiento es limitada. Inician la extensión de la rodilla.

• El vasto interno tiene una anatomía diferente.
- Está formado por fibras largas que se implantan arriba sobre el macizo del trocánter; después, dejando libre toda la cara interna del fémur, terminan abajo en el tendón cuadricipital (Fig. 169).

Es el músculo del cuádriceps que tiene la mayor posibilidad de acortamiento. Realiza casi la extensión completa, pero sobre todo la termina solo.

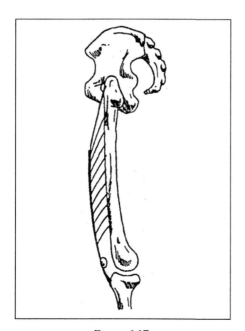

Figura 167

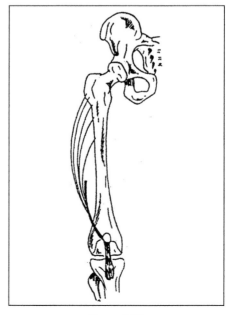

Figura 168

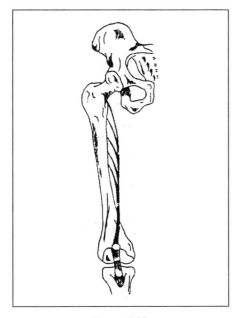 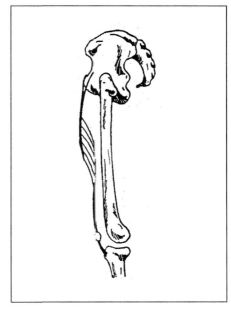

Figura 169   Figura 170

– El recto anterior, cuya anatomía especial firma la función, nace encima de la espina ilíaca anteroinferior por dos tendones: uno directo y otro reflejo que, al reunirse, forman una hoja tendinosa descendente. Las fibras musculares se implantan sobre esta hoja; después se reúnen con una segunda hoja tendinosa que asciende y que forma la parte superficial del tendón cuadricipital (Fig. 170).

Se atribuyen varias funciones al recto anterior, entre otras la flexión de la cadera. Hemos dicho que pensamos en músculos poliarticulares. Sus elementos, tensados por la posición de la cadera en extensión del paso posterior, la hacen participar en el movimiento pendular de la fase oscilante de la marcha. Sin embargo, el recto anterior es un músculo tónico que controla las posiciones de la rodilla en ligera flexión. Su parte central contráctil entre dos láminas fibrosas proporciona la imagen de un freno elástico.

FLEXIÓN

Los músculos de la cara posterior tienen prácticamente un tendón común sobre la tuberosidad isquiática. Descienden primero conjuntamente, después se separan; los tónicos, semitendinosos y semimembranosos, se dirigen hacia dentro; los fásicos, el bíceps largo, hacia fuera.

– El semimembranoso está constituido por cortas fibras musculares que forman, en la parte media del músculo, dos hojas: una descendente fibrosa, la otra, ascendente tendinosa que termina abajo en tres tendones (directo, reflejo, recurrente) (Fig. 171).

Además de sus inserciones sobre la tuberosidad interna de la tibia, estos tres tendones (pata de ganso) se adhieren a la cápsula y tienen inserciones directas sobre la aponeurosis. Constituyen un punto de apoyo inferior sólido a la acción del músculo. El semimembranoso, verdadero ligamento fibroso, es el músculo de mantenimiento tónico de la pelvis en su tendencia a la anteversión. En el cuadrúpedo en que la cadera está en flexión y la pelvis en horizontal, la palanca superior es importante. El músculo cubre ampliamente esta función. En el hombre de pie, es incapaz de cumplirla.

- El semitendinoso, entre la tuberosidad isquiática y la pata de ganso, está constituido por un cuerpo carnoso armado en su parte media de una hoja aponeurótica que termina abajo con un largo tendón delgado (Fig. 172).

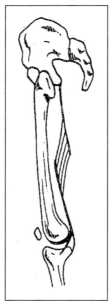 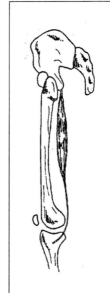

Figura 171   *Figura 172*

Es el músculo tónico del mantenimiento de la flexión de la rodilla.

- El bíceps es el músculo dinámico de la flexión. El movimiento comienza por las fibras del bíceps corto que parten de la línea áspera y se van a insertar muy abajo en el tendón terminal. Está terminado por el bíceps largo (Fig. 173). La acción sucesiva de estos dos músculos permite la flexión de gran amplitud.
- El poplíteo, oblicuo hacia fuera y dentro y de arriba abajo (cóndilo externo, cara posterior de la tibia), es el protector tónico de la tendencia a la rotación externa de la tibia (Fig. 174).

ROTACIONES

Hemos dicho antes que la rotación de la rodilla de unos 20 grados no se puede considerar como un micromo-

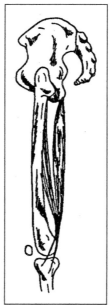 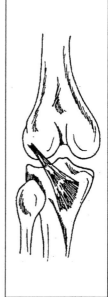

Figura 173   *Figura 174*

vimiento. Sin embargo, no es el resultado de una tensión muscular, sino que se debe simplemente a un fenómeno mecánico. No hay músculo rotador de la rodilla, sino que prácticamente todos los músculos periféricos de esta región tienen un parámetro de rotación en un sentido o en el otro. Son todos tónicos con excepción del bíceps. Su tonicidad debería asegurar el equilibrio horizontal de esta rotación. Desgraciadamente no ocurre así. Veremos la cuestión en detalle con la estática de la rodilla.

– El semitendinoso y el semimembranoso, influenciados por la posición de la cadera y de la rodilla, son relativamente poco eficaces en el sentido de la rotación interna. El poplíteo está mejor dispuesto mecánicamente. Es un pequeño músculo que en la posición del hombre rodilla en extensión ha reducido las palancas de acción. En este plano horizontal, la función tónica de estos músculos consiste en equilibrar la poderosa acción del sóleo hacia la rotación externa.
– La rotación externa sólo en apariencia es más diversificada. Los bíceps largo y corto, músculos dinámicos, son rotadores externos. La rotación externa está dominada por la acción tónica del sóleo, uno de los músculos tónicos más poderosos de la anatomía. Veremos esta fisiología en el capítulo de la estática. Es de importancia capital en la patología mecánica de esta región.

LA CADERA

La palabra "cadera" es bastante difícil de definir anatómicamente. ¿Corresponde como "hombro" al conjunto mecánico? ¿Es el segundo nombre de la articulación coxofemoral? Esta segunda definición nos parece la más corriente. Es la que utilizaremos aquí. Para el conjunto mecánico: coxofemoral, cintura pélvica, columna lumbar, preferimos la denominación "segmento fémur-tronco". Hemos considerado ya este conjunto al tratar de la cintura pélvica. Volveremos a encontrarlo en el capítulo de la estática. En este capítulo estudiaremos sobre todo la fisiología dinámica de la coxofemoral; los movimientos pélvicos son, sin embargo, inseparables de ella.

Las necesidades dinámicas

Toda la fisiología de la cadera está dominada por las alteraciones que le causa por la posición erguida del hombre.

En el cuadrúpedo que hemos sido, la cintura pélvica era horizontal. El punto neutro de la articulación coxofemoral se situaba alrededor de 90 grados. El hombre se ha erguido al precio de dos modificaciones estáticas: la verticalización de su pelvis y la aparición de la lordosis lumbar. Estudiaremos las condiciones de este enderezamiento, pero sobre todo sus consecuencias en la estática. Son enormes en nuestro equilibrio segmentario. Menos graves para la dinámica, este enderezamiento, sin embargo, ha transformado completamente la fisiología muscular.

La primera consecuencia es que el impulso que era del muslo se ha convertido en el impulso podal que acabamos de estudiar. Ha disminuido considerablemente el poder de este impulso.

La segunda consiste en que ha puesto los flexores en tensión, pero relajado los extensores. Unos se han hecho demasiado cortos y demasiado fuertes, los otros demasiado largos y demasiado débiles; sobre todo ha transformado las palancas de acción. Nuestra cadera normalmente está en una rectitud que sería una extensión casi completa en el cuadrúpedo. Los extensores sólo tienen una corta carrera de acción. Lo que nosotros llamamos nuestra extensión de cadera no es más que el retorno de la flexión. Además, han adquirido una oblicuidad de tracción que los debilita todavía más. Los flexores no son ya flexores en esta posición de rectitud. Cuán en desventaja se encuentra el hombre por esta evolución que le hace "saltar" tres veces menos alto y tres veces menos lejos que el más débil animal.

La cadera nos proporciona un ejemplo perfecto de los sistemas cruzados y la confirmación de que éramos y de que continuamos siendo cuadrúpedos en todos nuestros gestos. En el paso, el sistema cruzado anterior "lanza" el miembro oscilante hacia adelante, mientras que el sistema cruzado posterior equilibra el tronco, esto en cada paso.

Durante el desarrollo de las cuatro fases de la marcha, la pelvis gira en oblicuo horizontal a cada paso (Fig. 175). Esta oblicuidad, que agranda la longitud del paso, ha sido llamada "paso pélvico" en fisiología. Se hace por una rotación interna de la cadera sustentadora (Fig. 176), que "lanza" hacia adelante el miembro oscilante.

La rotación horizontal pélvica (Fig. 177) empieza por el empuje del miembro posterior (1), después, en cuanto éste se vuelve oscilante (2), es recuperada por el sistema del muslo opuesto. El miembro opuesto, ahora en apoyo unipodal, termina su fase de recepción

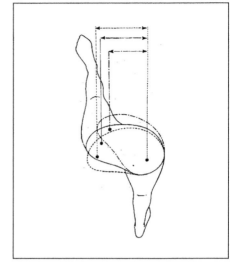

Figura 175

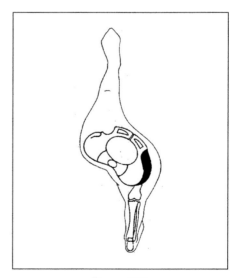

Figura 176

por una extensión completa (3), el período de la vertical, debido en parte a la contracción del glúteo mayor. En el mismo momento, el glúteo medio equilibra el vuelo frontal de la pelvis por sus fibras

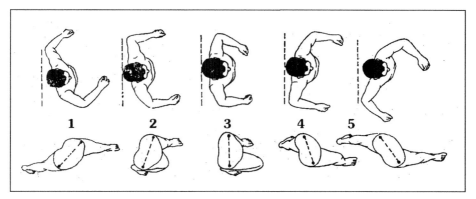

Figura 177

medias y realiza la rotación interna que proyecta la cadera hacia adelante por sus fibras anteriores (4).

La contracción de esta masa del muslo activa el sistema cruzado posterior; el hombro opuesto a la cadera sustentadora retrocede (4). Al equilibrarse este sistema cruzado anterior, el hombro del lado sustentador se anterioriza (4) y se acerca a la cadera oscilante lanzada hacia adelante (5). En esta fisiología del paso, el miembro sustentador, el hombro y el brazo opuestos van hacia atrás; el miembro oscilante, el hombro y el brazo opuestos van hacia adelante (Fig. 177). Es el paso típico del cuadrúpedo.

La coxofemoral

La coxofemoral es una enartrosis. Puede realizar desplazamientos segmentarios en todos los planos. Un eje frontal ficticio permite flexiones-extensiones en el plano sagital, un eje sagital de las abducciones-adducciones en el plano frontal, un eje vertical de las rotaciones en el plano horizontal.

La coxofemoral es una articulación perfectamente encajada. Es además una articulación de apoyo. Su sistema ligamentario es simple. Delante, los dos haces iliofemorales del ligamento de Bertin forman una Z con el ligamento pubofemoral de Poupard. Detrás, se sitúa el ligamento isquiofemoral. Aquí todavía encontramos una prueba de nuestra antigua cuadrupedia. En el enderezamiento, la cadera está situada en extensión. Los ligamentos se han enrollado alrededor del cuello. En extensión, al exagerarse el enrollamiento se tensan; en flexión, se destensan (Fig. 178).

Entre el ligamento de Bertin y el ligamento pubofemoral se sitúa una bolsa serosa muy a menudo en comunicación con la cavidad sinovial. Corresponde al paso del psoas ilíaco. La aponeurosis del psoas, al drenar toda esta región hacia abajo, hace comprender que la cadera pueda ser afectada por todos los problemas irritantes e inflamatorios de la región lumbar.

A) La amplitud de la flexión varía con la posición de la rodilla, es decir, con la tensión o la relajación de los is-

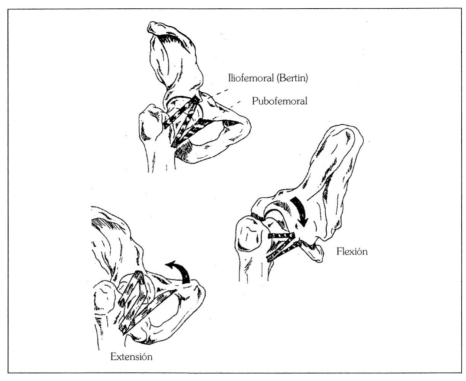

Figura 178

quiotibiales. Con la rodilla en extensión, los isquiotibiales en tensión, supera raramente los 90 grados. Con la rodilla flexionada alcanza 140 grados. Asimismo, como esta flexión es de gran amplitud, el movimiento activo es menos amplio que el movimiento pasivo. En los dos casos, más allá de 90 grados, ocasiona la retroversión pélvica y la extensión lumbar.

B) La extensión está sometida a las mismas reglas mecánicas que la flexión. Pasivamente alcanza alrededor de los 30 grados. En los movimientos activos es más amplia y sobre todo más poderosa con la rodilla en extensión por razón del relajamiento del cuádriceps. Arrastra la anteversión pélvica y la flexión lumbar desde la rectitud.

C) En el plano frontal, es imposible disociar los movimientos pélvicos y los de la cadera opuesta a la abducción coxofemoral. Si la abducción aparente del muslo es de 90 grados, esta amplitud es la suma de diversos movimientos frontales (Fig. 179). En un primer tiempo, la coxofemoral considerada realiza una abducción de 25 grados; después una abducción de 25 grados de la cadera opuesta coloca la pelvis en una oblicuidad frontal de 40 grados. Los 90 grados se descomponen, pues, en: abduc-

Libro 2: Micromovimientos – Macromovimientos

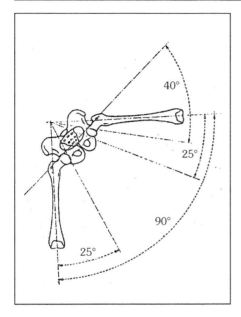

Figura 179

ción coxofemoral 25 grados, basculación frontal de la pelvis 40 grados, abducción de la coxofemoral opuesta 25 grados. Pasivamente, la pelvis bloquea-

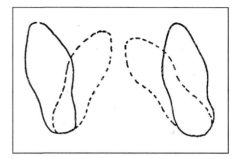

Figura 180

da, la abducción puede alcanzar 40°, incluso 45. Es detenida por la tensión del ligamento pubofemoral que no debemos olvidar en las lesiones que implican lo que se llama la pubalgia.

D) La adducción pura es imposible, excepto si el otro miembro está echado de lado o en extensión. Puede alcanzar entonces de 25 a 30 grados. En los gestos de la vida cotidiana, se combina generalmente con la flexión por un cruce de los miembros inferiores. Combinada con la extensión, se ve muy rápi-

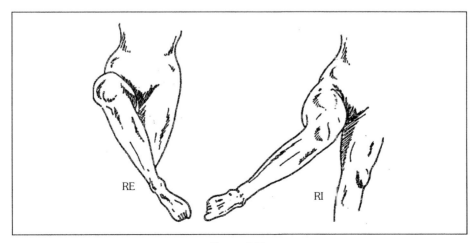

Figura 181

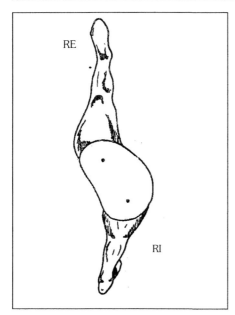

Figura 182

damente limitada por la tensión de la rama superior iliofemoral del ligamento de Bertin.

E) La rotación externa conduce la punta del pie hacia fuera, la rotación interna hacia dentro (Fig. 180). En estas rotaciones de la cadera, se tiene que estar atento a la posición del paciente examinado. Los errores de interpretación son muchos. Cuando la rodilla está en flexión, en posición sentada, por ejemplo (Fig. 181), la rotación externa conduce el pie hacia adentro y la interna, hacia afuera.

En los apoyos del paso (Fig. 182), la cadera adelante (paso anterior) está en rotación externa y la cadera atrás (paso posterior), en rotación interna.

La rotación externa está limitada por la tensión del ligamento de Bertin. Es así más ancha en las posiciones de flexión (sentadas) que destensan este ligamento. La rotación interna está limitada por la tensión del ligamento isquiofemoral, pero ni la extensión ni la flexión tienen ninguna influencia sobre su amplitud.

La función muscular

El grupo de los tres músculos glúteos es el más importante. El glúteo menor es anterior, el glúteo medio es medio, el glúteo mayor es posterior. Ésta es la visión clásica anatómica, pero no nos satisface nada. Fisiológicamente, el conjunto da más bien la imagen de una sola masa muscular separada en unidades funcionales por expansiones aponeuróticas. Fuera del glúteo menor, el más profundo y con fibras más cortas que es la parte tónica, todo el conjunto tiene una fisiología común que describiremos. Era de todos modos la idea de Farabeuf, que llamaba a este conjunto "el deltoides pélvico".

A) El glúteo mayor es el más poderoso de los tres. Es fisiológicamente un músculo completo. Tiene cuatro orientaciones completas de sus fibras que corresponden aparentemente a cuatro implantaciones diferentes arriba y a cuatro implantaciones diferentes abajo. Todo ello se presenta como si cuatro músculos se entrecruzaran (Fig. 183).

1. Las fibras bastante verticales (A) parece que se implantan arriba sobre el cuarto posterior de la cresta ilíaca y en la fosa ilíaca externa detrás de la línea semicircular posterior. Abajo, se insertan en el labio externo de la línea áspera.

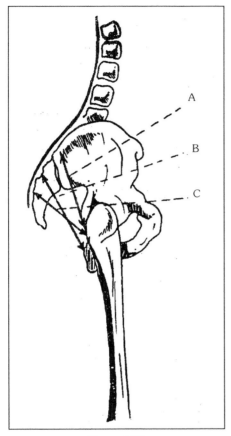

Figura 183

Es la parte dinámica mejor dispuesta para realizar la extensión del muslo.

2. Las fibras oblicuas (B) tienen dos inserciones aponeuróticas. Se fijan arriba en el borde externo de la parte sacra de la aponeurosis lumbar. Esta inserción superior se prolonga así sobre la cresta sacra y a lo largo de las espinosas lumbares y dorsales. Abajo, se juntan con el tabique intermuscular externo del muslo, lo que prolonga esta inserción hasta la rodilla.

Incluidas entre dos grandes formaciones aponeuróticas, se puede considerar que son el elemento tónico del mantenimiento del segmento fémur-tronco.

3. Las fibras bastante horizontales (C) se fijan arriba sobre el borde lateral del sacro y sobre su cara posterior. Abajo se implantarán en la trifurcación externa de la línea áspera.

   Están destinadas al parámetro rotación externa que veremos que equilibra el psoas y las fibras anteriores del glúteo medio.

4. Las fibras circulares superficiales parten de la cara posterior del sacro y del ligamento sacro-ciático. Se fijarán en la cara profunda de la aponeurosis del muslo a nivel de su unión con el glúteo medio.

Veremos cómo participan en el equilibrio frontal pélvico.

Es clásico citar los isquiotibiales en la extensión de la cadera. Nosotros negamos personalmente esta función. Una vez más, sólo es libresca. En 30 años de reeducación de la poliomielitis, hemos visto varios miles de parálisis del glúteo mayor. No hemos comprobado nunca que los isquiotibiales sean capaces de algo parecido a una extensión. Los enfermos afectados de miopatía, cuyos isquiotibiales están terriblemente retraídos, no pueden sin embargo equilibrar su pelvis en su caída hacia adelante. La tuberosidad isquiática no representa una palanca suficiente para permitirles esta función.

B) El glúteo medio recubre el glúteo menor y se sitúa más hacia atrás. Nace por encima de la fosa ilíaca externa entre las dos líneas semicirculares, de los tres cuartos anteriores del labio externo de la cresta ilíaca, de la cara profunda

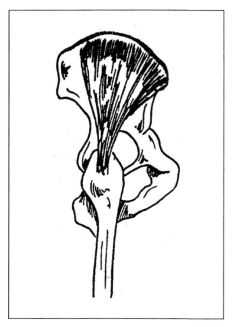

Figura 184

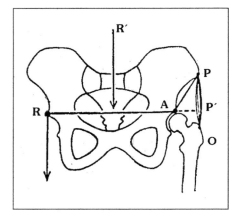

Figura 185

de la aponeurosis del muslo. Su tendón terminal se fija sobre la cara externa del trocánter mayor (Fig. 184). Es el músculo abductor del muslo sobre la pelvis. Mecánicamente es el mejor situado para el mantenimiento frontal de la pelvis, pero debemos volver a ver esta importante fisiología. Sus fibras anteriores son responsables de la rotación interna horizontal de la pelvis en el paso.

El equilibrio frontal de la pelvis en apoyo unipodal en su momento ha hecho correr mucha tinta. Ha abierto múltiples polémicas en las que nosotros hemos participado ampliamente. También ha dado lugar a diversas descripciones de la cojera, la más citada de las cuales, la de Trendelenburg, es completamente falsa. De hecho, antes que cualquiera, Duchenne de Boulogne lo había visto claro.

El error de muchos es doble: atribuir el equilibrio frontal de la pelvis a la única acción muscular, la del glúteo medio, y creer que este equilibrio es un problema estático, por lo tanto, tónico.

En el nacimiento de las artroplastias de la cadera, se han hecho muchas matemáticas alrededor del brazo de palanca de la potencia, la longitud del cuello femoral y la fuerza de los abductores. Considerado bajo este ángulo, el equilibrio unipodal es simple; es una palanca interapoyo sobre la cabeza femoral (Fig. 185). Razonar así es no haber observado nunca un paciente de cara durante el paso.

El equilibrio frontal de la pelvis es, como todos los equilibrios, como todos los gestos humanos, un conjunto fisiológico global en el que participa todo el conjunto del cuerpo.

1. El peso del cuerpo y de los segmentos superiores viene a colocarse por encima del pie sustentador base de sustentación (Fig. 186). La cadera en apoyo se sitúa en ligera aducción, lo que lateraliza la pelvis. La columna lumbar se inclina del mismo lado

para una traslación lateral del tórax que conduce el centro de gravedad (ligeramente adelante de D4) por encima del pie sustentador. Esta traslación reduce de manera considerable el vuelo de la pelvis, pero sobre todo, al equilibrar el tórax, da un punto de apoyo superior al cuadrado de los lomos. El ilíaco en el vacío se encuentra así colgado de la parrilla costal (Fig. 186). En las parálisis totales de los músculos abductores de la cadera como la poliomielitis, la marcha continuaba siendo posible con una inclinación de los hombros del lado sustentador (cojera de Duchenne de Boulogne). Era imposible en las parálisis asociadas del cuadrado de los lomos.

2. La tensión de la aponeurosis lateral y la contracción de los abductores de la cadera frenan la caída lateral de la pelvis. Aquí, una vez más esta fisiología a menudo se comprende mal. Se atribuye casi siempre a la tonicidad del glúteo medio, lo que es completamente falso, ya que este músculo es un músculo de la dinámica.

El mantenimiento del vuelo frontal de la pelvis en el apoyo unipodal se debe ante todo a un enorme ligamento, engrosamiento lateral de la aponeurosis superficial (Fig. 187). Está constituido por arriba por la fascia lata, y debajo por la cintilla de iliotibial. Se fija arriba en la cresta ilíaca, abajo en la tuberosidad externa de la tibia. Su parte superior, un músculo tónico, el tensor de la fascia lata, le evita la luxación detrás del trocánter en las flexiones de la cadera.

El control muscular de este ligamento no es como el equilibrio sagital de la pelvis una fisiología tónica. El apoyo unipodal no es un apoyo constante, sino una situación episódica. En la mar-

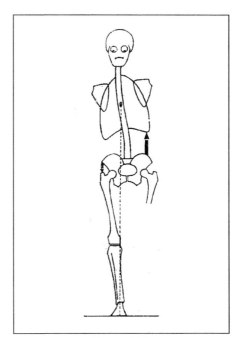

Figura 186

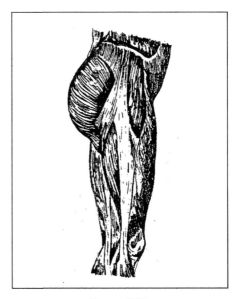

Figura 187

cha entra en la mecánica de una función dinámica automática. En los apoyos unipodales fijos, siempre es consciente y voluntario.

El apoyo unipodal fijo no es de una fisiología parecida al apoyo unipodal de la marcha. Aquí reside el error de Trendelenburg que ha hecho sus observaciones sobre enfermos que andan sin moverse. En el apoyo unilateral fijo, el sujeto sólo utiliza su musculatura al mínimo. Dejando caer su cadera en el vacío, tensa el gran ligamento lateral opuesto que acabamos de describir y se apoya en esta tensión. Su cintura pélvica se coloca en oblicuo frontal, lo que compensa una concavidad vertebral del lado del pie sustentador (Fig. 188). En la marcha, esta caída de la cadera y del miembro inferior oscilante haría imposible el retorno del miembro hacia adelante. Vendría inevitablemente a tropezar con el miembro sustentador.

Es en el control muscular del equilibrio frontal pélvico en la marcha donde la denominación "deltoides pélvico" de Farabeuf toma todo su valor. Está realizado por todo el conjunto de los músculos del muslo. Su pieza central es el glúteo medio. Sin embargo, las fibras anteriores de este músculo que vienen prácticamente hasta la espina ilíaca anterior están ante todo afectadas por la rotación interna. En sinergia con las fibras de la rotación externa del glúteo mayor, forman un verdadero deltoides de la cadera. Las fibras circulares del glúteo mayor que tensan la aponeurosis glútea y femoral participan también en este mantenimiento. Finalmente, el glúteo menor abductor tónico interviene naturalmente en el control de la aducción.

C) La flexión se debe al conjunto muscular psoas ilíaco. Es incluso un

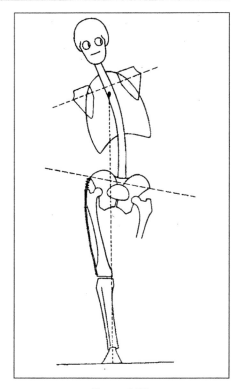

Figura 188

ejemplo de dos músculos que se suceden para una misma función.

1. El ilíaco es un músculo en abanico que, arriba, se inserta prácticamente en toda la fosa ilíaca interna y en su perímetro, en los ligamentos iliolumbares y la base del sacro. Sus fibras bajan verticalmente hacia adelante de la coxofemoral hasta la cara anterior del trocánter menor (Fig. 189).

Mecánicamente, es el músculo mejor situado para iniciar la flexión de la cadera. Se refleja ligeramente sobre el borde anterior del hueso del cóccix y la articulación de la cual está separado

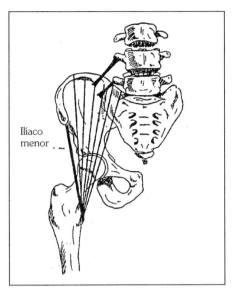
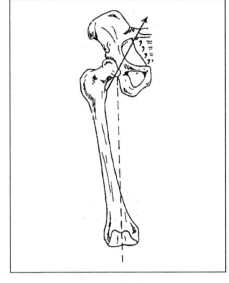

Figura 189   Figura 190

por una bolsa serosa. Teniendo en cuenta que está formado por fibras relativamente cortas, su papel flexor es corto y lo releva rápidamente el psoas.

Como el psoas, presenta una parte tónica: el ilíaco menor. Está tensado entre la espina ilíaca antero-superior y el trocánter menor. Está destinado a controlar la retroversión de la pelvis. Como la cintura pélvica tiende a la anteversión, a menudo se acorta y duele.

2. El psoas ocupa un lugar importante en nuestra patología. En la mayoría de los manuales se presenta como rotador externo. Ello tiene una cierta falta de lógica que se transmite de un libro a otro. En una obra que sienta cátedra en el *testing* muscular, al psoas se le presenta como rotador externo y al ilíaco como rotador interno, cuando en realidad tienen la misma función y el mismo tendón terminal. Desde hace años, la flexión-rotación interna de las caderas de las parálisis espasmódicas se atribuye con razón a los psoas y su corrección se realiza por medio del alargamiento de su tendón.

El psoas y el ilíaco son ante todo flexores de la articulación coxofemoral. El ilíaco inicia esta flexión a partir de la cadera recta; el psoas la continúa a partir de los 20 a 25 grados. No son rotadores internos ni rotadores externos. Durante la flexión aparece un parámetro de rotación interna y de aducción. Está equilibrada por la rotación externa del glúteo mayor, lo cual permite la armonía del movimiento. Se debe a la forma del fémur. Con la rodilla hemos visto que la línea de gravedad de la cadera iba del apoyo de la cabeza femoral al cóndilo interno (Fig. 156). Es igualmente el eje de los movimientos del fémur.

Como todos los segmentos rígidos no rectilíneos, su eje mecánico une sus dos extremos. Así es fácil comprender que todo lo que "estira" el macizo del trocánter hacia adelante arrastra la cadera en rotación interna. Es lo que ocurre con el psoas (Fig. 190).

Para comprender las cosas, debemos igualmente considerar el problema mecánico de la cadera. Insistiremos con más detalle en la estática para la cual es crucial. La erección ha situado la coxofemoral en una posición de extrema extensión. La flexión se ha convertido en el único movimiento fisiológico. Lo que llamamos la extensión en realidad sólo es el retorno de la flexión. Esta extensión ha hecho que el eje articular de la cavidad cotiloidea esté orientada hacia adelante unos 50 grados, pero que la cabeza femoral esté igualmente orientada hacia adelante unos 15 grados (Fig. 191). Los dos ejes articulares no están en la prolongación uno de otro, lo que mecánicamente es un contrasentido. Entonces es fácil comprender que en la flexión que es el movimiento principal el parámetro rotación interna de los flexores es indispensable para reemplazar los ejes en su condición mecánica. Basta un breve cálculo para constatar que se necesita una rotación interna de 50 a 55 grados para recuperar su alineación. Una rotación externa haría imposible toda flexión.

Como acabamos de decir, de la rectitud a la flexión 25 grados de contracción del ilíaco, más allá de la contracción del psoas, queda la flexión entre la extensión completa y la rectitud. Ni el ilíaco, ni mucho menos el psoas son flexores en esta amplitud. Antes de la rectitud de la cadera, su parte terminal común se repliega en la rama iliopubiana sin que la tensión pasiva de los dos músculos intervenga. Entre la extensión y la rectitud, los músculos aductores son los que realizan la flexión coxofemoral. Veremos esta fisiología con el estudio de estos músculos.

El psoas es un músculo mixto a la vez dinámico y tónico. Sus partes fásica y tónica están perfectamente separadas (Fig. 192). Los anatomistas lo dividen en dos partes típicas de esta dualidad de función.

– Una parte superficial está hecha de fibras largas que van de los cuerpos de las vértebras lumbares al trocánter menor.
– Una parte accesoria o transversal profunda está formada por fibras cortas que van de las apófisis transversas lumbares a un largo tendón central que penetra muy arriba en el interior del músculo.

Es fácil admitir que las fibras largas son dinámicas y que las fibras cortas son tónicas.

– El psoas menor, paralelo, es una formación tónica encargada del control anterior en la caída hacia atrás del tórax. Sobre él se apoyan los paralizados de los glúteos (miópatas) en la marcha. Está constituido por fibras cortas que nacen en D12, L1 y en el

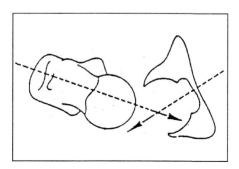

Figura 191

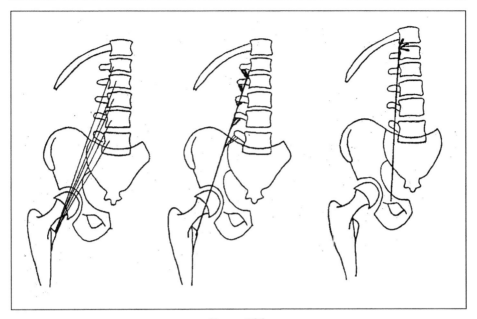

Figura 192

disco que separa estas dos vértebras y que se implantan sobre un largo tendón que se fijará abajo sobre la eminencia iliopectínea.

La sinergia dinámica corrige el parámetro rotación interna de los flexores en los movimientos de flexión pura o, más exactamente, el equilibrio y lo orienta según las necesidades del gesto. Esta sinergia la aseguran principalmente las fibras de la rotación externa del glúteo mayor. Fisiológicamente, un extensor controla siempre la acción del flexor que le corresponde y viceversa. Es lo que la fisiología denomina "la sinergia antagonista". Aquí el músculo glúteo mayor "controla" los dos parámetros flexión y rotación interna del psoas ilíaco.

D) La función de los aductores de la cadera es en el hombre erguido muy desconcertante. Esta masa muscular parece desproporcionada ante las necesidades de aducción del hombre.

En cuanto al cuadrúpedo, los músculos aductores son un elemento importante de la rapidez y de la potencia de la carrera. Si visualizamos bien las inserciones de los aductores en la rama isquiopubiana, constatamos que la mayoría, alrededor de una flexión de 90 grados que es la del animal, se convierten en posteriores en cuanto aumenta la flexión y en anteriores en cuanto disminuye. Pueden ser así alternativamente extensores o flexores. Cuando son extensores, participan en la tracción anterior sobre el miembro; convertidos en flexores, resitúan rápidamente el muslo hacia adelante (Fig. 193). Esta disposición anatómica es la misma en el hombre. Los aductores participan activamente en los esfuerzos de ascenso.

La función dinámica de los aductores no es grande en el hombre. Acabamos de ver que realizan la flexión de la cadera de la extensión a la rectitud y que se convierten en extensores en las posiciones de flexión. Adquieren mucha importancia en las carreras rápidas, algo que habíamos dicho ya.

– Los aductores tienen sus inserciones altas distribuidas a lo largo de la rama isquiopubiana: el aductor mayor en la tuberosidad isquiática y los dos tercios posteriores de esta rama, el adductor menor delante del precedente, el pectíneo en la eminencia iliopectínea y la espina del pubis, el aductor medio en el pubis y la masa fibrosa anterior (Fig. 194).

Los cuatro músculos están dispuestos en tres planos que se fijan los tres en los tres cuartos superiores de la línea áspera y su trifurcación superior. Esta disposición en abanico, en la cual las fibras musculares son tanto más verticales cuanto su inserción es baja, permite a la cadera grandes posibilidades de aducción. Hace también que las fibras anteriores (aductores pubianos), que estiran la diáfisis hacia adelante, tengan un parámetro de rotación interna, sobre todo en extensión, que las fibras posteriores, que estiran la diáfisis hacia atrás, tengan un parámetro de rotación externa. Estas últimas participan en el equilibrio del psoas ilíaco en la flexión.

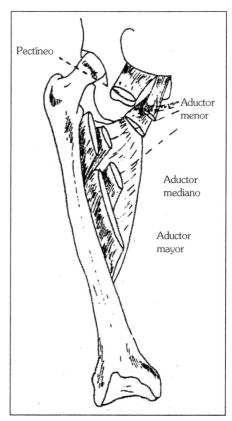

Figura 194

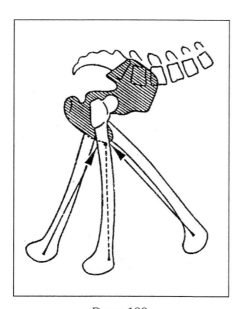

Figura 193

El miembro superior

La función del miembro superior no es de ninguna manera comparable a la del miembro inferior. La prensión es una función fina y sutil que necesita una voluntad de movimiento y un objetivo final. Exige un entrenamiento y una experiencia que evolucionan durante toda la vida. Es la "habilidad manual". Exige grandes amplitudes articulares y un sistema muscular muy diversificado.

Todos los desplazamientos del miembro superior son sinergias, sinergias de dos, tres, incluso cuatro músculos. Hay una cadena muscular de flexión, una cadena muscular de extensión que hemos visto con los sistemas cruzados, pero ni de lejos son absolutas. En los gestos de la vida corriente, todos los segmentos son totalmente independientes.

En el plano de la función muscular, la tonicidad postural se ve reducida a su más simple expresión. El tono postural es una función adquirida que se instala progresivamente después del nacimiento según las necesidades funcionales. No hay equilibrio estático a nivel del miembro superior. El único problema tónico es la suspensión de los segmentos. Basta un músculo por articulación para asegurar esta función. Fuera de la suspensión escapular que deberemos estudiar con la estática cervical, la tonicidad del miembro superior se limita a tres músculos: el deltoides profundo que suspende el brazo en el omóplato, el braquial anterior que suspende el antebrazo al brazo, el palmar menor que suspende la mano al antebrazo. Veremos estos músculos con su articulación respectiva. El miembro superior acompaña los movimientos del tronco por desplazamientos pendulares. El balanceo de los brazos en la marcha, por ejemplo, sólo se debe a las rotaciones del tronco y de los hombros. Una tonicidad más importante rompería esta inercia.

La fisiología del miembro superior es esencialmente una fisiología dinámica. El segmento rey es la mano. A él pertenece el gesto noble de la prensión. Todos los demás segmentos, todas las demás articulaciones, están al servicio de la mano. La abducción del hombro y la extensión del codo alejan la mano hacia el objeto a agarrar. La aducción del hombro y la flexión del codo conducen el objeto cogido hacia el cuerpo. La pronosupinación, las rotaciones del hombro, los movimientos de la muñeca orientan el objeto agarrado. Finalmente, con el miembro superior veremos aparecer una nueva función muscular: el mantenimiento de la posición articular. Aquí está resumida toda la fisiología del miembro superior.

EL HOMBRO

El hombro es un conjunto mecánico destinado a "lanzar" los movimientos del miembro superior. *Es su elemento director*. Con la mano, es uno de los dos únicos sistemas articulares indispensables para la prensión. Los poliomielíticos conservaban una posibilidad de función con una escápulo-humeral fijada en abducción o un codo bloqueado en flexión de 90°. Contrariamente a la cadera, los movimientos escapulares y los movimientos de la escápulo-humeral son perfectamente independientes. Los movimientos del brazo no arrastran necesariamente el hombro y los movimientos escapulares no implican obligatoriamente la escápulo-humeral. La articulación escápulo-humeral permite los movimientos del brazo con respecto al omóplato; los desplazamientos escapulares orientan la escápulo-humeral en los diversos planos del espacio. Cada sistema tiene su musculatura propia.

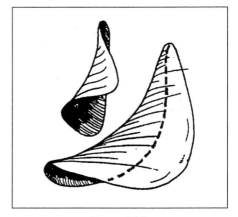

Figura 195

El movimiento escapular

La cintura escapular forma parte de diversos sistemas fisiológicos. Hemos visto, con los sistemas cruzados, que pertenece a la dinámica del tronco. Veremos que forma parte del sistema estático cérvico-cefálico, pero no de su sistema dinámico. En este capítulo, estudiaremos su fisiología en tanto que segmento del miembro superior.

El movimiento escapular está bajo la dependencia de dos sistemas articulares que se completan y no pueden hacer nada el uno sin el otro: el sistema clavicular y el sistema torácico.

SISTEMA CLAVICULAR

La clavícula funciona como las bielas de dirección de los vehículos modernos. Sus dos extremos articulares permiten al omóplato todos sus movimientos sobre la parrilla costal: hacia arriba, lateralmente y de basculación interna y externa.

A) Con sus dos superficies en forma de sillas de montar opuestas, *la articulación esterno-clavicular* es en todos los puntos comparable a un cardán mecánico. Permite deslizamientos articulares en los dos planos: vertical y horizontal (Fig. 195). Todos sus movimientos son limitados por el *ligamento costoclavicular*; se inserta abajo y fuera de la articulación en la unión del cartílago y la costilla, después sube oblicuamente hacia fuera para fijarse en el borde inferior de la clavícula.

– En el movimiento vertical, como la superficie esternal es cóncava verti-

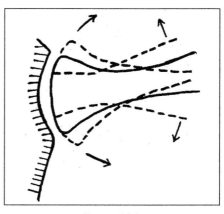

Figura 196

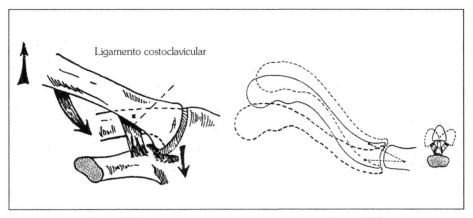

Figura 197   Figura 198

calmente, la superficie clavicular, convexa verticalmente, se desliza hacia abajo cuando el extremo externo sube, hacia arriba cuando baja (Fig. 196). El ligamento costoclavicular sirve de punto de pivote a estos deslizamientos (Fig. 197).

– En el movimiento horizontal, como la superficie esternal es convexa horizontalmente, la superficie clavicular, cóncava horizontalmente, se desliza hacia adelante o hacia atrás con toda la clavícula. El ligamento costoclavicular se desplaza hacia adelante o hacia atrás (Fig. 198).

B) La articulación externa *acromioclavicular* está formada por dos superficies ligeramente convexas coaptadas por un menisco. La superficie acromial mira hacia arriba, hacia adelante y adentro. La clavícula descansa sobre el acromion (Fig. 199). En los desplazamientos verticales, la superficie clavicular se desliza hacia arriba y afuera en la elevación, abajo y adentro en el descenso. En los desplazamientos horizontales que acompañan los desplazamientos laterales del omóplato, el acro-

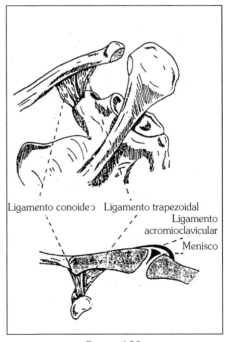

Figura 199

mion gira bajo la clavícula: en rotación interna en los deslizamientos hacia adelante y afuera, en rotación externa en los deslizamientos hacia adentro.

Todos estos movimientos están limitados por dos ligamentos que ligan la clavícula a la apófisis coracoides: el ligamento trapezoidal y el ligamento conoideo. El *ligamento trapezoidal* de orientación sagital controla los deslizamientos hacia fuera y adentro, el *ligamento conoideo* frontal, los movimientos hacia adelante y hacia atrás de la clavícula (Fig. 199).

A todos estos movimientos clásicos se tienen que añadir micromovimientos de rotación anterior y de rotación posterior de la clavícula sobre su eje longitudinal. Son posibles por su forma en "manivela" y por la plasticidad del hueso vivo. En los movimientos extremos de antepulsión, la elevación forzada del brazo y el descenso del omóplato conducen al acromion y a la clavícula hacia una rotación posterior (Fig. 200). La rotación de la clavícula está muy limitada y el acromion se desliza más hacia atrás en relación a ella. En la retropulsión extrema, la rotación es anterior y por las mismas razones el acromion va más lejos hacia adelante (Fig. 200). Estos movimientos ínfimos son pasivos y no tienen ningún valor para ser citados, si no fuera porque son la causa de lesiones dolorosas y de bloqueos articulares. En el retorno del brazo de estos movimientos forzados, la clavícula continúa estando mal colocada sobre el acromion: demasiado hacia adelante en la antepulsión, demasiado hacia atrás en la retropulsión. Muchos "esguinces acromioclaviculares" sólo son pequeñas lesiones osteopáticas.

SISTEMA ESCÁPULO-TORÁCICO

Los desplazamientos del omóplato: hacia arriba, hacia abajo, en bascula-ción frontal interna y externa no tienen otro objetivo que orientar la cavidad glenoidea en los diferentes planos del espacio.

I. La denominación de deslizamiento hacia fuera o hacia dentro, todavía más la de deslizamiento lateral, da una falsa imagen de los desplazamientos del omóplato. El omóplato no se desliza lateralmente *sino alrededor de la parrilla costal*. Hacia fuera, *tiende a convertirse en sagital y la cavidad glenoidea mira hacia adelante*. Hacia dentro, *se convierte en frontal y la cavidad mira lateralmente* (Fig. 201).

II. Ocurre lo mismo con los desplazamientos denominados verticales. Los deslizamientos hacia abajo son muy débiles, pero hacia arriba son bastante importantes, de 7 a 8 centímetros. Aquí todavía el deslizamiento no es vertical sino que se hace alrededor de la parrilla costal (Fig. 202). Hacia arriba, va acompañada de una basculación anterior de la parte superior. El ángulo inferior forma saliente hacia atrás.

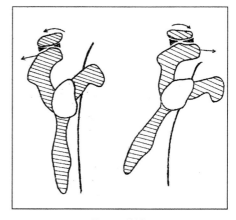

Figura 200

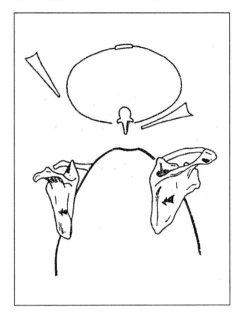
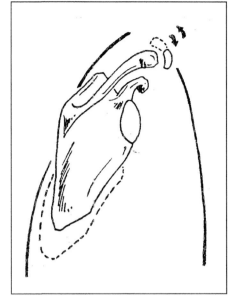

Figura 201   *Figura 202*

III. Los movimientos de basculación frontal denominados "campanillas" conducen la cavidad glenoidea hacia arriba o hacia abajo (Fig. 203). Las opiniones entre los autores son divergentes en cuanto al centro de esta basculación. Es claramente evidente que se trata de un eje móvil puesto que, como veremos, todos estos movimientos se asocian en los desplazamientos del brazo. *Personalmente, lo situamos a nivel del ángulo superointerno mantenido de todos lados por un sistema muscular tónico.* Basta razonar y mirar la anatomía. El omóplato no puede aguantar él solo contra la parrilla costal. Para quedar en su sitio, debe aguantarse "por todos lados", pero esta fijación debe ser suficientemente flexible y adaptable para permitir los deslizamientos. Por otro lado, los movimientos de basculación sólo pueden soportar un solo punto de fijación.

Esta fijación se realiza por cuatro músculos con función tónica que se insertan a nivel del ángulo superointerno (Fig. 204). El angular suspende el omóplato del raquis cervical por el ángulo superointerno. El trapecio inferior, que se inserta sobre la extremidad interna de la espina del omóplato, lo fija hacia abajo. El romboides menor, parte superior de fibras cortas completamente independiente del resto del músculo y que se agarra en el borde espinal del ángulo superointerno, lo fija dentro. La parte superior del serrato mayor, igualmente separada del resto del músculo y que se inserta en la parte anterior del ángulo, lo fija hacia adelante. Este ángulo superointerno se encuentra así "estirado" en cuatro direcciones por una suspensión elástica. Esta suspensión del ángulo superointerno se encuentra, por otro lado, intacta en el cuadrúpedo.

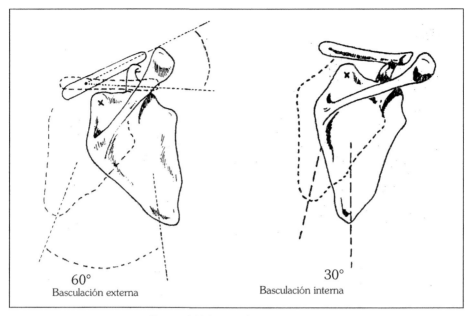

60°
Basculación externa   30°
Basculación interna

Figura 203 (inspirada en Kapandji)

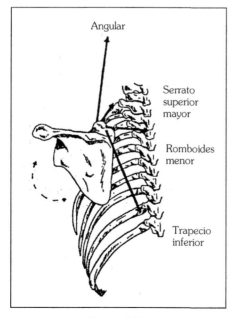

Figura 204

IV. En los gestos de la vida cotidiana, los movimientos escapulares no son nunca puros. Se asocian unos con otros, en parámetros variables, para orientar la glena (Fig. 205).

- En la antepulsión, el deslizamiento hacia fuera se alía con la basculación externa. En la retropulsión, ocurre a la inversa: deslizamiento hacia dentro, basculación interna.
- En la abducción, el movimiento de basculación es teóricamente único. De hecho, va acompañado siempre de un deslizamiento hacia arriba tanto más importante cuanto la abducción es en sí misma más amplia.
- En las rotaciones, la elevación y el deslizamiento hacia adelante completan la rotación interna, mientras el deslizamiento hacia dentro facilita la rotación externa.

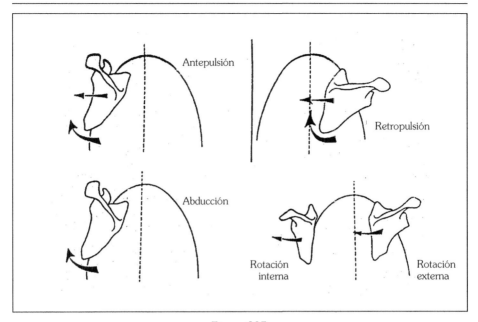

Figura 205

MUSCULATURA ESCAPULAR

La dinámica escapular es simple. Está bajo la dependencia de dos músculos del tronco que hemos citado a propósito de los sistemas cruzados: el romboides y el serrato mayor. Son la prueba de que el tronco participa en los movimientos del miembro superior y es un elemento indispensable para ellos. Todos estos músculos directores con mucha probabilidad son ricos en fibras tónicas direccionales.

I. El romboides nace de la parte inferior del ligamento cervical posterior, de las espinosas de C7, D1, D2, D3, D4 y de los ligamentos supraespinosos correspondientes. Se implanta abajo sobre el borde espinal del omóplato en dos partes: el *romboides menor*, por encima de la espina hasta el ángulo su-

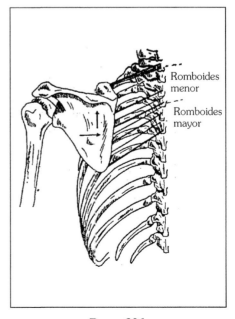

Figura 206

perior, el romboides mayor, debajo hasta el ángulo inferior (Fig. 206).

Conduce el omóplato hacia el raquis y lo hace bascular hacia dentro por sus fibras inferiores más oblicuas. En sinergia con el pectoral menor, lo hace deslizar hacia arriba (enrollamiento del muñón del hombro).

La sinergia romboides mayor-pectoral menor en la elevación del hombro nos conduce a este músculo. En el ascenso del omóplato y su enrollamiento hacia arriba y hacia adelante, equilibra el parámetro basculación interna del romboides. *"Estirando" hacia abajo la coracoides, hace bascular el omóplato hacia adelante sobre la convexidad torácica* (Fig. 207). Toma entonces su punto fijo sobre el tórax mucho menos móvil que el omóplato. Hemos visto que, en la inspiración voluntaria, como el omóplato está fijado por los dos gruesos músculos inspiradores, *participa en la elevación de las costillas.*

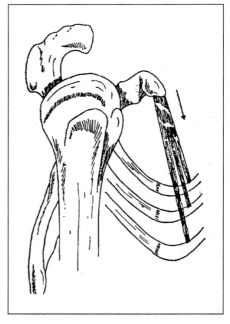

Figura 207

– Nace abajo en tres lengüetas a nivel de los bordes superiores y de las caras externas de la 3ª, 4ª y 5ª costillas en la unión de los cartílagos costales y termina arriba en un tendón aplanado sobre el borde interno de la apófisis coracoides (Fig. 207).

Aunque músculo de la dinámica, el pectoral menor se encuentra a menudo retraído, retracción que acompaña la de los escalenos que mantienen el tórax en posición alta. En esta ascensión, se encuentra acortado y en posición de debilidad. El enrollamiento del hombro hacia adelante y el saliente posterior del ángulo inferior del omóplato, a menudo atribuidos equivocadamente a una cifosis, no son más que el resultado de este acortamiento. Como la caja torácica es mucho menos móvil que el omóplato, es fácil comprender que el acortamiento del músculo atrae a esta última hacia adelante y hacia arriba (omóplato desplegado). Su contextura anatómica muestra por otro lado que está hecho para estirar hacia abajo.

II. El serrato mayor hace deslizar el omóplato hacia fuera, lo que conduce la cavidad glenoide a mirar hacia adelante y lo arrastra en basculación externa. Sus fibras inferiores más verticales son responsables del débil deslizamiento de la escápula hacia abajo.

– El *serrato mayor* está formado por tres músculos separados casi siempre por intersticios celulosos (Fig. 208).

1. La parte superior nace del borde externo de la 1ª costilla y sobre todo de la cara externa de la 2ª de un ar-

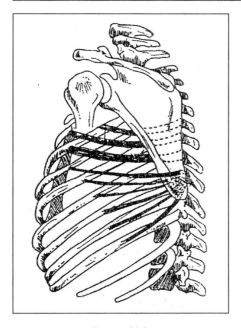

Figura 208

3. La parte inferior nace de las caras externas de las 5ª, 6ª, 7ª, 8ª, 9ª y 10ª costillas por seis digitaciones diferentes. Se entrelazan con las del oblicuo mayor.

Estos haces convergen hacia el ángulo inferior del omóplato. Sus fibras superiores salidas de las 5ª, 6ª y 7ª costillas son horizontales. *Provocan la basculación hacia fuera.*
Las fibras inferiores se hacen cada vez más verticales. *Son responsables del débil deslizamiento hacia abajo. Toda esta parte inferior forma el contacto con el oblicuo mayor en el sistema cruzado anterior.*

El movimiento escápulo-humeral

co fibroso entre estas dos inserciones. Termina en el borde anterior del ángulo superior del omóplato.

Sus fibras tienen una dirección anteroposterior. *Hemos dicho que era la parte tónica que participaba en la fijación del omóplato sobre la parrilla costal.*

2. La parte media está formada por tres haces salidos de las caras externas de la 2ª, 3ª y 4ª costillas. Terminan en el labio anterior de todo el borde espinal del omóplato.

Sus fibras superiores son prácticamente horizontales. *Ellas son las que hacen deslizar el omóplato hacia fuera.*
Sus fibras inferiores son ligeramente oblicuas hacia abajo; *son las que arrastran el omóplato en basculación externa.*

La articulación escápulo-humeral es una enartrosis cuyas superficies esféricas dan una gran libertad de movimientos. Se describen estos movimientos según tres ejes (Fig. 209): un eje frontal que permite la ante y retropulsión, un eje sagital que permite la abducción y la aducción, un eje vertical que permite las rotaciones.

La antepulsión y la retropulsión están limitadas por la tensión del ligamento coracohumeral: haz troquiteriano para la antepulsión, haz troquiniano para la retropulsión.

La abducción queda detenida a 90 grados por la tensión del ligamento glenohumeral y por el encuentro del troquiter con el burlete glenoideo. La aducción se detiene por el encuentro del brazo y del cuerpo. Para continuar, debe asociarse a la ante o la retropulsión.

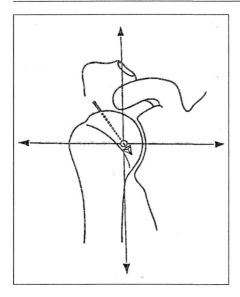

Figura 209

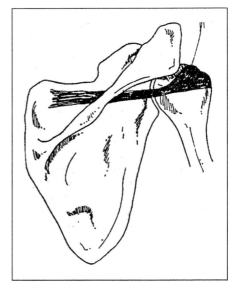

Figura 210

La rotación externa está limitada a 70 grados por la tensión de los haces del ligamento glenohumeral, la rotación interna a 90 grados por la de los músculos posteriores.

MUSCULATURA TÓNICA

Suspensión del brazo

Dos músculos realizan la suspensión del brazo a la espalda: el supraespinoso y el deltoides medio.

A pesar de su sobrenombre de "estárter de la abducción", la función del *supraespinoso* es la suspensión del brazo al hombro. Es un músculo de la tonicidad.

– Nace de los tres cuartos internos de la fosa supraespinosa y de la cara profunda de la aponeurosis. Su hoja tendinosa terminal sobre el troquiter es muy adherente a la cápsula articular (Fig. 210). Este agarre a la cápsula, a la "cofia de los rotadores"[1], es fisiológicamente su inserción principal.

El supraespinoso es un músculo muy pequeño. Su participación directa en la suspensión del brazo es ciertamente débil. Por el contrario, veremos que la coaptación articular por los músculos infraespinosos y subescapular tiene tendencia a estirar este manguito hacia abajo. *La verdadera fisiología del supraespinoso consiste en mantener "el manguito de los rotadores".*

El *deltoides medio*, que preferimos llamar *deltoides profundo*, recubre el tendón del anterior. Tiene una estructura típica de su función tónica.

– Está constituido por tres o cuatro hojas tendinosas que se fijan a la cresta

---

[1]. "Cofia de los rotadores": manguito de los rotadores.

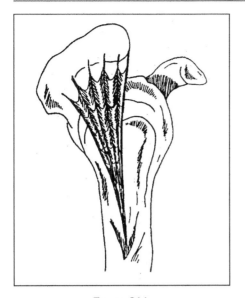 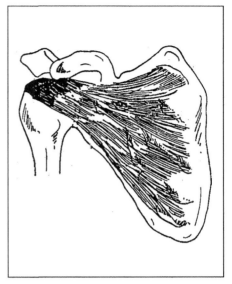

Figura 211   Figura 212

y al borde externo del acromion y de las cuales parten, como las barbas de una pluma, cortas fibras musculares. Su tendón terminal se implanta entre las dos ramas de la V del deltoides (Fig. 211).

Veremos que prolonga muy exactamente el trapecio medio. *La sinergia de estos dos músculos suspende el miembro superior a las espinosas de C7, D1, D2 y D3.*

Coaptación articular

Teniendo en cuenta la falta de ajuste óseo, el sistema ligamentario sería muy débil en el mantenimiento de las superficies articulares escápulo-humerales. La coaptación está formada por un sistema muscular tónico de tres músculos cuyos tendones terminales están adheridos en la cápsula que espesan para formar el "manguito de los rotadores". El supraespinoso es, como acabamos de ver, suspensor del brazo y mantiene la cofia. La fijación escápulo-humeral está hecha por el subescapular e infraespinoso cuyos tendones superiores forman como una fronda en la cabeza humeral (Figs. 212 y 213).

– El subescapular está hecho de fibras que se implantan en toda la extensión de la cara anterior del omóplato: por hojas apcneuróticas sobre las crestas de la fosa subescapular, por implantaciones directas entre estas crestas. El amplio tendón terminal se fija a la cápsula y termina sobre el troquín (Fig. 212).

Rotador interno tónico, es coaptador de la cabeza humeral y controla tónicamente las rotaciones internas.

– La textura del *infraespinoso* es más típica de su papel tónico.

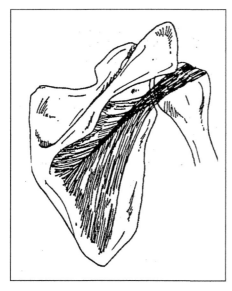

Figura 213

— Nace en dos haces: uno superior del labio inferior y del borde posterior de la espina del omóplato, otro de la fosa infraespinosa y de los tabiques aponeuróticos. Estos dos haces convergen sobre una hoja tendinosa que aparece en medio de la fosa infraespinosa y se fijará al troquiter después de haberse adherido a la cápsula (Fig. 213).

Además de su función de fijación de la cabeza humeral, ejerce un control tónico sobre las rotaciones internas.

MUSCULATURA DINÁMICA

La motricidad escápulo-humeral es la de una articulación de gran amplitud en todos los planos. Está enteramente formada por músculos directores, al ser los movimientos escápulo-humerales prácticamente indisociables de los desplazamientos del tronco.

I. La abducción es el movimiento mayor del hombro. Alejando el brazo del cuerpo, está en la base de todos los movimientos del miembro superior. Resulta de la contracción de los dos deltoides anterior y posterior.

— El *deltoides anterior* nace del tercio externo del borde anterior y de la cara superior de la clavícula en que se fija por cortas fibras tendinosas. Termina por un tendón sobre la rama anterior de la V del deltoides.

Los haces más superficiales terminan en el tabique intermuscular externo, lo que prolonga su inserción hasta la parte inferior del borde externo del húmero.

— El *deltoides posterior* nace del borde posterior de la espina del omóplato por una hoja aponeurótica espesa que comparte con los haces superiores del supraespinoso. Termina por un tendón sobre la rama posterior de la V del deltoides.

La interpretación de la abducción está siempre sujeta a controversias. No comprendemos bien lo que mecánicamente las motiva. Hay tres deltoides. Sólo la orientación del deltoides medio puede hacer pensar en una acción de luxación hacia arriba. Hemos visto que se trataba indudablemente de un músculo tónico responsable de la suspensión del brazo. La abducción es la resultante de dos fuerzas divergentes: el deltoides anterior estirando el húmero hacia arriba y adelante, el deltoides posterior hacia arriba y hacia atrás (Fig. 214). En este movimiento de gran amplitud, las acciones de las fibras musculares se suceden. Las más cortas, que son las más externas y las más verticales inician el mo-

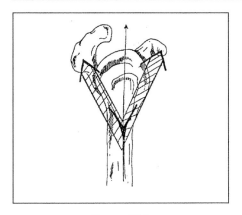

Figura 214

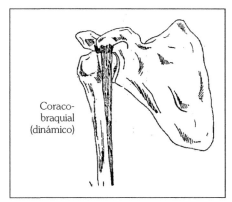

Coraco-
braquial
(dinámico)

Figura 215

vimiento. Su vector de tracción pasa netamente por encima del eje sagital de abducción. Las medias de las largas toman después el relevo.

La abducción puede convertirse en una elevación hacia adelante o antepulsión. Clásicamente, se atribuye este movimiento sólo a los deltoides anterior y al coracobraquial. Es una visión inexacta de la fisiología. En esta elevación hacia adelante, el deslizamiento hacia fuera y hacia adelante del omóplato orienta la cavidad glenoides hacia adelante. El omóplato se sagitaliza (movimiento omosagital). *La antepulsión es una abducción hacia adelante.* La sinergia de los dos deltoides anterior y posterior continúa lo mismo.

– El *coracobraquial* es en el cuadrúpedo el anteflexor que lanza el miembro hacia adelante en la carrera. Conserva esta función en el hombre participando en la antepulsión. Sus fibras largas pueden entrar rápidamente en acción. Es el músculo de los lanzadores del brazo hacia adelante, el de los jugadores de bolas.

– Nace en la cima de la apófisis coracoides por el mismo tendón que el bíceps corto. Se implanta abajo en la cara interna del húmero, ligeramente por encima de la parte media. Es atravesado muy a menudo por el nervio músculo-cutáneo (Fig. 215).

En la débil elevación hacia atrás, la cavidad glenoides no puede posteriorizarse. El movimiento es debido únicamente al deltoides posterior (10 grados), pero sobre todo a un enrollamiento del hombro hacia adelante (pectoral menor) que permite al dorsal mayor intervenir estirando el brazo hacia atrás.

II. La aducción del brazo no se debe considerar anatómicamente. En el hombre es casi siempre pasiva y no justifica una musculatura tan importante. Para comprender la fisiología de los tres músculos aductores: pectoral mayor, redondo mayor, dorsal mayor, debemos volver una vez más al cuadrúpedo. En él, el miembro anterior estira el cuerpo hacia adelante en la carrera. Esta tracción se hace por la actuación sucesiva de los tres músculos del tronco: en primer lugar, el gran pectoral tracciona las fibras más cortas y, después, el redondo mayor y el dorsal mayor traccionan las fibras más largas. El redondo mayor asegura así el relevo entre el anterior y el posterior. En el hombre volvemos a encontrar exactamente esta fisiología en los ejercicios de estirar, de escalar, en los apoyos que Georges Hebert, el padre del *Méthode Naturelle d'Education Physique*, había juiciosamente clasificado en su familia de ejercicios de cuadrupedia. En todos los ejercicios de gimnasia en los aparatos, estos tres músculos toman su punto fijo sobre el brazo y estiran el tronco hacia arriba.

El *pectoral mayor* es un músculo en abanico.

– Se adhiere al tórax por una curva: a los dos tercios internos del borde anterior de la clavícula, a la cara anterior del esternón, a los cinco primeros cartílagos costales, a la vaina del recto anterior del abdomen. Los haces musculares convergen fuera en el labio anterior de la corredera bicipital por dos hojas tendinosas que se superponen (Fig. 216).

La anterior sigue a las fibras descendentes claviculares y esternales altas, la posterior a las fibras ascendentes salidas de los cartílagos costales y de las vainas de los rectos del abdomen. Esta disposición permite al pectoral mayor ser siempre aductor y rotador interno sea cual sea la posición del húmero.

El *redondo mayor* se implanta en la parte inferoexterna de la fosa infraespinosa, en la cara profunda de la aponeurosis superficial y sobre el tabique intermuscular (Fig. 217). Después de haberse apartado del redondo menor y formado así el espacio omohumeral, se insertará en el labio interno de la ranura bicipital.

El *dorsal mayor*, por intermedio de la aponeurosis lumbar, se fija a las apófisis espinosas y a los ligamentos supraespinosos de las seis últimas vérte-

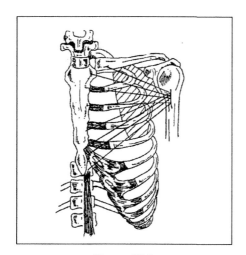

Figura 216

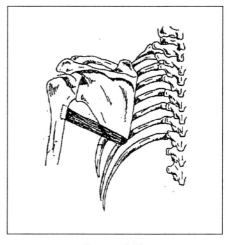

Figura 217

bras dorsales, de las lumbares, en la cresta sacra y en el tercio posterior de la cresta ilíaca. Se sujeta igualmente a las caras externas de las cuatro últimas costillas, entremezclando sus inserciones con las del oblicuo mayor. El músculo rodea el tronco y se tuerce sobre sí mismo, convirtiéndose el borde inferior en superior y viceversa. Termina en un amplio tendón en el fondo de la corredera bicipital. Un arco fibroso une siempre este tendón a la larga porción del bíceps braquial. Por otro lado, de este tendón igualmente se separa un haz tensor de la aponeurosis braquial (Fig. 218).

III. Las rotaciones escápulo-humerales van acompañadas de un deslizamiento escapular: hacia adelante y de una ligera basculación interna para las rotaciones internas; hacia atrás para las rotaciones externas.

– La rotación interna es con mucho más potente. Se debe a tres grandes músculos: pectoral mayor, redondo mayor, dorsal mayor que acabamos de examinar para la aducción. Los dos movimientos se combinan casi siempre en los apoyos y las tracciones.
– La rotación externa se debe a un músculo de fibras largas, las más externas y las más verticales de la musculatura escápulo-humeral: el redondo menor.
– Nace de una estrecha banda externa de la fosa infraespinosa, de la mitad superior del borde axilar, de la cara profunda de la aponeurosis superficial y de los tabiques intermusculares. De estas inserciones va hacia arriba y hacia afuera a implantarse sobre la faceta inferior del troquiter, después de haberse adherido a la cápsula (Fig. 219).

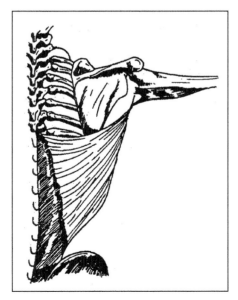

Figura 218

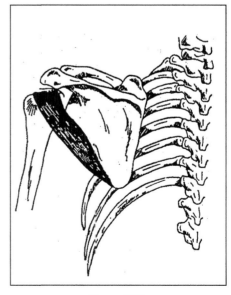

Figura 219

Los movimientos del hombro

Describir los movimientos del hombro obliga a considerar los desplazamientos de los dos sistemas articulares que acabamos de estudiar. No son sucesivos como se ha dicho hace mucho tiempo. Así pues como la abducción escápulo-humeral sólo es de 90°, el movimiento va acompañado de una basculación externa del omóplato. Se podría pensar que, en un primer momento, la escápulo-humeral conduce el brazo a 90 grados, después que, en un segundo momento, el omóplato bascula. En el tiempo lejano de nuestros estudios aprendimos esta falsa explicación fisiológica. Se sabe ahora que la basculación del omóplato acompaña la abducción escápulo-humeral desde el inicio; es incluso probable que la preceda.

1. La abducción total parece ser de 180 grados, es decir, el brazo en la vertical. No ocurre nada de esto. La escápulo-humeral permite 90 grados de abducción. La basculación del omóplato es de unos 60 grados, lo que lleva la abducción real a 150 grados. Los 30 grados restantes son compensaciones del raquis. Sólo son una falsa abducción hecha primero de un enderezamiento de la columna dorsal de 5 grados, después de una lordosis lumbar en la elevación simultánea de los dos miembros superiores, de una lateroflexión del tronco en la elevación unilateral.
2. La antepulsión tiene un mecanismo comparable al de la abducción. La escápulo-humeral participa en 70 grados. Más allá, es decir hasta los 130 grados, una basculación externa y un deslizamiento hacia adelante del omóplato completan el movimiento. Por encima de los 130 grados, ya no hay antepulsión, el brazo pasa en abducción para continuar su elevación.

La retropulsión es de débil amplitud. El movimiento escápulo-humeral es de unos 10 a 15 grados. Los 20 grados que quedan son debidos a una elevación y una basculación interna del omóplato.

Es clásico como acabamos de hacer, citar la incidencia del raquis en la abducción y la antepulsión extremas. Nunca hemos oído mencionar las torsiones del tronco en la ante y retropulsión unilaterales. Asimismo, la fisiología parece ignorar la lateroflexión del tronco en la abducción unilateral. Todos estos movimientos, sin embargo, son inevitables. Para convencerse de ello, no hay más que realizar el movimiento uno mismo. Se tiene que hacer un esfuerzo de voluntad para evitar estas compensaciones. En la vida cotidiana, no obstante, prácticamente todos los movimientos del brazo son unilaterales.

3. Las rotaciones internas son más amplias que las rotaciones externas limitadas por la tensión del ligamento glenohumeral anterior. Asimismo, las rotaciones internas son servidas por músculos potentes, mientras la rotación externa tiene una musculatura débil. En los dos casos, la rotación escápulo-humeral va acompañada de un deslizamiento del omóplato: hacia arriba en la rotación interna, hacia abajo en la rotación externa.
4. Para terminar, debemos decir una palabra de los movimientos esencialmente escapulares: el levantamiento y el descenso del hombro. El levantamiento une el deslizamiento hacia

arriba a la basculación externa; el descenso, el deslizamiento hacia abajo, a la basculación interna. Estos movimientos entran en la fisiología de los portadores y de los apoyos. En estas dos disciplinas, de hecho, no hay movimiento, sino fijación del omóplato en un sentido o en el otro. En los portadores, el pectoral menor, el angular, el trapecio superior, el romboides resisten al descenso del muñón. En los apoyos, son los músculos grandes húmero-torácicos: dorsal mayor, pectoral mayor, serrato mayor los que resisten a la elevación.

EL CODO

El codo es un conjunto articular que continúa la fisiología del hombro. Su movimiento de flexión-extensión completa la abducción-aducción. La extensión lleva la mano hacia el objeto a agarrar, la flexión acompaña este objeto hacia el cuerpo. La prosupinación completa las rotaciones escápulo-humerales para orientar el objeto agarrado. Cada función tiene su articulación propia y su sistema muscular particular. Todo esto está perfectamente descrito en los manuales. Seremos muy sucintos en esta fisiología clásica.

Flexión-extensión

La articulación húmero-cubital es la articulación de la flexión-extensión. Pone frente a frente la tróclea humeral y la gran cavidad sigmoidea del cúbito.

En la flexión, el antebrazo vuelve a abrir el brazo. Como las dos epífisis articulares están orientadas hacia adelante, dejan un espacio libre entre las diáfisis para recibir las masas musculares. En la extensión, como la garganta de la tróclea humeral está oblicua hacia fuera, el antebrazo forma un ángulo con el brazo: el "valgus fisiológico" (Fig. 220).

La articulación húmero-cubital es con mucho la que tiene el encaje óseo más importante. Sus superficies articulares se corresponden casi perfectamente. *Es una articulación de una laxitud articular bastante grande*. Su única tonicidad es una tonicidad de suspensión; no hay coaptación de las superficies. La mantienen esencialmente sus ligamentos laterales. Además, el raíl sigmoideo tiene mucha libertad en la garganta de la tróclea. *Esta laxitud es una necesidad fisiológica*. Una articu-

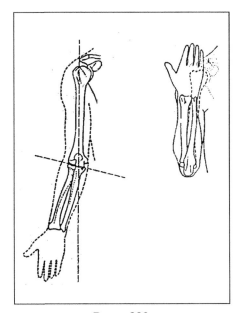

Figura 220

lación demasiado "apretada" ocasionaría "frotaciones" de las superficies muy ajustadas y un desgaste rápido de los cartílagos (artrosis). Por otro lado, veremos que el "juego" articular permite a la prosupinación diversos ejes de rotación que no tendría con una articulación demasiado estricta.

La laxitud fisiológica se manifiesta por medio de micromovimientos de abducción (valgus) y de aducción (varus). Son perceptibles a nivel del olécranon, éste dirigiéndose hacia dentro en los movimientos de valgus, hacia fuera en los movimientos de varus (Fig. 221). Permite igualmente rotaciones axiales del cúbito sobre su eje longitudinal, rotaciones que acompañan y armonizan los movimientos de prosupinación. En la rotación interna que completa la pronación, el olécranon va hacia dentro, en la rotación externa que completa la supinación el olécranon va hacia fuera (Fig. 222).

La articulación radiohumeral no interviene en la flexión-extensión. La cúpula radial puede deslizarse sobre el cóndilo humeral, pero las dos superficies sólo tienen un débil contacto incompleto en los movimientos extremos.

FUNCIÓN MUSCULAR

La musculatura del miembro superior presenta una particularidad propia de la función de prensión. Determinados músculos están prácticamente exclusivamente afectados en el mantenimiento de la posición articular. No se trata aquí de la función tónica. Esta fijación posicional es ocasional; los músculos afectados no están en actividad las veinticuatro horas del día. Son músculos dinámicos que, por decisión voluntaria, fijan una posición necesaria a la función. Su contracción isométrica prolon-

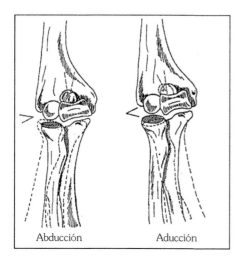

Abducción   Aducción

Figura 221

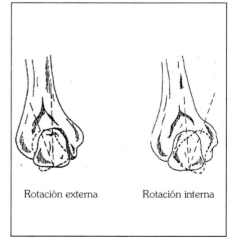

Rotación externa   Rotación interna

Figura 222

gada es naturalmente mantenida por el reflejo miotático fásico. Entra en el marco del automatismo funcional. Se trata de músculos de fibras relativamente cortas. Los dos vastos realizan la extensión del codo, pero la larga porción del tríceps braquial fija esta extensión en los apoyos o los empujes. El bíceps es flexor del codo, pero el supinador largo no tiene otra función que mantener esta flexión. El bíceps es el supinador activo, pero una posición en supinación está fijada por el pronador cuadrado. Asimismo, si la pronación la hace el pronador redondo, está fijada por el supinador corto en los gestos usuales.

Como la "dualidad muscular" fásica-tónica, la especialización muscular es una adquisición posnatal.

I. La musculatura tónica del brazo es relativamente simple de considerar. Sólo comporta un músculo realmente tónico: el braquial anterior. *Es suspensor del antebrazo sobre el brazo.* En posición de descanso, con el brazo colgando a lo largo del cuerpo, el codo está en ligera flexión. Su contextura anatómica es típica de su función de suspensor.

- El *braquial anterior* nace del borde anterior de las caras interna y externa del húmero debajo de la V del deltoides. Sobre todo, nace de la cara anterior de los dos tabiques intermusculares interno y externo. Abajo, termina en la apófisis coronoides, pero envía una expansión a la aponeurosis superficial antibraquial de los epicóndilos.

Reúne así dos sistemas aponeuróticos del brazo y del antebrazo (Fig. 223).

II. La flexión del antebrazo sobre el brazo es una sinergia. Está formada por

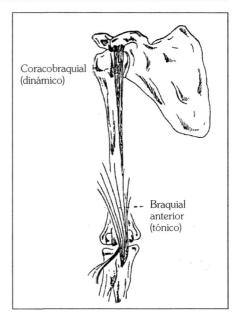

Figura 223

dos flexores: el bíceps braquial y el pronador redondo. Es una sinergia muy importante en la comprensión de la prensión.

El bíceps es el músculo principal de esta flexión, pero su acción es bastante especial. Como casi todos los músculos, hay dos parámetros de movimiento, pero estos dos parámetros no son simultáneos como los del psoas. Se suceden. *Antes de flexionar el antebrazo, el bíceps lo conduce en supinación.* En cuanto al pronador redondo, es ante todo pronador y su parámetro de flexión es bastante mínimo. *Antes de flexionar el antebrazo, lo conduce en pronación.*

a) A pesar de su nombre, al bíceps braquial se le puede considerar como un músculo único con dos tendones superiores. Es citado como ejemplo de la coordinación motriz de la fascia. Elemento principal del "hacer volver" hacia el cuerpo, es decir, del comer y del beber. Arriba, el tendón de su corta porción se confunde con el coracobraquial que levanta el brazo hacia adelante. Abajo, envía una importante expansión a la aponeurosis de los epitrocleares que aseguran la flexión de los dedos y de la muñeca, por lo tanto, el agarre de los objetos.

– La corta porción interna se adhiere a la cima de la aponeurosis coracoide por el mismo tendón que el coracobraquial. La larga porción externa nace del burlete glenoideo y de la cavidad glenoidea, su tendón atraviesa la cavidad escápulo-humeral y sigue la ranura occipital. Las dos cabezas musculares de origen se reúnen en una única en la parte media del brazo. El tendón terminal se fija en la tuberosidad bicipital del radio, después de haber sufrido una torsión externa que le permite compensar la torsión interna de la pronación (Fig. 224).

b) El pronador redondo presenta dos cabezas arriba. La más voluminosa y la más superficial nace, junto con todos los músculos epitrocleares, del borde superior y de la cara anterior de la epitróclea, del tabique intermuscular interno. La cabeza profunda es delgada y nace de la apófisis coronoides. Las dos inserciones se reúnen después de haber dado paso al nervio mediano, yendo las fibras musculares a implantarse en la parte media de la cara externa del radio en la cima de la convexidad externa (Fig. 225).

A esta fisiología de la flexión, debemos añadir un músculo que pertenece a una función especial del antebrazo: la fijación de la posición. No es una fisio-

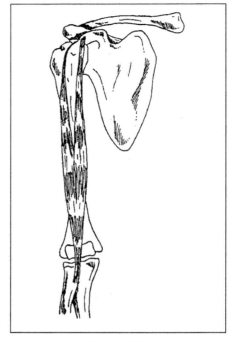

Figura 224

logía estática, pues es voluntaria y consciente. Vamos a encontrarla a nivel de la pronosupinación. *La prensión es una función totalmente fásica.*

El *supinador largo* (Fig. 226) se presenta como flexor del codo, al ser inexistente su acción supinadora. *Su verdadera fisiología no consiste en hacer la flexión del codo, sino en mantenerla.* Sin que conozcamos las razones, las parálisis del miembro superior de la poliomielitis alcanzan el bíceps, pero preservan casi siempre el supinador largo. Todos los pacientes afectados llevaban su codo en flexión por un balanceo del antebrazo que lanzaban en flexión de 90 grados, después lo cerraban con cerrojo con una brusca contracción del supinador largo. En ningún caso hemos visto flexión activa

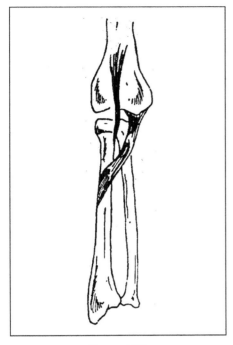

Figura 225

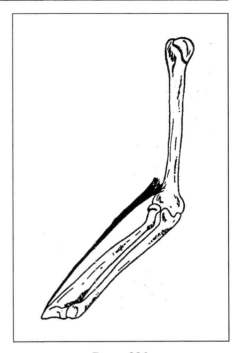

Figura 226

por el supinador largo, incluso después de una reeducación muy profunda. El supinador largo, sin embargo, no es un supinador tónico. La intervención clásica de la poliomielitis nos aporta la prueba de ello. Consiste en trasponer la inserción alta del supinador largo más arriba sobre el húmero. Con este nuevo brazo de palanca, se convierte inmediatamente en flexor del codo. Es un músculo dinámico que trabaja en estática. Es capital en los gestos profesionales y en el agarre de las herramientas de tecleo.

– Nace arriba en el borde externo del húmero por encima del epicóndilo, pero sobre todo del tabique intermuscular externo. Abajo, se adhiere a la estiloides radial.

III. El *tríceps braquial*, extensor del antebrazo sobre el brazo, está en el plano funcional relativamente comparable con el cuádriceps. Está formado por tres cabezas: la cabeza larga y los dos vastos.

a) La cabeza larga es, en el cuadrúpedo, un músculo tónico. Su textura es bastante típica de esta función capital en el apoyo anterior, ya que echa el cerrojo al codo en flexión. En el hombre conserva este papel en los apoyos del miembro superior (bastón), pero sobre todo en los empujes. El empuje hacia adelante es generalmente un esfuerzo de todo el cuerpo que se transmite por los brazos.

– La cabeza larga nace encima de la tuberosidad subglenoidea y del extremo

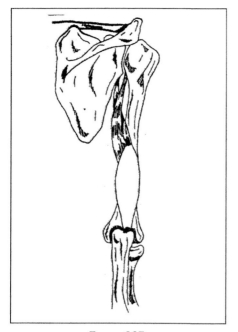 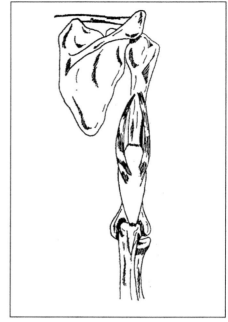

Figura 227   Figura 228

superior del borde axilar, en dos hojas tendinosas anterior y posterior. El cuerpo muscular se tuerce sobre él mismo, convirtiéndose las fibras anteriores en posteriores y viceversa, lo cual permite una tensión permanente, sea cual sea la posición de la escápulo-humeral. Abajo, las fibras musculares relativamente cortas vienen a implantarse en una hoja tendinosa que aparece muy alta en los tres quintos del músculo. Se fija abajo en la cara superior del olécranon (Fig. 227).

b) El vasto externo nace de la cara posterior del húmero, por encima del canal radial. Abajo, se implanta en la cara profunda de una hoja tendinosa que se confunde con la de la cabeza larga (Fig. 228).

c) El vasto interno nace de la cara posterior del húmero bajo el canal radial, pero igualmente de toda la cara posterior de los dos tabiques intermusculares interno y externo. De estas inserciones, las fibras descienden verticalmente a implantarse en la cara profunda de la hoja terminal, fijándose las más inferiores directamente en los bordes laterales del olécranon (Fig. 228).

Los dos vastos realizan la extensión del antebrazo sobre el brazo. Como para el cuádriceps crural, el vasto interno termina solo esta extensión.

IV. *El ancóneo* ocupa un lugar aparte en la fisiología del codo. Es un músculo pequeño, triangular, de fibras muy cortas.

– Va del epicóndilo hacia fuera, a toda la cara externa del olécranon y la parte superior de la cara posterior del cúbito bajo la gran cavidad sigmoidea (Fig. 229).

Sus fibras más altas, que llegan al olécranon, son transversales. Sus fibras inferiores, que llegan al cúbito, oblicuas hacia abajo. Es evidentemente un músculo tónico que controla el valgus y el varus de la articulación humerocubital y las rotaciones axiales del cúbito. Las fibras superiores transversales se tensan en los movimientos de valgus del antebrazo y las rotaciones externas del cúbito; sus fibras inferiores oblicuas se tensan en los movimientos de varus y las rotaciones internas. *El ancóneo es un ligamento activo*.

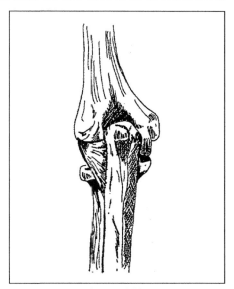

Figura 229

Pronosupinación

Los movimientos de pronosupinación están destinados a orientar la muñeca y la mano. Completan los movimientos de rotaciones de la escápulohumeral. Se miden con el codo flexionado a 90 grados, el brazo pegado al cuerpo. La supinación se realiza cuando la palma de la mano mira hacia arriba, el pulgar hacia fuera, radio y cúbito paralelos. La pronación es el movimiento inverso, pivotando el extremo inferior del radio hacia adelante alrededor de la estiloides cubital. La amplitud

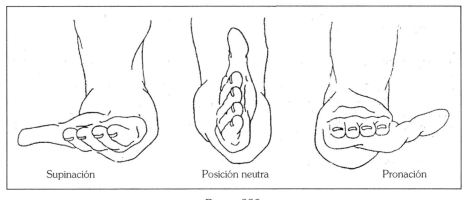

Supinación   Posición neutra   Pronación

Figura 230

total está cercana a 180 grados (Fig. 230).

La pronosupinación resulta de las posibilidades conjugadas de las dos articulaciones radiocubitales superior e inferior. El eje general de este movimiento pasa arriba por el centro de la cúpula radial, abajo, por la epífisis inferior del cúbito y se prolonga por el tercer dedo (Fig. 231). *Hay, de hecho, diversos ejes posibles.* Apoyando sucesivamente el extremo de un dedo contra un plano vertical, se percibe que cada dedo puede ser un eje. *Esta posibilidad está dada por los micromovimientos de abducción-aducción y de rotaciones de la articulación humerocubital.*

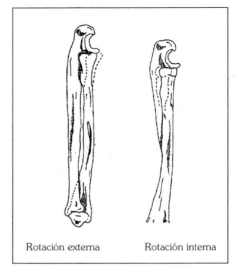

Rotación externa   Rotación interna

Figura 232

En la articulación radiocubital superior, el movimiento principal es la rotación de la cabeza radial en el anillo osteofibroso constituido por la pequeña cavidad sigmoidea y el ligamento anular. Teniendo en cuenta la forma oval de la cabeza radial y la disposición oblicua del radio con respecto al cúbito, *se distinguen en la pronación dos movimientos secundarios.* El eje de rotación radial se desplaza hacia fuera (ovalidad), lo que permite el paso de la tuberosidad bicipital entre el radio y el cúbito. Más importantes para nosotros son los deslizamientos de la cabeza radial hacia adelante y hacia atrás. En la pronación forzada, la cabeza radial se anterioriza acompañando la rotación interna del cúbito. En la supinación forzada, se posterioriza acompañando la rotación externa del cúbito (Fig. 232).

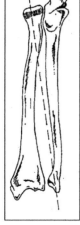

Figura 231

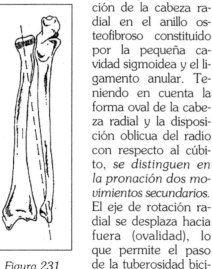

FUNCIÓN MUSCULAR

Como para la flexión-extensión, la musculatura de la pronosupinación cubre dos funciones: la orientación de la muñeca y de la mano, la fijación de la posición (Fig. 233).

I. Con la flexión, acabamos de ver la orientación de la mano. Es la doble fisiología de los dos músculos flexores: el bíceps braquial y el pronador redondo. Cuando la pronosupinación es la única afectada, el codo está bloqueado en su posición funcional: el bíceps es el supinador; el pronador redondo, el pronador.

II. El mantenimiento de la posición de la muñeca y de la mano es necesario en todos los gestos de la vida coti-

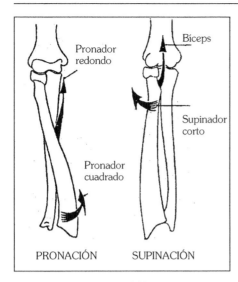

Figura 233

capas entre las cuales circula la rama posterior del nervio radial. El músculo se enrolla alrededor del radio. La cabeza superficial se implantará en el borde anterior del radio. Las fibras epicondíleas de la cabeza profunda se implantarán en el cuello del radio por encima de la tuberosidad bicipital; las fibras cubitales, sobre el radio, fuera de esta tuberosidad, sobre la cara externa (Fig. 234).

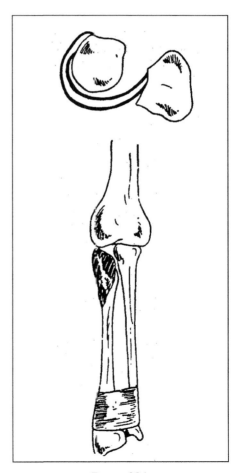

Figura 234

diana, especialmente en los gestos profesionales. Dado que en el miembro superior todos estos gestos son voluntarios, incluso los de los movimientos automáticos, no se puede hablar de tonicidad. Esta función de mantenimiento de la posición es consecuencia de dos músculos cortos que actúan, o bien por contracción estática, o bien por contracción excéntrica. Están enrollados alrededor del radio, uno en la parte inferior: el pronador cuadrado; el otro en la parte superior: el supinador corto.

- El pronador cuadrado es un músculo cuadrilátero que va del cuarto inferior del borde interno y de la cara anterior del cúbito al cuarto inferior de la cara anterior y del borde externo del radio (Fig. 234).
- El supinador corto nace del epicóndilo por un tendón que refuerza el ligamento lateral externo y de una superficie triangular bajo la pequeña cavidad sigmoidea. Se divide en dos

LA MUÑECA

La muñeca es el elemento principal de la orientación de la mano. Las rotaciones escápulo-humerales y la pronosupinación están a su servicio. Puede hacer movimientos de flexión, de extensión, de abducción o inclinación radial, de aducción o inclinación cubital. *Lo más importante es que puede combinar todos estos movimientos.* No sólo cubre así todas las orientaciones, sino que su sistema muscular le permite pasar de una a otra sin volver al punto neutro articular. Esta posibilidad va hasta una circunducción completa.

La muñeca no es una articulación, sino dos articulaciones distintas, lo cual se olvida casi siempre en reeducación. La *radiocarpiana* está compuesta: por una glena antibraquial formada por la cara inferior del radio y por el ligamento triangular; por un cóndilo carpiano formado por caras superiores del escafoides, del semilunar y del piramidal nivelados por el cartílago. La *mediocarpiana* reúne las dos hileras del carpo con excepción del pisiforme (Fig. 235).

Las dos articulaciones participan en todos los movimientos:

- La flexión es de unos 85 grados: 50 para la radiocarpiana, 35 para la mediocarpiana.
- La extensión es igualmente de 85 grados: 35 para la radiocarpiana, 50 para la mediocarpiana.
- La abducción o inclinación radial es de 15 grados que se reparten a partes iguales entre las dos articulaciones. La aducción es de 45 grados: 30 para la radiocarpiana, 15 para la mediocarpiana. En estos movimientos de inclinación, se describen torsiones

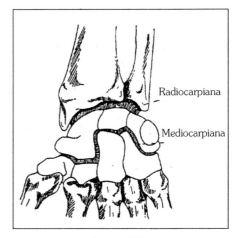

Figura 235

de las dos hileras sobre ejes inversos. Aquí todavía esto es importante en reeducación, pues estas rotaciones inversas son el único medio para liberar la articulación mediocarpiana. En la inclinación radial, la hilera superior gira en pronación, mientras que la hilera inferior gira en supinación. En la inclinación cubital, los dos movimientos son inversos.

FUNCIÓN MUSCULAR

El palmar menor es el músculo tónico. De fibras cortas, nace de la epitróclea y sobre todo de la cara profunda de la aponeurosis superficial y de los tabiques intermusculares. El cuerpo muscular muy corto no baja a más de un tercio del músculo (Fig. 236). Continúa con un largo tendón aplanado y delgado que se abre en abanico a nivel del carpo y va a perderse en la aponeurosis palmar (Fig. 237).

No hay ninguna duda de que era, para la pata del cuadrúpedo, lo que el sóleo es para nuestro pie. *En el hombre de*

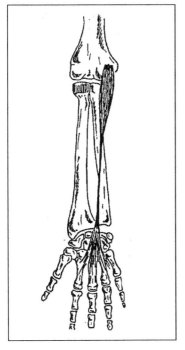
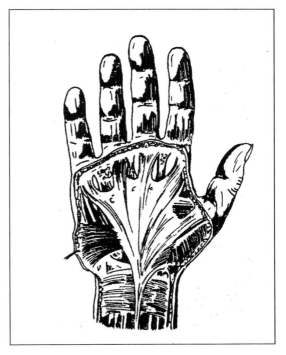

Figura 236   Figura 237

pie, se ha convertido en suspensor de la mano. En la posición de reposo, con el brazo colgando a lo largo del cuerpo, la muñeca y los dedos se colocan en ligera flexión; la palma se ahueca.

I. La musculatura dinámica es muy típica de los movimientos que acabamos de describir. *Cada movimiento es servido por dos músculos sinérgicos*: dos flexores, dos extensores, dos abductores, dos aductores. *Cada músculo tiene dos funciones*: un flexor-abductor, un flexor-aductor, un extensor-abductor, un extensor-adductor. Esta disposición, modelo de la mecánica humana y de la sinergia muscular, permite todos los movimientos bajo todos los ángulos. Da a la prensión su precisión y su habilidad. Todos estos músculos cogen una parte de sus inserciones en la cara profunda de la aponeurosis y de los tabiques intermusculares.

1. La flexión es realizada por los dos músculos anteriores: el palmar mayor y el cubital anterior, siendo el primero abductor y el segundo, aductor.

– El *palmar mayor* nace de la epitróclea por un tendón común a los músculos epitrocleares. Su tendón terminal viene a fijarse en la base de la cara anterior del segundo metacarpiano (Fig. 238).

– El *cubital anterior* nace arriba por dos cabezas: una cabeza humeral sobre la epitróclea, una cabeza cubital por una hoja tendinosa que se implanta en el borde interno del olécra-

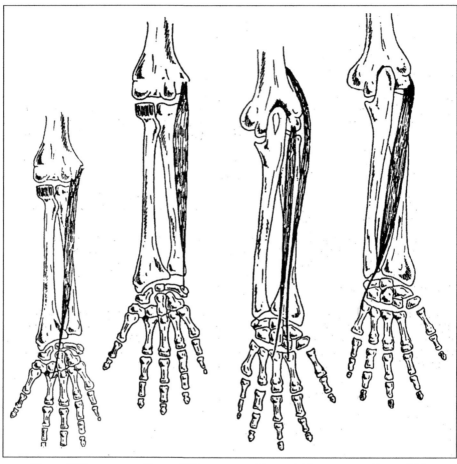

Figura 238   Figura 239   Figura 240   Figura 241

non, de la apófisis coronoides, de los dos tercios superiores del borde posterior del cúbito. Las dos cabezas se reúnen en arco que da paso al nervio cubital; después el músculo desciende verticalmente para terminar en un fuerte tendón sobre la cara anterior del pisiforme (Fig. 239).

2. La extensión la efectúan dos formaciones musculares posteriores: los radiales fuera, el cubital posterior dentro. Los dos primeros son abductores, el segundo, aductor.

– El *segundo o radial corto* nace del tendón común de los músculos epicondíleos y se implanta abajo sobre la cara dorsal en la estiloides de la base del tercer metacarpiano (Fig. 240).
– El *primero o radial largo*, el más externo, nace del borde externo del

extremo inferior del húmero y se implanta abajo en la cara dorsal de la base del segundo metacarpiano (Fig. 240).
- El *cubital posterior* nace del epicóndilo, del borde posterior del cúbito y de los tabiques intermusculares (Fig. 241). Termina por un tendón en el tubérculo interno de la base del quinto metacarpiano.

3. La abducción es realizada por la sinergia de los dos radiales detrás y del palmar mayor delante; la aducción, por la del cubital posterior detrás y del cubital anterior delante.

LA MANO

La mano es evidentemente el segmento principal de la prensión. De hecho, no es un segmento, sino un verdadero órgano. Cada dedo es un miembro independiente que se compone de tres segmentos y de tres articulaciones que tiene cada uno de ellos su autonomía funcional. Esto nos hace decir que la mano comporta seis dedos, uno de ellos fijado en el hombro. Su función une su fisiología mecánica, ciertamente la más compleja y la más bella de nuestra anatomía, a su fisiología sensitiva que hacen de ella no sólo una "herramienta" de precisión, sino un órgano inteligente. Su lugar en nuestra fisiología supera de lejos la simple función de prensión en la que la estudiaremos.

Para la comprensión, escindiremos el "agarre" en dos funciones: la adaptación a la forma del objeto a agarrar y la pinza.

Adaptación a la forma

A) La separación y el cierre de los dedos se inician a nivel de las articulaciones carpometacarpianas, pero el movimiento más importante se sitúa a nivel de las articulaciones metacarpofalángicas, cuyas posibilidades de inclinación lateral son grandes. En el medio, por ejemplo, alcanzan fácilmente 30 grados. Por lo demás, el movimiento de separación va en relación con la extensión de los dedos. Cuanto más flexionados estén los dedos, más tensos están los ligamentos laterales de las articulaciones metacarpianas de la falange. En flexión completa, esta tensión impide toda lateralidad.

Los motores de la separación y del cierre de los dedos son los músculos interóseos. Los interóseos dorsales separan; los interóseos de la palma cierran. Hablaremos de estos interóseos con la flexión-extensión.

B) El ahuecamiento de la palma es el movimiento más importante de adaptación de la mano a la forma de los objetos. Varía en amplitud, pero el mecanismo es siempre el mismo. *Es debido a dos oposiciones: la oposición del pulgar y la oposición del quinto dedo.*

OPOSICIÓN DEL PULGAR

La oposición del pulgar a los otros dedos representa el 90% del valor funcional de la mano. En un movimiento, el pulgar opone su cara palmar a la cara palmar de los otros dedos, o bien de uno en uno, o bien de varios dedos juntos. La fisiología sigue siendo la misma sea cual sea el dedo opuesto. Es un movimiento complejo, suma de diversos componentes simples (Fig. 242).

– Una abducción-flexión separa el primer metacarpiano de la palma y lo conduce delante de los otros dedos.

– Una aducción-flexión completa este movimiento y sitúa el pulgar netamente delante de los otros dedos.

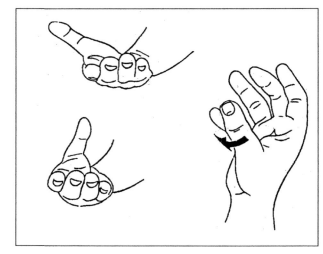

Figura 242

Estos dos movimientos tienen como centro la articulación trapecio-metacarpiana cuyas superficies en forma de sillas de montar opuestas permiten los dos ejes. Las amplitudes son completadas por las de la articulación metacarpofalángica que autoriza igualmente estos dos movimientos.

– Una rotación conduce el pulpejo del pulgar frente a los pulpejos de los dedos. Es la resultante de los desplazamientos articulares flexión-aducción de la articulación metacarpofalángica que completa una rotación sobre el eje posible gracias a la laxitud cápsulo-ligamentaria.

En el plano de la dinámica, la oposición no debe contemplarse como una serie de actuaciones, sino como un conjunto sinérgico coordinado. Cuatro músculos concurren en la realización de esta función. Sus acciones se completan, adquiriendo cada uno más o menos importancia según el dedo que es opuesto al pulgar.

– El *abductor largo del pulgar* conduce el primer metacarpiano fuera y delante de la palma. Por tanto, es abductor pero igualmente flexor.
– El grupo externo de la eminencia tenar, llamado así por las inserciones de sus músculos sobre la cara externa del primer metacarpiano y de la primera falange, toma el relevo del abductor largo. Hace bascular el metacarpiano hacia adelante y hacia dentro. Por razón de sus inserciones externas, le da igualmente un movimiento de rotación axial. Se compone de:
  • El *oponente*, que es aductor, flexor y rotador del primer metacarpiano.
  • El *abductor* corto, llamado incorrectamente así ya que es aductor, flexor y rotador del primer metacarpiano. Por lo demás, es igualmente flexor de la 1^a y extensor de la 2ª falange.
  • El *flexor corto*, que a pesar del nombre, es el más aductor y rotador de los tres, pero el menos flexor del primer metacarpiano. De hecho, es flexor de la 1ª falange.

OPOSICIÓN DEL 5º DEDO

Funcionalmente mucho menos importante que la del pulgar, la oposición del 5º dedo, sin embargo, es indispensable a los agarres groseros: los de los mangos de herramientas, por ejemplo. Primero es debido a una flexión hacia adelante del 5º metacarpiano, flexión que ocasiona la del 4º y en un grado menor la más ligera del 3º. Estas tres flexiones degradadas dan a la palma su aspecto vacío (Fig. 243). Se prolongan y se acentúan ligeramente por una flexión de las primeras falanges correspondientes. Por lo demás, para completar la concavidad del conjunto, la flexión va acompañada de una ligera derrotación sobre el eje.

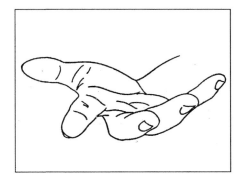

Figura 243

Son los músculos de la eminencia hipotenar los que realizan esta oposición.

- El *oponente de la 5º* flexiona el 5º metacarpiano y, como la articulación carpometacarpiana del 5º es ligeramente oblicua, la conduce hacia fuera. Este músculo es igualmente responsable de la ligera derrotación.
- El *flexor corto* y el *aductor* separan el dedo.

La pinza

La pinza, es decir, el agarre de los objetos, sucede a la oposición. En esta segunda parte de la función, como una tenaza mecánica, el pulgar y los dedos se cierran sobre el objeto a agarrar después de haberse abierto proporcionalmente al tamaño del objeto. Hay dos acciones musculares: una apertura de la pinza debida a los músculos extensores y a los interóseos dorsales y un cierre debido a los flexores y a los interóseos palmares.

Para resumir esta fisiología flexión-extensión de los dedos, diremos que:

- La extensión de la 1ª falange se debe al extensor común; las de la 2ª y 3ª a las de las expansiones del interóseo.
- La flexión de la 1ª falange se debe al interóseo y al lumbrical; la de la 2ª al flexor común superficial, y la de la 3ª al flexor común profundo.

En realidad, las cosas no son tan simples.

Es en la comprensión de los movimientos de flexión-extensión de los dedos donde la fisiología de los interóseos adquiere toda su importancia. Volviendo sobre los trabajos de Sterling Bunnell, el Dr. Kapandji la ha descrito muy claramente. Nos daría vergüenza retomarla aquí; remitimos al lector a ella. *Muestra que los interóseos son los músculos clave de la función de los dedos*. Además de la separación y el cierre que permiten a la mano adaptarse, *de ellos depende toda la habilidad digital y no solamente la independencia de cada dedo, sino igualmente la independencia de cada falange*.

LIBRO 3

LA ESTÁTICA

La fisiología estática no parece haber apasionado a los autores. Los únicos escritos sobre el tema se encuentran en los tratados terapéuticos y son casi siempre muy sucintos. En este campo el desconocimiento de la dualidad muscular toma más importancia. Sólo se puede comprender la estática y sobre todo las perturbaciones estáticas que constituyen nuestro trabajo cotidiano, si se tiene una clara visión de la tonicidad. Todos los métodos globales modernos que pretenden ser posturales se basan en esta fisiología. Sus promotores, a menudo de buena fe, tienen tendencia a adaptar la fisiología a su técnica, no su técnica a la fisiología. Es un poco la razón de este capítulo.

Como todos los sólidos, el cuerpo humano está sometido a las leyes de la gravedad. El teorema que se enseña en las clases de la escuela primaria toma aquí toda su importancia: *un cuerpo está en equilibrio cuando la vertical del centro de gravedad cae en la base de sustentación*. Toda la fisiología estática se halla en este viejo adagio. En su estudio y en el de las perturbaciones deberemos considerar la base de sustentación y el centro de gravedad.

Esta primera noción elemental nos conduce a una primera ley de la estática: "la ley de las compensaciones". *Para que nuestro cuerpo quede en las condiciones del equilibrio, todo desequilibrio deberá ser compensado por un desequilibrio inverso*. Toda la comprensión de la patología estática está en esta ley simple. *En posición de pie, no hay desequilibrio segmentario sin compensación*.

Esta segunda noción nos conduce a una tercera: *las posiciones humanas no son posiciones fijas*. Son equilibrios controlados hechos de desequilibrios permanentes que o bien se corrigen, o bien se compensan. *Toda la función tónica está en esta noción*. Corrige los desequilibrios cuando es posible, los controla y los limita cuando es necesario. No hay una línea de gravedad inmutable. *En posición erguida, el cuerpo humano oscila permanentemente sobre su base*. Las oscilaciones varían evidentemente según la forma de esta base y según su orientación.

Estudiar la función estática no es estudiar una posición estricta, sino considerar los desequilibrios posibles, sus razones de ser, las fuerzas que las controlan. *Este estudio se centrará así en dos grandes funciones: el equilibrio de los segmentos, unos sobre otros y las condiciones de la adaptación de este equilibrio segmentario a las modificaciones continuas de la base de sustentación.*

CENTROS DE GRAVEDAD

Para nuestro estudio, es necesario definir qué es el centro de gravedad.

Nuestro cuerpo es un sólido articulado. Como todos los sólidos articulados, su centro de gravedad general está condicionado por la posición de sus diversos segmentos en el espacio. *El centro de gravedad general es la resultante de todos los centros de gravedad segmentarios con respecto a la gravedad. En nuestra estática, hay tantos centros de gravedad como posiciones.*

En este estudio, sólo consideraremos el centro de gravedad de la posición erguida, en el bien entendido de que será diferente del de la posición inclinada hacia adelante o de la posición sentada. Esto nos conduce también a una reflexión práctica importante. Todos los ejercicios de reequilibrio postural, base de todos los métodos globales, utilizan la morfología para evaluar las posiciones segmentarias. *Ésta no puede ser la misma en todos los individuos.* Por ejemplo, la raza negra tiene curvaturas vertebrales, especialmente la curvatura lumbar, más pronunciadas que las nuestras. En cuanto a la raza amarilla, generalmente ocurre al revés. Ni unas ni otras pueden tener la misma apariencia estática. Por otro lado, ésta no puede ser la misma en posición sentada que en posición erguida, en posición tumbada que en posición sentada, etc. Antes de hablar de deformación estática, debemos reflexionar.

En la posición vertical, el centro de gravedad de nuestro cuerpo en el espacio está situado a nivel del cuerpo de la 3ª vértebra lumbar. Éste se toma en consideración en la balística (Fig. 244). Sin embargo, nuestro cuerpo "flota" raramente en el espacio. En la posición erguida, los pies están apoyados en el suelo y veremos que transmiten este apoyo a la cintura pélvica. *En la posición erguida, no es el centro de gravedad en el espacio lo que debemos considerar, sino el del tronco y de los segmentos superiores en equilibrio sobre las articulaciones coxofemorales.* Se sitúa muy ligeramente hacia adelante del cuerpo de la 4ª vértebra dorsal (Fig. 244).

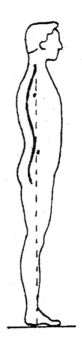

Figura 244

Los bloques estáticos

Para comprender la función estática y sobre todo su fisiología, el cuerpo debe dividirse en tres bloques segmentarios, teniendo cada uno de ellos una función especial en esta estática. Los miembros inferiores son su base sólida: el zócalo. El tronco es el elemento móvil que desplaza el centro de gravedad. La

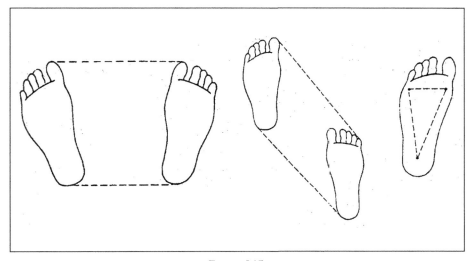

Figura 245

cabeza y el cuello controlan y coordinan el conjunto.

A) Los miembros inferiores están apoyados en el suelo. Su posición es lo que condiciona la forma, el tamaño, la orientación de la base de sustentación. Ésta puede ser un trapecio regular más o menos ancho en una estación inmóvil, un cuadrilátero irregular en el paso, un pequeño triángulo en la estación unipodal (Fig. 245). Puede tomar mil formas variadas mayores o menores que hacen el equilibrio más o menos fácil de controlar. En el extremo, es lo que ocurre en el equilibrio unipodal, la función tónica de reacciones lentas puede convertirse en insuficiente. Reclama entonces la función dinámica consciente y rápida. Es prácticamente imposible mantenerse apoyado en un pie sin prestar atención a ello.

Las variaciones de esta base de sustentación y sobre todo de su estabilidad son los elementos capitales de nuestra estática. El pie es su órgano determinante. *Sin buenos apoyos de los pies sobre el suelo, no hay buena estática.* Estos buenos apoyos dependen del equilibrio del pie, pero pueden ser alterados por desequilibrios subyacentes. *Los apoyos del pie deben ser el cuidado primero del terapeuta en los tratamientos de reeducación estática.*

El equilibrio de la rodilla está íntimamente ligado al del pie en un sistema ascendente y al de la cadera en un sistema descendente.

B) El centro de gravedad del equilibrio (D4) se sitúa a nivel del tronco. *Son las oscilaciones del tronco las que lo mantienen por encima de la base de sustentación.* Controlado por la musculatura tónica, se desplaza inconscientemente en todos los planos (Fig. 246): sagital, frontal y horizontal. *Todos los segmentos unos sobre otros participan en estas oscilaciones en un equilibrio ascendente.*

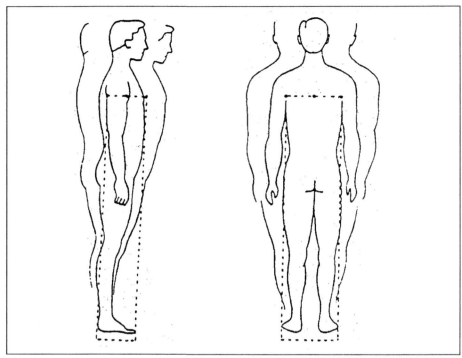

Figura 246

Estos dos primeros conjuntos segmentarios realizan lo que en fisiología se denomina *el equilibrio estático*. Lo hemos dicho, es un equilibrio controlado. Cada segmento se equilibra sobre el segmento subyacente en un proceso ascendente. El pie se equilibra y se adapta al suelo, la pierna sobre el pie, el muslo sobre la pierna, la cintura pélvica sobre el o los miembros inferiores, la columna lumbar sobre la pelvis, la columna dorsal sobre la columna lumbar, siendo el objetivo final de este equilibrio la buena posición del centro de gravedad por encima de la base de sustentación. Para el paciente normal que estudiamos aquí, el centro de gravedad está delante de D4. En los casos de deformación permanente, es fácil comprender que su posición puede modificarse ligeramente en un sentido o en otro.

El equilibrio estático es una función ascendente. Cada articulación de carga tiene así una función tónica. *El sistema activo de esta función es el reflejo miotático tónico que hemos estudiado con la fascia*. Vamos a examinar esta fisiología segmento por segmento. *Todos los puntos fijos musculares están abajo; todos los puntos móviles están arriba*. La razón de esta obligación mecánica es fácil de comprender. El segmento subyacente es arrastrado en un desequilibrio anterior, por ejemplo. Al aumentar la tonicidad posterior su tensión (reflejo miotático), lo conduce a su posición de equilibrio fisiológico o lo mantiene en su desequilibrio según

Libro 3: La estática

las necesidades estáticas. Este equilibrio tónico se ejerce así en los tres planos: sagital para los desequilibrios anteroposteriores, frontal para los desequilibrios laterales, horizontal para las rotaciones.

C) Acabamos de decir que el equilibrio humano era un equilibrio controlado. Esto supone un sistema de control que en fisiología se denomina *adaptación estática*. *La posición de la cabeza rearmoniza el conjunto estático.*

La cabeza tiene dos imperativos indispensables para el buen funcionamiento de los órganos que contiene: la *verticalidad* y la *horizontalidad de la mirada*. El raquis cervical y todos los segmentos subyacentes deben adaptarse por un equilibrio descendente a estos dos imperativos. Modifica y coordina el equilibrio ascendente.

La fonación y la buena apertura de las vías respiratorias superiores, la fluctuación del líquido cefalorraquídeo, la circulación craneana, el equilibrio ocular, el buen equilibrio de las sístoles y diástoles de los hemisferios cerebrales, el de las percepciones auditivas, los movimientos mandibulares, etc. Todas estas funciones vitales exigen la verticalidad de la cabeza. Por otro lado, los trabajos de estos últimos quince años han demostrado que prácticamente todos los movimientos dinámicos conscientes tenían como punto de partida la visión foveal. La orientación de esta visión está hecha por movimientos de la cabeza que exigen igualmente la horizontalidad de la mirada. Los dos imperativos de la posición de la cabeza son tan... imperativos que disponen cada uno de un sistema neurológico particular.

I. La posición vertical de la cabeza está bajo el control del sistema vestíbulo-laberíntico. Hecho de un receptor sensitivo –el laberinto membranoso–, y de un centro nervioso –los núcleos vestibulares–, tiene bajo su dependencia prácticamente toda la musculatura tónica postural.

1. El *laberinto membranoso* está alojado en una cavidad ósea del oído interno: el laberinto óseo cuya forma adopta. Flota en un líquido de protección: *la perilinfa*. Está constituido por dos partes un poco diferentes de fisiología: los *canales semicirculares* y el conjunto membranoso *utrículo-sacular* (Fig. 247).

Los tres canales semicirculares están orientados en los tres planos del espacio: uno sagital, uno frontal y uno horizontal. Llenos como todo el conjunto laberíntico, de un líquido neutro, *la endolinfa*, presentan en un extremo una hinchazón: *la ampolla* que contiene las células sensitivas. Estos receptores en forma de pelos, las células ciliares, están preparados como las algas en el fondo del mar. *Los canales semicirculares informan al centro nervioso vestibular de los movimientos de la cabeza.*

Por sus dos extremos, los canales semicirculares están en comunicación con un saco membranoso: *el utrículo*, que comunica él mismo con un segundo saco: *el sáculo*. Como los canales semicirculares, estos dos sacos membranosos contienen repliegues epiteliales portadores de células sensitivas ciliares que flotan en la endolinfa. Aquí, las fluctuaciones son muy poco importantes. Poco diferentes de las precedentes, estas células ciliares presentan, sin embargo, en toda su altura concreciones calcáreas: *los otolitos*, que hacen que todo el conjunto utrículo-sacular se denomine *el sistema otolítico*. Estas concreciones calcáreas responden natural-

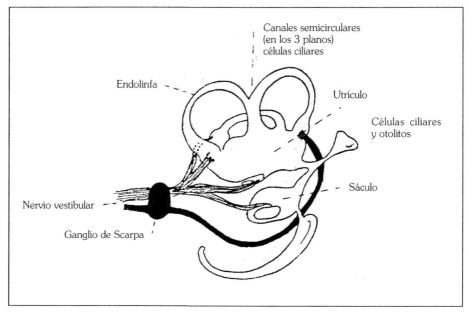

Figura 247

mente a las solicitaciones de la gravedad. *Las células ciliares otolíticas informan al centro vestibular de la posición de la cabeza con respecto a la gravedad.*

Las sensaciones recogidas por el laberinto membranoso se transmiten al centro vestibular por *el nervio vestibular* surgido del ganglio de Scarpa. Forma con el nervio coclear el VIII par craneal: el nervio auditivo. Independientemente de los núcleos vestibulares, proyecta directamente sobre el centro vestibular contralateral, sobre el cerebelo (núcleo del techo) y sobre la formación reticular.

2. El *centro nervioso vestibular* está formado por cuatro núcleos (Fig. 248): el mayor, el núcleo de Deiters o núcleo vestibular lateral, el núcleo triangular de Schawlbe o núcleo vestibular medio, el núcleo de Bechterew o núcleo vestibular superior, el núcleo de la raíz descendente o núcleo vestibular espinal. Estos núcleos no son simples relés motores, sino centros de elaboración que reciben influencias del núcleo rojo, de los núcleos motores oculares, del cerebelo, pero sobre todo de la formación reticular. En actividad las veinticuatro horas del día, proyectan hacia el centro vestibular cortical, los núcleos motores oculares, el cerebelo y la formación reticular.

Proyectan sobre todo hacia abajo sobre la médula espinal por dos haces descendentes. *El haz vestíbulo-espinal lateral*, surgido del único núcleo de Deiters, distribuye todos los niveles de la médula. *El haz vestíbulo-espinal mediano*, surgido de los núcleos de Deiters, triangular de Schwalbe y de la raíz

Libro 3: La estática

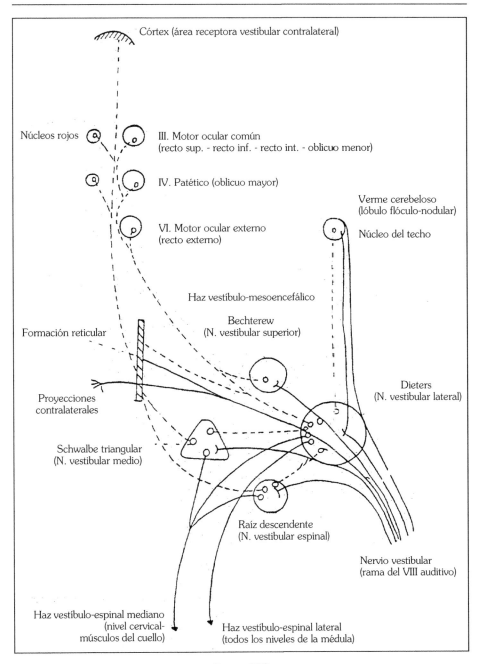

Figura 248

descendente, sólo concierne a la región cervical. El conjunto del sistema muscular tónico está así bajo la influencia del centro vestibular y de la formación reticular, siendo muy privilegiado el nivel cervical.

II. El *sistema óculo-motor* ocupa en nuestra motricidad un lugar muy especial que debemos conocer. Está formado todavía por muchos interrogantes fisiológicos, aunque sólo sea el del papel exacto del cerebelo. Prácticamente todos nuestros gestos voluntarios tienen como punto de partida movimientos de la cabeza. Así, la marcha se inicia por un avanzamiento de la cabeza y se interrumpe por su retroceso. Estos movimientos de la cabeza están al servicio de la visión *foveal* que resulta así ser el "estárter" de las actividades dinámicas conscientes. *Es una visión cortical que ocasiona una actividad voluntaria*. Necesita una horizontalidad rigurosa de la mirada. La visión estereoscópica tiene este precio. Al servicio de este imperativo, una segunda visión que llamaremos panorámica controla esta horizontalidad.

Es una visión sin precisión, sin detalle visual, casi inconsciente. El ojo lo ve todo pero no mira nada. *Es una visión sin conexión cortical que desencadena reflejos equilibradores*.

En toda esta función óculo-céfalomotriz, el órgano receptor sensitivo es *la retina* (Fig. 249). Posee dos tipos de fotorreceptores sensitivos: receptores llamados "bastoncillos" ocupan toda la superficie retiniana. Son los más numerosos; recogen las impresiones panorámicas de conjunto. Los segundos fotorreceptores, llamados "conos", ocupan una pequeña invaginación central de la

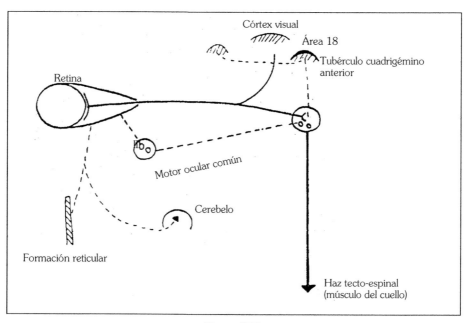

Figura 249

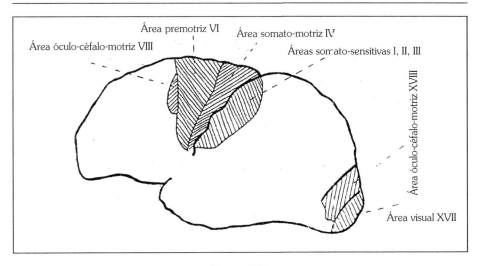

Figura 250

retina: *la fóvea*. A ellos debemos la visión precisa y consciente. Esta visión foveal no está muy amplia. Sólo cubre un cono de 15 grados, lo que obliga a la cabeza a seguir el objetivo visual.

Las dos visiones –foveal de campo visual reducido pero consciente y precisa; panorámica, muy amplia pero vaga– comportan dos sistemas diferentes de locomoción. Las impresiones recibidas por los fotorreceptores retinianos llegan al nervio óptico. Aquí debemos recordar que el nervio óptico no es un simple hilo conductor, sino un verdadero centro nervioso capaz de analizar las impresiones recibidas y dirigirlas hacia el centro nervioso que afectan.

– La visión panorámica (receptores con bastoncillos) activa el núcleo reflejo del tubérculo cuadrigémino anterior. Éste, por medio del haz tecto-espinal descendente, envía sus eferencias a toda la musculatura tónica del cuello y al sistema vestibular. *La visión panorámica es el punto de partida del control de la horizontalidad de la mirada* (Fig. 249).

– La visión foveal (receptores con conos) activa las áreas visuales del córtex (área XVII de Brodman) y las dos áreas óculo-céfalo-motrices: área XVIII de activación, área VIII de inhibición y control. *Estas dos áreas óculo-céfalo-motrices conducen la actividad dinámica de la musculatura del cuello y probablemente una buena parte de la de los niveles subyacentes* (Fig. 250).

Hemos dicho que el equilibrio estático ascendente estaba formado por reflejos cortos, elementales, de arcos reflejos particulares del sistema muscular: los reflejos miotáticos. A la inversa, la adaptación estática descendente está formada por reflejos largos, muy elaborados, capaces de modificar los reflejos precedentes y de modular su acción.

Independientemente de las influencias que recibe de los centros superiores, del cerebelo, de la propioceptividad, etc., y de los cuales no hemos hablado para no extendernos demasiado, el sistema vestibular está en estrecha conexión aferente y eferente con la formación reticular. *El centro vestibular y la formación reticular tienen bajo su control el sistema gamma* que hemos recordado en el capítulo de la fascia. Está constituido por motoneuronas especiales del asta anterior que inervan las fibras musculares intrafusales. No reaccionan ante ningún reflejo. Pueden proyectar influencias activadoras, pero como las unidades motrices tónicas están en actividad las veinticuatro horas del día, igualmente influencias inhibidoras.

Por medio de las fibras intrafusales, el sistema gamma tiene la posibilidad de modificar la tensión de la parte sensitiva de los husos neuromusculares, o bien aumentándola por una activación, o bien disminuyéndola por una inhibición. Libera así el músculo tónico de su limitación tensión-contracción. Éste es así activado por la tensión del desequilibrio, pero su reacción es modulada según las necesidades estáticas por el sistema gamma activado él mismo por los cambios de posición de la cabeza.

De todo lo que acabamos de ver, resulta que nuestra función estática está asegurada por dos grandes sistemas fisiológicos globales; un sistema ascendente: el equilibrio estático constituido por los miembros inferiores y el tronco, y un sistema descendente: la adaptación estática constituida por la región cérvico-cefálica y el tronco. *Cada parte de estos dos sistemas está separada de la otra por un segmento intermedio que pertenece a los dos bloques: una cintura.* La cintura pélvica adapta el tronco a los miembros inferiores. La cintura escapular adapta el tronco a la región cérvico-cefálica. *El tronco resulta así ser la zona de todas las compensaciones estáticas.* Un desequilibrio de los miembros inferiores ocasionará una malposición pélvica que se compensará a nivel del tronco por una deformación ascendente. Un desequilibrio de la región cérvico-cefálica ocasionará una malposición escapular que se compensará a nivel del tronco por una deformación descendente. *En la fisiología estática y en los tratamientos de sus alteraciones, las dos cinturas tienen un papel de primer plano.*

Una última cuestión es, a nuestro entender, capital para comprender la estática, pero sobre todo sus perturbaciones, lo cual es la finalidad de este trabajo. Lo hemos estudiado con la fascia, pero es bueno recordarlo aquí.

El tono postural es inexistente al nacer. Se instala progresivamente hasta la edad de ocho a diez años según las necesidades de la estática. Puede establecerse sobre una buena estática, pero igualmente sobre una mala. No será la misma en las convexidades que en las concavidades. *El crecimiento en longitud del músculo y del tejido conjuntivo es directamente proporcional a la tensión que soportan estos tejidos.* Aquí todavía, en el curso del desarrollo del niño, las tensiones pueden ser desequilibradas. La musculatura es más larga en las convexidades que en las concavidades. Todo el problema de las deformaciones, sobre todo el de su evolución y su fijación, radica en lo que acabamos de decir. *El tratamiento de las deformaciones estáticas no debe ser curativo, sino preventivo.* Hemos desarrollado esto en nuestro libro *Escoliosis y terapia manual*.

En los dos capítulos que seguirán, examinaremos la fisiología estática en sus detalles. Situaremos, naturalmente la musculatura tónica. Lo repetimos, ésta es nuestra hipótesis y sólo nos compromete a nosotros. Desgraciadamente, no se ha hecho nunca una clasificación muscular de una manera científica. Sería necesario que alguien empezara a suscitar el interés y la reflexión de los demás. En la introducción hemos planteado nuestros criterios. Está igualmente nuestra larga experiencia práctica. Los masajes y la técnica de los bombeos nos han aportado mucho. *Un músculo tónico está siempre tensado, un músculo dinámico en estado de reposo se deja siempre estirar fácilmente.* No son los mismos en la palpación.

EQUILIBRIO ESTÁTICO ASCENDENTE

El pie

Los *apoyos del pie y de los pies sobre el suelo condicionan toda la estática*. No hay buena estática sin buenos apoyos, tanto si las deformaciones de pie son las causantes de la mala estática o su consecuencia.

A) El astrágalo recibe la gravedad y los esfuerzos que le son transmitidos por la pierna. La teoría generalmente admitida es un reparto en iguales proporciones entre el antepié y la parte trasera del pie. No nos parece exacto. La línea de gravedad rebajada del centro de gravedad en la base de sustentación cae sobre una línea que une los dos segundos cuneiformes (Fig. 251). *A este nivel es donde se ejerce la gravedad*, a este nivel se divide en dos fuerzas iguales. Si se considera la tibiotarsiana, el reparto es de 2/3 anteriores por 1/3 posterior. A nivel del antepié, se divide aún en 2/3 para la cabeza del primer metatarsiano, 1/3 para el quinto. Es bien evidente que estas evaluaciones son todas teóricas. *La importancia de los apoyos depende de la forma del pie, del equilibrio estático del cuerpo y de la forma de la superficie de apoyo.*

El pie no descansa sobre el suelo por tres puntos de apoyo como se dice clásicamente, sino por cuatro: las cabezas de los primero y quinto metatarsianos delante, las dos tuberosidades posteriores del calcáneo detrás (Fig. 252). En varus, el pie descansa sobre la tube-

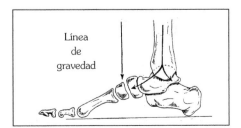

Figura 251

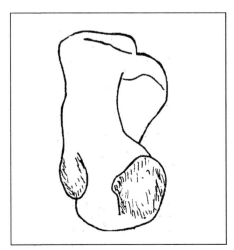

Figura 252

rosidad externa; en valgus, sobre la tuberosidad interna. La adaptación de los apoyos al suelo se hace alrededor de dos ejes que permiten la independencia del antepié con respecto a la parte trasera del pie (Fig. 253). Un eje que hemos llamado extero-interno entre la tuberosidad externa del calcáneo y la cabeza del primer metatarso es el eje de eversión. Un eje intero-externo entre la tuberosidad interna y la cabeza del quinto es el eje de inversión. Los dos ejes se cruzan a nivel del ligamento en Y de Chopart, que constituye la clave de esta adaptación. Hemos examinado toda esta fisiología. Está íntimamente ligada al mantenimiento de la bóveda plantar.

Contrariamente a una idea bien establecida, no vemos en la musculatura del pie el elemento esencial del mantenimiento de las bóvedas plantares. Nos referimos siempre a esta extraordinaria experiencia que fue para nosotros la poliomielitis. Hemos visitado varios miles de enfermos. Hemos hecho andar a algunos sin músculo del pie, el antepié simplemente colgado de la tibia por un ligamento artificial (tenodesis) para evitar el estepaje (marcha de puntillas). En todos los clichés radiográficos de perfil del pie con carga se conservaba una bóveda.

Para nosotros, la pieza maestra del mantenimiento permanente de la bóveda plantar es la suela aponeurótica y el sistema ligamentario considerable de esta región (Fig. 254), especialmente *el gran ligamento calcáneo-cuboideo plantar*.

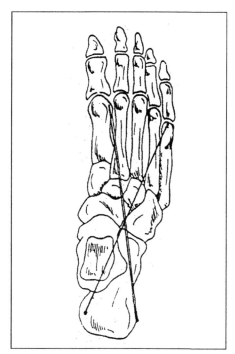

Figura 253

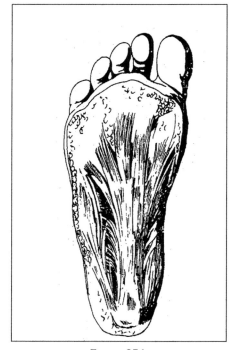

Figura 254

Libro 3: La estática

Si tenemos la certeza de que los ligamentos y las aponeurosis aseguran el mantenimiento permanente de la bóveda, el sistema muscular es el "amortiguamiento activo" de los cambios de presión y de las desigualdades del suelo.

Para comprender la fisiología muscular de la bóveda plantar y su patología, debemos considerar dos cosas. Lo que se llama corrientemente "pie plano" cubre dos deformaciones diferentes: el pie valgus y el aplanamiento plantar. Debemos examinar, pues, aquí dos fisiologías: la del equilibrio en varus-valgus del pie y la del mantenimiento de las bóvedas.

I. Teniendo en cuenta la altura de la bóveda externa y valorando sobre todo la orientación diferente del calcáneo y del astrágalo, la tendencia del pie es hacia el valgus. Un músculo tónico se opone a esta tendencia: *el tibial posterior* (Fig. 255).

– Se inserta arriba sobre los 2/3 de la parte posterior y sobre la parte externa de la cresta oblicua de la tibia, sobre el ligamento interóseo y sobre los tabiques fibrosos. Sus cortas fibras van a implantarse sobre una hoja tendinosa que empieza en la parte superior del músculo. A nivel de su cruzamiento con el flexor común, esta hoja tendinosa se convierte en tendón, rodea el maléolo interno, pasa debajo del *sustentaculum tali* y va a insertarse en el tubérculo del escafoides. Se irradia después a la planta del pie en los tres cuneiformes, el cuboides y los extremos posteriores de los tres metatarsianos centrales.

Contrariamente a lo que hemos dicho anteriormente, el punto fijo del tibial posterior no está abajo sino arriba.

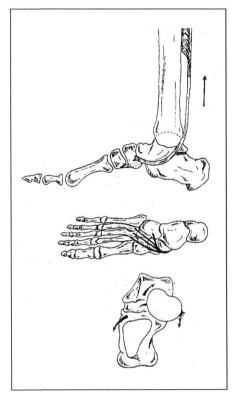

Figura 255

Es un músculo suspensor algo comparable a los que hemos visto para el miembro superior.

Por su fijación a la parte interna del pie y sus irradiaciones bajo la planta, el tibial posterior controla el valgus de la parte trasera del pie. *Sobre todo, estirando hacia atrás y hacia abajo la tuberosidad del escafoides, la arrastra en rotación interna. En consecuencia, arrastra el cuboides en rotación externa y ahueca así la bóveda plantar.* Es una fisiología que hemos examinado. *El tibial posterior es el músculo tónico de la inversión.*

Los desequilibrios del pie hacia el varus son raros y accidentales. Este movimiento está controlado por la tonicidad del *peroneo corto*, músculo infinitamente menos potente que el precedente (Fig. 256).

– Nace encima de los 2/3 inferiores de la cara externa del peroné, de los dos tabiques intermusculares externo y anterior. Sus fibras cortas se implantan a manera de las barbas de una pluma sobre un tendón central. El tendón terminal se refleja abajo y adelante alrededor del maléolo externo y del tubérculo de los peroneos y termina en el tubérculo del quinto metatarsiano.

II. Lo hemos dicho, las bóvedas plantares se mantienen ante todo por un sistema ligamentario potente cuya pieza maestra es *el gran ligamento calcáneo-cuboideo plantar* (Fig. 257).

Las formaciones musculares tónicas les dan, sin embargo, su elasticidad y les permiten adaptarse a las circunstancias de los apoyos. Todas prácticamente toman una inserción en el ligamento calcáneo-cuboideo plantar.

La más profunda es el accesorio del flexor largo o *cuadrado de Sylvius* (Fig. 258).

– Va del canal de la cara posterior de la tuberosidad gruesa del calcáneo y del ligamento plantar por su cabeza interna, de la tuberosidad externa del calcáneo y del ligamento plantar por su cabeza externa, a fijarse delante sobre el borde externo del tendón del flexor largo común antes de que se divida en cuatro tendones terminales.

Utiliza estos cuatro tendones en su protección de la bóveda anteroposterior.

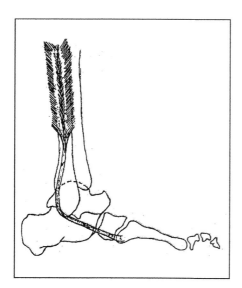

Figura 256

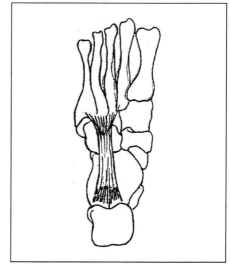

Figura 257

El *flexor plantar corto* recubre el precedente (Fig. 259).

– Se inserta en la tuberosidad interna del calcáneo, pero sobre todo en la parte posterior de la aponeurosis plantar y sobre los tabiques intermusculares. Músculo corto, termina en cuatro tendones perforados en los cuatro últimos dedos de los pies.

Como el precedente, controla la bóveda anteroposterior.

El *flexor corto del dedo gordo del pie* es todavía más corto (Fig. 260).

– Se implanta en la cara plantar sobre el borde inferior de los 2º y 3ᵉʳ cuneiformes, sobre el cuboides y el ligamento plantar, sobre el tendón del tibial posterior. Termina en dos tendones a cada lado de la primera falange del dedo gordo del pie, después de haberse fijado en los dos últimos sesamoides.

Su verdadera fisiología consiste en conservar el apoyo en el suelo del 1ᵉʳ dedo del pie en el desarrollo del paso. Es en efecto este dedo el que abandona el suelo el último en el paso posterior, en un momento en que el flexor largo está completamente distendido por la extensión del pie (flexión plantar). Por razón de su inserción en el ligamento calcáneo-cuboideo es también sustentador de la bóveda longitudinal.

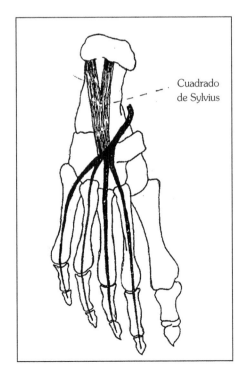

Cuadrado de Sylvius

Figura 258

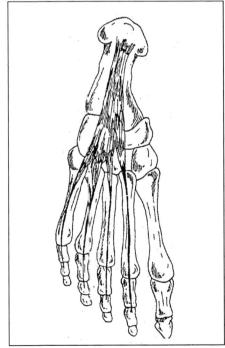

Figura 259

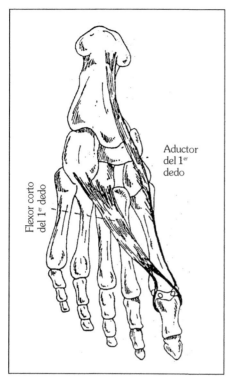

Figura 260

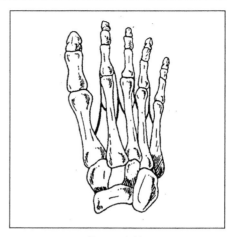

Figura 261

El aductor del dedo gordo del pie tiene una fisiología bastante comparable, pero es más sustentador de la bóveda interna que flexor (Fig. 260). Con el abductor del 5º, participa en el buen alineamiento de los bordes laterales del pie en los apoyos.

– Nace de la tuberosidad interna del calcáneo, de la cara profunda de la aponeurosis plantar y de los tabiques intermusculares por una hoja tendinosa ancha y delgada que ocupa la cara profunda del músculo. Tensa el arco interno como una cuerda de arco y su tendón terminal se confunde a nivel del 1er dedo con el del flexor corto.

A estos músculos añadiremos los *interóseos* que controlan la separación de los metatarsos en el ahuecamiento y el aplanamiento de la bóveda (Fig. 261).

La bóveda anterior está protegida por un solo músculo débil: el *abductor del dedo gordo*. Está constituido por dos músculos diferentes (Fig. 262).

– El abductor oblicuo viene de la cresta del cuboides, del ligamento plantar, del 3er cuneiforme y de las bases del 3er y 4º metatarsianos. Su tendón terminal llega a la parte externa del extensor corto.

Su oblicuidad lo hace a la vez sustentador de las dos bóvedas.

– El abductor transverso nace sobre los ligamentos glenoideos de los 3er, 4º y 5º metatarsofalángicos y sobre los ligamentos interóseos correspondientes. El tendón terminal se divide en dos tendones, uno sobre la cara dorsal de la metatarsofalángica del 1º donde alcanza al tendón extensor, el otro en la cara plantar donde alcanza

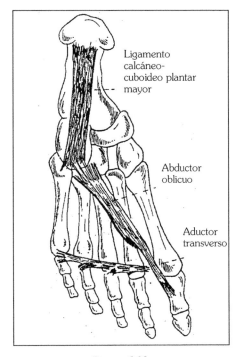

Figura 262

al tendón común del flexor corto y del abductor oblicuo.

B) Las oscilaciones del centro de gravedad por encima de la base hacen que el reparto de las cargas sobre los cuatro puntos de apoyo sea ante todo teórico. Es fácil comprender que la carga aumenta en los antepiés en las oscilaciones anteriores, en las partes traseras del pie en las oscilaciones posteriores, etc. Asimismo, las desigualdades del suelo, sus pendientes, sus obstáculos obligan al pie a modificar su base. La adaptación de la bóveda a los accidentes del terreno se debe en su mayor parte a las articulaciones subastragalinas y mediotarsianas.

Un desequilibrio frontal traslada el peso del cuerpo al miembro más corto. Una anteversión pélvica lo conduce sobre los antepiés, una retroversión, sobre los talones. Una rotación horizontal pélvica fuerza el miembro inferior en rotación externa de este lado; el pie correspondiente se conduce en varus. Fuerza el miembro inferior opuesto hacia la rotación interna; el pie correspondiente se conduce en valgus.

El equilibrio de la pierna sobre el pie es uno de los puntos débiles del hombre en lo que concierne a su estática. Es responsable de toda una patología de la cual no queda excluida la escoliosis. Este equilibrio es perfecto en los planos sagital y frontal, inexistente en el plano horizontal. La estación erguida, siempre ella, ha hecho aparecer una obligación de rotación que no existía en el cuadrúpedo. *Al hombre le falta una articulación en el tobillo.*

A nivel del tarso, las articulaciones subastragalinas permiten el equilibrio lateral. Acabamos de verlo respecto al valgus del pie. Ocurre lo mismo con la abducción (tibial posterior) y la aducción (peroneo corto) de la pierna. Asimismo, ya lo veremos, la tibiotarsiana permite un equilibrio sagital (Fig. 263). *Nada viene a equilibrar las rotaciones de la pierna y del miembro inferior. Esta falta de articulación horizontal es la razón de prácticamente todos los apoyos malos del pie en el suelo.*

– Cuando la pierna es forzada en rotación externa, arrastra el astrágalo en una basculación externa hacia el varus. Este varus de la parte trasera del pie provoca, a nivel de la articulación astrágalo-escafoidea, una rotación externa de la cabeza del astrágalo en la glena del escafoides, es decir, una rotación interna del escafoides sobre el

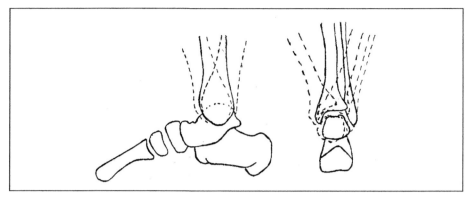

Figura 263

astrágalo. El antepié se posiciona así en inversión. Al mismo tiempo, el calcáneo va en ligero varus. *El pie se ahueca y el peso del cuerpo se dirige al borde externo del pie.*
– Inversamente, una presión hacia la rotación interna arrastra el astrágalo en una basculación interna. El escafoides gira en rotación externa y el antepié se coloca en eversión. Como el calcáneo va en ligero valgus, *el pie se aplana y el peso del cuerpo se dirige sobre el borde interno.*

Un apoyo lateral del pie es siempre señal de una rotación del miembro inferior. En un proceso ascendente, el apoyo del pie es responsable de la rotación; en un proceso descendente, es su víctima. *Un apoyo sobre el borde externo del pie corresponde a una imposición hacia la rotación externa de la pierna; un apoyo sobre el borde interno a una imposición hacia la rotación interna.* Veremos que a nivel de la cadera estos apoyos y estas rotaciones del miembro inferior corresponden siempre a desequilibrios de la pelvis.

La tonicidad tibiotarsiana controla el equilibrio sagital.

1. El equilibrio anteroposterior es ante todo un... desequilibrio anterior. La línea de gravedad cae hacia delante de la tibiotarsiana, a nivel de los 2º cuneiformes. Está naturalmente controlado por un músculo tónico poderoso: *el sóleo.*

Aquí de nuevo la estación bípeda ha transformado considerablemente la fisiología.

En el animal, la cadera y la rodilla están en flexión, pero la tibiotarsiana, situada en la mitad del miembro, está en extensión. Como el apoyo al suelo se hace por los dedos de los pies, garras o pezuñas, es seguida de un metatarsiano muy largo. El impulso propulsor se debe a las tibias, a los aductores y al cuádriceps. En cuanto al hombre, este impulso prácticamente se reduce, por lo menos en el paso, que es su modo de locomoción habitual, a la sola acción del tríceps sural.

El tríceps sural es en el animal el grupo enteramente tónico. Su contextura, que en el hombre ha continuado siendo prácticamente la misma, es bastante típica de esta función (Fig. 264). Tanto el sóleo como los gemelos están

Libro 3: La estática

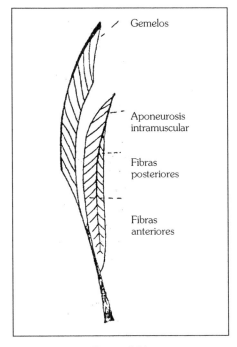

Figura 264

arco del sóleo; después se dividen de nuevo más abajo en dos bandas tendinosas. Se da a este conjunto el nombre de *aponeurosis intramuscular del sóleo*. Las fibras musculares se despegan de las dos caras de esta aponeurosis, especialmente de la cara posterior (Fig. 264). Son fibras cortas que se implantan rápidamente en dos hojas terminales que se unen a la de los gemelos para constituir el *tendón de Aquiles*.

La línea general del músculo está orientada hacia abajo y de fuera hacia dentro. Veremos que esta orientación tiene una gran importancia en la estabilidad horizontal de la pierna.

2. El desequilibrio posterior es evidentemente bastante raro. Interviene, no obstante, cuando el paciente mira en el aire o baja un plano inclinado. Para su control tónico le basta un pequeño músculo: el *peroneo anterior*, bastante especial (Fig. 265).

hechos de fibras cortas implantadas entre hojas fibrosas. En el hombre, las necesidades de impulso han transformado los gemelos en las fibras más largas. Se han convertido en músculos de la dinámica, pero la extensión tibiotarsiana no excede de 35 a 40 grados.

– La inserción superior del sóleo se hace por dos hojas tendinosas que se fijan: una en la cara posterior de la cabeza, en el cuarto superior de la cara posterior, en el cuarto superior del borde externo del peroné y en el tabique intermuscular externo de la pierna, el otro en la línea oblicua y sobre el tercio medio de la cara posterior de la tibia. Estas dos hojas se reúnen para formar entre las dos inserciones el

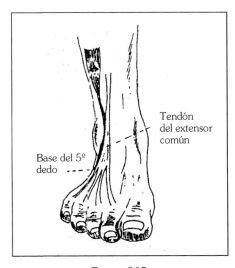

Figura 265

– Se inserta arriba en el tercio inferior de la cara interna del peroné, en la parte inferior del ligamento interóseo y del tabique intermuscular anterior. Sus fibras cortas se fijan sobre un tendón unido al del extensor común y terminan en la base del 5º metatarsiano.

Así puede en su acción utilizar los dos sistemas tendinosos: controlar la caída hacia detrás en medio de los tendones del extensor, controlar el desequilibrio interno de la pierna por su acción en el borde externo del pie. Sin embargo, no es una acción muy potente.

La rodilla

El equilibrio estático de la rodilla se plantea en el plano sagital, pero igualmente en el plano horizontal.

A) En los macromovimientos, como la única posibilidad de la rodilla es la flexión, se podría pensar que en posición erguida ésta debía ser controlada por el grupo extensor. Nada de ello. Si examinamos a un hombre de pie en posición erguida, es fácil movilizar sus rótulas. Sus cuádriceps están relajados. Este músculo sólo interviene en las posiciones de flexión: por el crural en las flexiones importantes, por el recto anterior en las flexiones ligeras.

El equilibrio de la rodilla en rectitud de apoyo es totalmente mecánico. No debe nada a la musculatura, como mínimo a la musculatura periférica. Esta fisiología ha sido perfectamente demostrada por Charles Ducroquet. Precario pero real, el equilibrio es posible en el paralítico en ausencia de todo músculo anterior.

Determinados autores han atribuido el cierre de la rodilla en extensión a la tensión de los músculos poplíteos. Como estos grupos musculares tienen una tracción oblicua divergente, al anularse uno al otro, sus vectores de fuerza vertical , sus vectores horizontales conjugados tenderían hacia la apertura del ángulo posterior, es decir, hacia la extensión de la rodilla. Este razonamiento de física elemental sería justo si los isquiotibiales se insertaran sobre el fémur y el tríceps sobre la tibia. No ocurre así. Los vectores de fuerza verticales se cruzan a nivel de la articulación de la rodilla. Los vectores horizontales sólo son vectores de flexión. *En fisiología, un grupo muscular no puede ser a la vez flexor y extensor de una misma articulación* (Fig. 266).

El equilibrio estático de la rodilla se debe al hecho de que la línea rebajada del centro de gravedad del tronco cae hacia adelante del eje articular (Fig. 267).

En la representación gráfica de las líneas de fuerza de la gravedad sobre la rodilla, éstas no se deben confundir con los ejes longitudinales de las diáfisis. La superior une el centro de gravedad del tronco con el eje de la rodilla. Es descendente e inclinada de delante hacia atrás. La inferior va del eje de la rodilla al antepié a nivel del 2º cuneiforme normalmente a la vertical del centro de gravedad. Es oblicua abajo y delante.

Si se trazan estas dos líneas de fuerza sobre un mismo dibujo (Fig. 267) se ve que, divergentes hacia adelante, forman un ángulo de 160 grados que, teniendo en cuenta las posibilidades fisiológicas de la articulación, no puede cerrarse. Por analogía con la deformación patológica, la fisiología le ha dado el nombre de "recurvatum teórico de la rodilla". Se ve igualmente que si este

Libro 3: La estática

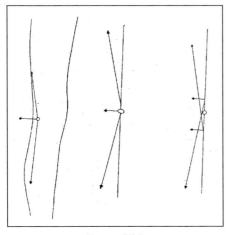

Figura 266

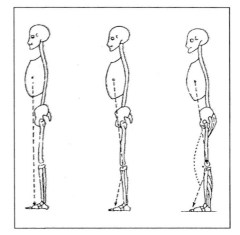

Figura 267

recurvatum teórico no puede cerrarse hacia adelante, descansa en dos imperativos: la fijación de la cadera, es decir, la imposibilidad para el fémur de flexionarse, y la fijación de la tibiotarsiana, es decir, la imposibilidad para la tibia de flexionarse sobre el pie. El equilibrio de la rodilla depende así de la rigidez del segmento fémur-tronco y de la articulación tibiotarsiana en los apoyos. *La estabilidad de la rodilla se debe a los músculos retroversores de la cintura pélvica y del sóleo.*

B) En nuestro estudio de la rodilla, hemos visto que al lado de su movimiento mayor de flexión-extensión presentaba posibilidades de rotación de unos 20 grados. Esta rotación es totalmente pasiva y propiamente hablando no hay músculo rotador de la rodilla. El equilibrio de esta rotación normalmente debería realizarse por medio de dos músculos tónicos: el sóleo rotador externo y el poplíteo rotador interno. Desgraciadamente, el poplíteo, mal dispuesto mecánicamente, es incapaz de

equilibrar la enorme tensión del sóleo. Este desequilibrio horizontal de la rodilla tiene una gran incidencia patológica que debemos examinar. Su frecuencia muy grande hace que sea prácticamente fisiológica.

La retracción del sóleo es moneda corriente del hombre civilizado. Es un músculo hipersolicitado por el desequilibrio anterior permanente. Por otro lado, los talones de nuestros zapatos hacen que trabaje siempre en acortamiento. Finalmente, las posiciones de descanso con todos los pies en extensión, extensión que exagera aún el peso de las suelas del zapato. Acabamos de ver que su orientación era oblicua abajo y hacia dentro (Fig. 268). Estirando las veinticuatro horas del día sobre las inserciones como todos los músculos tónicos, coloca la tibia en posición permanente de rotación externa, el pie en ligero equino-varus. La hipertensión del sóleo es así la causa de cuatro deformaciones estáticas que volvemos a encontrar sin cesar en nuestra práctica corriente.

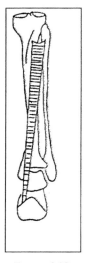

Figura 268

1. La tensión del sóleo, músculo tónico extensor, limita naturalmente la flexión tibiotarsiana. Sabemos que esta flexión, indispensable en el paso posterior, impide o limita la traslación de la tibia hacia adelante en el desarrollo del paso cuando es imposible o limitada. Al ser el fémur arrastrado por arriba del cuerpo prosiguiendo su movimiento hacia adelante, la rodilla se encuentra forzada en hiperextensión en cada paso posterior. Esto lleva rápidamente a la clásica deformación de la rodilla en recurvatum (Fig. 269).

2. La imposibilidad de flexión tibiotarsiana puede compensarse igualmente de una manera diferente. Al no permitir el desarrollo sobre el suelo el paso posterior, el paciente lo realiza por un movimiento de basculación interna del pie que "sagitaliza" por una rotación externa. Esta compensación lleva rápidamente a una deformación en valgus por una inversión de la tensión del sóleo sobre el calcáneo (Fig. 270). Es el mecanismo de la clásica deformación del pie en valgus.

3. La detorsión externa de la tibia afecta a más del 50% de los individuos. Independientemente de la gonartrosis de la que muchas veces es la causa, es responsable sobre todo de la mayoría de las artrosis posteriores de la rótula tan bien descritas por el Dr. Trillat. La tendencia de la rótula es hacia el deslizamiento lateral externo, haciendo el tendón rotuliano y el tendón cuadricipital fisiológicamente un ángulo cerrado hacia fuera (Fig. 271). Es fácil comprender que, al conducir la rotación externa de la tibia bajo el fémur la tuberosidad anterior hacia dentro, aumenta el cierre de este ángulo. En todas las tensiones del cuádriceps, en todos los movimientos de flexión de la rodilla, la carilla articular externa de la rótula descansa sola y "frota" de una manera intensa sobre la zona externa

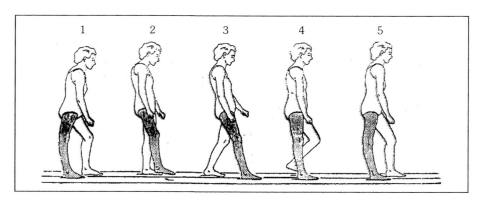

Figura 269. Ducroquet y sus colaboradores

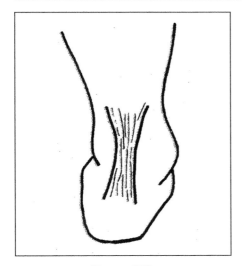

Figura 270

de la tróclea femoral. Es una artrosis de desgaste que se encuentra muy a menudo en los deportistas.
4. La detorsión de la tibia externa tiene todavía una incidencia especial. *Es responsable de la mayoría de los pies valgus y de los pies planos estáticos.* Hemos visto que el valgus, el amortiguamiento del peso del cuerpo y la adaptación del pie a las desigualdades del suelo eran controlados por la tonicidad del tibial posterior. *Desgraciadamente, el tibial posterior tiene la misma orientación que el sóleo.* Es igualmente rotador externo de la tibia. Cuando la tibia se mantiene en rotación externa por la retracción del sóleo, esta rotación relaja el tibial posterior. Recupera abajo lo que pierde arriba. Deja salir el pie en valgus, el escafoides en rotación externa y el cuboides en rotación interna, es decir, permite el aplanamiento de la bóveda plantar.

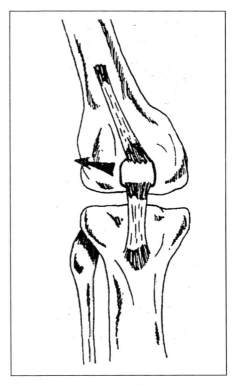

Figura 271

Segmento fémur-tronco

El segmento fémur-tronco es la clave del equilibrio estático ascendente. A este nivel se proyecta la base de sustentación, de este nivel parten prácticamente todas las oscilaciones equilibradoras del tronco. En un proceso ascendente, la posición de la cintura pélvica condiciona la de la columna lumbar. Sabemos que la estática de estos dos segmentos es inseparable. Una única musculatura la controla.

En los tres planos, la "base pélvica" está bajo la dependencia de los miembros inferiores. Estudiar su fisiología equivale a estudiar la patología de las deformaciones vertebrales ascendentes. *Toda anomalía de los miembros inferiores será el punto de partida de una falsa posición pélvica y de una compensación lumbar.*

EQUILIBRIO SAGITAL

Los terapeutas cometen muchos errores en cuanto a la apreciación del equilibrio sagital del segmento fémur-tronco. Se fían generalmente de un juicio visual a menudo inexacto. *Las curvaturas vertebrales no son debidas a un equilibrio estático.* Dependen de la forma de los elementos que las componen: las curvaturas dorsal y sacra del hecho de que los cuerpos vertebrales son cuneiformes hacia adelante; las curvaturas cervical y lumbar en los discos cuneiformes, hacia atrás.

La gama de las curvaturas vertebrales es variable en cada individuo, según su talla, su sexo, la evolución de su crecimiento, su raza, etc. El ojo no es nunca un buen criterio de juicio. *En posición erguida, sólo la posición de la pelvis permite determinar la estática lumbar.*

Se ofrecen dos posibilidades al terapeuta para evaluar con certeza la estática correcta o incorrecta del segmento fémur-tronco: la comparación de los relieves óseos, la medida del ángulo sacro.

1. La comparación de los relieves óseos se hace por palpación. En un buen equilibrio pélvico (Fig. 272), la espina ilíaca antero-superior (EIAS) está vertical con la cara anterior del tubérculo pélvico. Lo mismo atrás, la

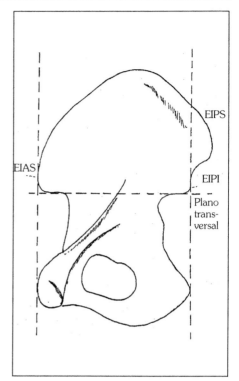

Figura 272

espina ilíaca posteroinferior (EIPI) está en vertical en la cara posterior de la tuberosidad isquiática. Estas dos comparaciones son difíciles de hacer. Por el contrario, las dos EIAS y EIPI están en la misma línea horizontal, lo cual es fácil de constatar.

– *Si la EIAS es más baja delante, la cintura pélvica está en anteversión y la columna lumbar en posición lordótica* (Fig. 273).
– *Si la EIAS está más arriba delante, la cintura pélvica está en retroversión y la columna lumbar en posición cifótica* (Fig. 274).

Libro 3: La estática

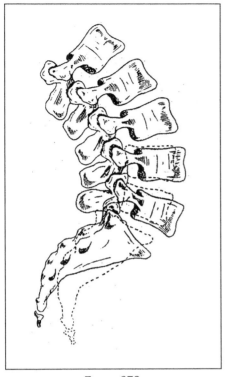

Figura 273

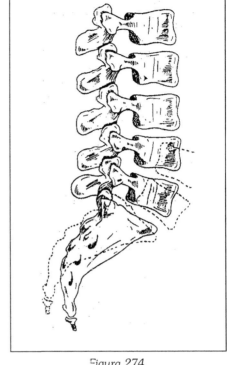

Figura 274

– Hay una tolerancia en esta evaluación palpatoria: de un centímetro hacia la anteversión en la mujer, cuya pelvis es amplia, de un centímetro hacia la retroversión en el hombre, cuya pelvis es alta.

2. La posición del sacro en el espacio se juzga sobre una radiografía de perfil *en posición erguida*. En esta posición, el macizo superior de la 1ª vértebra sacra hace un ángulo de 30 a 35° sobre la horizontal (Fig. 275). Un ángulo mayor mostrará una horizontalización del sacro y una anteversión pélvica (Fig. 273), un ángulo menor una verticalización y una retroversión (Fig. 274).

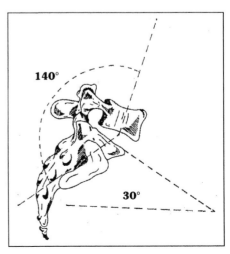

Figura 275

Aparte de un proceso descendente que estudiaremos más adelante, los desequilibrios pélvicos en el plano sagital son ante todo anteriores. La tendencia del hombre erguido es hacia la anteversión. Esta anteversión puede tener dos orígenes: anomalías óseas a nivel de las articulaciones coxofemorales una insuficiencia muscular.

A) Veremos las anomalías óseas en el plano horizontal.

La insuficiencia muscular es además una secuela de nuestro enderezamiento estático.

1. El elemento principal del control de la anteversión pélvica y de la lordosis lumbar es la parte tónica del glúteo mayor. Lo hemos visto con este músculo en el capítulo de la cadera. Está formada por fibras oblicuas entre la aponeurosis lumbar y el tabique intermuscular externo del muslo (Fig. 276). Como una polea de obenque, *asegura una tensión entre una formación aponeurótica inferior que parte del pie y una formación aponeurótica superior que va hasta la base del cráneo* (Fig. 277). Desgraciadamente, sus fibras son muy oblicuas en el plano frontal (45 grados); por tanto, están mal dispuestas para este mantenimiento sagital. Esta parte tónica es uno de los puntos débiles del hombre erguido.

Como acabamos de decir, la insuficiencia del control de la anteversión

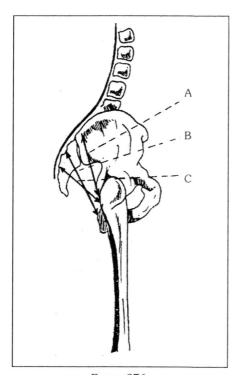

Figura 276

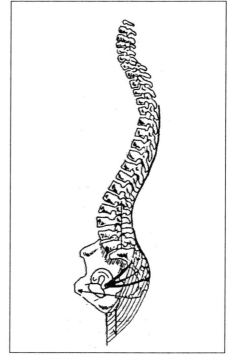

Figura 277

pélvica no es una insuficiencia muscular, sino una debilidad mecánica debida de nuevo a nuestra verticalidad.

En el estudio de la cadera hemos visto que el glúteo mayor está constituido por fibras verticales, por fibras oblicuas abajo y fuera, por fibras horizontales y fibras circulares. Naturalmente, sólo las fibras verticales y las fibras oblicuas pueden estar afectadas en el mantenimiento de la anteversión. Por otro lado, para comprender esta fisiología, debemos ser conscientes que si los movimientos sagitales del fémur sobre la pelvis son flexiones y extensiones, la anteversión y la retroversión pélvicas son rotaciones alrededor de la cabeza femoral. La anteversión es una rotación anterior de los ilíacos, la retroversión, una rotación posterior. En la anteversión, toda la parte superior del ilíaco va hacia adelante, toda la parte inferior va hacia atrás, toda la parte posterior sube (Fig. 278).

Visualicemos ahora las inserciones musculares sobre el ilíaco. La inserción superior de las fibras verticales del glúteo mayor está en la parte posterior de la fosa ilíaca externa detrás de la línea semicircular posterior. Fijándose abajo en la cara posterior del fémur (trifurcación externa de la línea áspera), en la posición normal del equilibrio pélvico (EIAS y EIPI de la misma horizontal) son sagitalmente oblicuas abajo y delante. Esta oblicuidad les da una palanca posterior para el control de la anteversión (Fig. 279). Esta palanca es todavía más importante para las fibras oblicuas que unen la aponeurosis lumbosacra al tabique intermuscular externo del muslo. Por el contrario, al fijarse los dos músculos en la tuberosidad isquiática: semimembranoso, haz inferior del 3er aductor, no tienen ninguna palanca en esta posición.

Visualicemos ahora las cosas en una anteversión pélvica controlada (rotación anterior). Las inserciones altas del glúteo mayor avanzan, lo cual disminuye otro tanto la acción de sus fibras en la anteversión. Se convierte en prácticamente nula en una anteversión de 30 grados (Fig. 280). Inversamente, la tuberosidad isquiática al ir de atrás hacia arriba, los dos músculos que se insertan en ella ven cómo su palanca se hace cada vez más importante a medida que la rotación va hacia adelante. El control

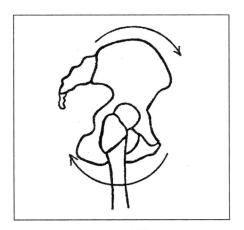

Figura 278

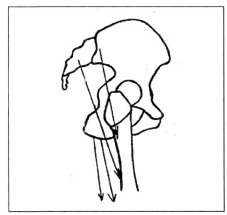

Figura 279

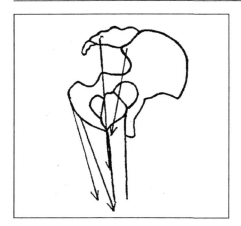

Figura 280

de la anteversión pélvica está hecho así de la sucesión de las tensiones tónicas del glúteo mayor, después de las del semimembranoso y del haz inferior del 3er aductor.

2. Los músculos piramidales (piriformes) juegan un papel muy importante en el control sagital del segmento fémur-tronco. Teniendo en cuenta la insuficiencia del músculo glúteo que acabamos de denunciar, son hipersolicitados por esta función que no es la suya. Esto explica sus frecuentes retracciones dolorosas.

– Se insertan a cada lado sobre la cara anterior del sacro por tres haces distintos que parten de los 2º, 3º y 4º cuerpos sacros, *es decir, debajo del eje de basculación del sacro*. Los tres haces se implantarán en un tendón terminal que se adhiere al borde superior del trocánter mayor.

La tonicidad bilateral de los dos músculos verticaliza el sacro o, más exactamente, controla su horizontaliza-

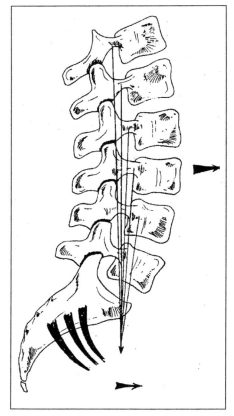

Figura 281

ción, es decir, la anteversión pélvica (Fig. 281). En esta función es el antagonista tónico del psoas.

3. El abanico superior de los músculos aductores no se debe olvidar en el equilibrio sagital de la cintura pélvica. La inserción superior de toda esta masa muscular ocupa toda la rama isquiopubiana. Su parte tónica está afectada aquí. Está hecha por dos músculos (Fig. 282).

– El *haz inferior del aductor mayor* es un músculo completamente indepen-

Libro 3: La estática

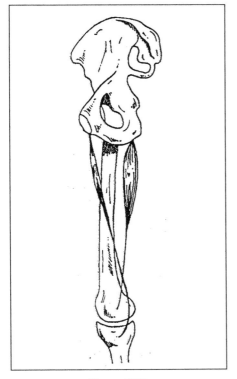

Figura 282

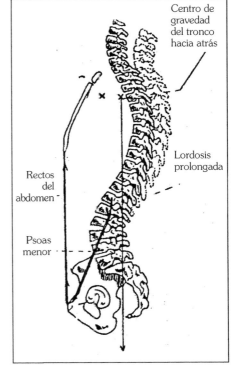

Figura 283

diente. Colgado de la tuberosidad isquiática arriba en la tuberosidad del aductor mayor sobre el cóndilo interno abajo, cruza el aductor largo y termina por un largo tendón (Fig. 282).

Es el obenque tónico posterior. Participa en el control de la anteversión.

– El recto interno no es flexor de la rodilla, sino aductor de la cadera.
– Terminado como el músculo precedente por un largo tendón inferior, va del pubis a la tuberosidad interna de la tibia reflejándose en la cara posterior del cóndilo interno.

Es el obenque tónico anterior. Participa en el control de la retroversión. Los desequilibrios en este sentido son raros. Es un músculo muy delgado (*gracilis*).

4. Un artificio mecánico que se apoya en la parte tónica del psoas compensa a menudo la debilidad del músculo glúteo. Esta parte tónica que volveremos a ver controla el desequilibrio posterior de la columna lumbar. *Sobre ella se apoya el paciente erguido para rechazar el tronco hacia atrás y conducir así el centro de gravedad detrás de los apoyos coxofemorales (Fig. 283). Este rechazo hacia atrás da un punto fijo superior a la suspensión del pubis al tórax (línea blanca).* Prolonga gene-

ralmente la lordosis lumbar hasta D9. La parte tónica de la musculatura del perineo participa en este mecanismo. Por medio del núcleo fibroso central, los *transversos profundo y superficial, los isquiocavernosos* solidarizan el sacro a la rama pubiana.

B) El control sagital posterior del segmento fémur-tronco es, a nivel pélvico, bastante secundario. Está formado por dos músculos que ya hemos citado. El *recto interno* fija el pubis a la rodilla. Es un músculo pequeño que actúa sobre una palanca pequeña. El verdadero músculo de este control de la retroversión es el *ilíaco menor* extendido entre la espina ilíaca antero-superior y el trocánter menor. En la retroversión pélvica que acompaña a una cifosis lumbar, es a menudo doloroso.

El control del desequilibrio posterior lumbar es menos simple. Acabamos de evocarlo respecto a la estabilidad anterior pélvica. Es la función de las dos partes tónicas del psoas (Fig. 284).

– En cuanto al *psoas menor* las cosas son fáciles de comprender. Fijándose arriba en la parte superior de la columna lumbar (D12/L1) y abajo en la rama isquiopubiana, controla perfectamente la caída del tronco hacia atrás. Sobre él se apoyan los paralizados de los glúteos en la marcha (miópatas).

– Para la *parte transversal del psoas*, su fisiología es un poco desconcertante. Perteneciendo al psoas flexor, no controla la extensión de la cadera. El psoas sólo es flexor a partir de una flexión de 20 grados. Por otro lado, en la extensión, su parte inferior se repliega en la rama púbica, lo cual bloquea toda acción en un sentido o en el otro. *La extensión coxofemoral no estira el psoas*. No controla de ningún modo la posflexión lumbar.

Al contrario, al fijarse sus fibras musculares en las apófisis costiformes, al situarse éstas a cada lado al nivel de las articulaciones interapofisarias, estiran estas últimas hacia abajo en imbricación, es decir, hacia la flexión. La parte transversal del psoas es su parte lordosante. Ésta es la que, a partir de una flexión de la cadera de 20 grados, arrastra la columna lumbar en lordosis en el movimiento de extensión. *Su función es la protección de la lordosis lumbar y de su estabilidad lateral*. No olvidemos que toda la lateroflexión del tronco es lumbar.

EQUILIBRIO FRONTAL

A) El equilibrio frontal pélvico está ante todo condicionado por la simetría de longitud de los dos miembros inferiores. Éste se halla lejos de ser siempre perfecto. Es corriente un acortamiento de unos 5 milímetros, que casi se puede

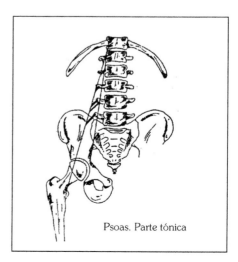

Psoas. Parte tónica

Figura 284

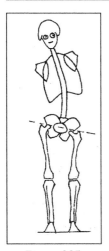 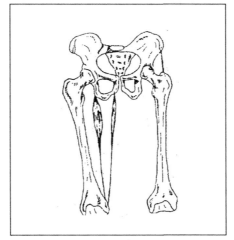 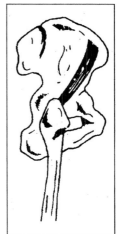

Figura 285 Figura 286 Figura 287

decir que es fisiológico. El crecimiento en longitud de los miembros no es simultáneo, sino alternativo. Un miembro crece mientras el otro continúa en su longitud y viceversa.

El desequilibrio frontal pélvico ocasiona una concavidad subyacente del lado más alto (Fig. 285). Cuanto más importante es el acortamiento más cerrada es la concavidad. Las escoliosis por acortamiento son las únicas escoliosis en C, es decir, de una sola curvatura. En este sentido, pensamos que se tiene que ser muy prudente. Por escoliosis se entiende una deformación permanente. La mayoría de las llamadas escoliosis por acortamiento sólo son compensaciones lumbares o dorsolumbares. Compensan el acortamiento pero se mantienen flexibles. Visibles en posición erguida, desaparecen en posición sentada o en posición tumbada. Entonces verdaderamente no se puede hablar de escoliosis; son movimientos fisiológicos de compensación. Podemos incluso decir que es lo más clásico. Prácticamente todas las concavidades desaparecen en radiografías de pie cuando se compensa el acortamiento; esto incluso en adultos de edad avanzada.

El equilibrio frontal pélvico en apoyo bipodal está bajo el control de una sinergia tónica: la de los adductores de un lado, de los abductores del otro (Fig. 286). Hemos visto el grupo adductor: haz inferior del aductor mayor y recto interno. El grupo abductor está constituido por el glúteo menor.

– El *glúteo menor* (Fig. 287) es el más profundo de los músculos glúteos. Es también el más anterior.

Se inserta arriba en la fosa ilíaca externa delante de la línea semicircular anterior. Sus fibras musculares relativamente cortas se implantarán abajo en la cara profunda de una hoja tendinosa radiada que se fija en el borde anterior del trocánter mayor.

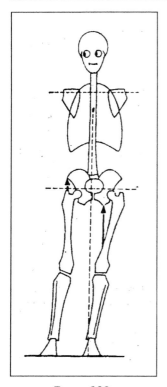

Figura 288

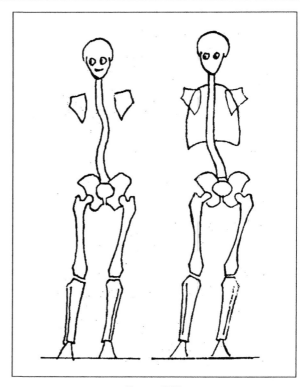

Figura 289

Es abductor y rotador interno tónico. Vamos a encontrarlo en estas dos funciones.

Esta sinergia tónica permite el equilibrio y las oscilaciones laterales del tronco en los pasos sobre suelos inclinados, por ejemplo (Fig. 288). No se debe confundir con la sinergia dinámica, mecánicamente la misma que lleva el peso del cuerpo de un pie sobre el otro como hemos visto para el paso. Ésta es una sinergia de equilibrio estático inconsciente. Controla la traslación lateral de la pelvis en los desequilibrios permanentes del tronco (Fig. 289).

Hemos visto que el equilibrio pélvico unipodal era siempre una función totalmente dinámica y consciente.

B) El equilibrio frontal de la región lumbar no es tributario del equilibrio pélvico como lo era el equilibrio sagital. Tiene su propia musculatura. Como para todo el equilibrio estático del raquis, la tensión tónica de ésta arrastra las vértebras en lateroflexión de su lado, pero en rotación en el otro. Está formada por dos formaciones tónicas que se fijan en las apófisis transversas lumbares, provocando su tensión la rotación opuesta. Hemos visto en el capítulo del eje raquídeo que a este nivel

Libro 3: La estática   235

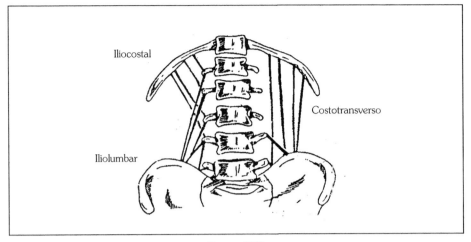

Figura 290

la rotación era global entre D11/D12 y L5/S1. Estos dos sistemas musculares tónicos son: la parte transversal del psoas, que hemos descrito ya, y la parte tónica del cuadrado de los lomos.

- El *cuadrado de los lomos* está compuesto por tres formaciones distintas, tres músculos podríamos decir.

• El *iliocostal* está formado por fibras largas cuyos agarres tendinosos cruzan en longitud de dentro hacia fuera y se fijan abajo sobre el borde superior del ligamento iliolumbar y en el labio interno de la parte posterior de la cresta ilíaca. Arriba, por implantación directa y por una corta hoja tendinosa superficial, se adhieren al borde inferior de la 12ª costilla (Fig. 290).

El iliocostal es la parte dinámica del músculo. *Lateroflexiona el tórax*, pero sobre todo *es el músculo suspensor del ala ilíaca en el tórax en los apoyos unipodales*.

• El *iliotransverso*, cuyas inserciones bajas se confunden con las del iliocostal, termina arriba en cuatro lengüetas tendinosas sobre las apófisis transversas de las cuatro primeras lumbares.

Es el músculo tónico que controla las lateroflexiones del segmento lumbar (Fig. 290).

• El *costotransverso* nace encima del borde inferior de la 12ª costilla. Se implanta abajo sobre las apófisis transversas de las cuatro primeras lumbares por cuatro lengüetas tendinosas.

Es igualmente un músculo tónico. Se mueve entre los dos precedentes y *controla la lateroflexión de la caja torácica* (Fig. 290).

Ni en el plano de la fisiología ni en el plano de la anatomía, los *transversos espinosos lumbares* son comparables a los transversos espinosos dorsales. Apenas participan en el equilibrio lateral lumbar y de ninguna manera en el equilibrio sagital. Su tonicidad es lordosante. Si a nivel dorsal los transversos espinosos están netamente separados de sus husos perfectamente distintos, a nivel lumbar forman una masa muscular indistinta. Ésta constituye la parte muscular profunda de la "masa común lumbar". Su verdadera fisiología consiste en servir de punto de apoyo a los tendones de los músculos paravertebrales que constituyen la parte superficial de esta masa común.

EQUILIBRIO HORIZONTAL

Parece que los terapeutas ignoren completamente el equilibrio horizontal pélvico incluidos los que se creen especialistas de la estática. Se interesan en los planes sagital y frontal, pero olvidan casi siempre las rotaciones. Después de veinte años en la dirección de un servicio especializado en los problemas vertebrales, consideramos que estas rotaciones están en el primer plano de la escoliosis. Estamos seguros de que una rotación horizontal pélvica es el punto de partida de todas las escoliosis ascendentes (ver *Escoliosis y terapia manual*).

Para comprender, debemos volver una vez más a la cuadrupedia. El cuadrúpedo que éramos nosotros tenía una pelvis horizontal. En esta posición, la cavidad cotiloidea miraba hacia fuera, abajo y ligeramente hacia atrás. Esta orientación correspondía perfectamente a la del cuello femoral, el cual, respecto a la diáfisis, forma un ángulo de 125 grados hacia arriba y de 15 grados hacia adelante. El enderezamiento del hombre en que nos hemos convertido se ha realizado ante todo por una verticalización de la cintura pélvica. Esta verticalización, que ha llevado las coxofemorales en extensión, ha orientado la cavidad cotiloidea hacia fuera, pero igualmente hacia adelante en un ángulo de unos 50 grados. Esta nueva posición hace que las dos piezas articulares miren las dos hacia adelante y que sus ejes de movimiento se crucen delante de un ángulo de 125 grados. Ya no están en buenas condiciones mecánicas (Fig. 291). Este mal equilibrio precario sólo descansa en la tonicidad de los rotadores.

Para que un músculo pueda ejercer su función motriz, debe tener un punto fijo y un punto móvil. Es una ley elemental de la mecánica de las fuerzas que hemos recordado. En el equilibrio estático, al estar los segmentos alineados unos sobre otros, es evidente que el punto fijo muscular está abajo. En el apoyo de la cintura pélvica sobre el fémur, los músculos tónicos rotadores: internos hacia adelante (glúteo menor, ilíaco menor), externos hacia atrás (piramidal, pelvitrocamtéreos) tienen su punto fijo sobre el macizo troncánter y su punto móvil sobre el ilíaco (Fig. 292). Por otro lado, al ser el fémur mecánicamente una potencia, en la rotación interna el macizo del trocánter se desplaza hacia adelante; en la rotación ex-

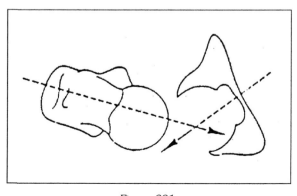

Figura 291

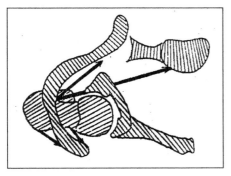

Figura 292

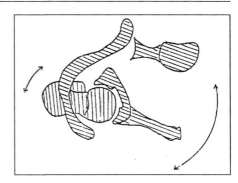

Figura 293

terna, hacia atrás. Si el fémur se presenta en posición de rotación interna permanente, así ocurre en la compensación de una rotación externa tibial por ejemplo, el macizo del trocánter llevado hacia adelante habrá puesto los rotadores externos posteriores en tensión. Para conservar el equilibrio de los rotadores, ellos mismos habrán arrastrado la cintura pélvica a una rotación horizontal opuesta. Inversamente, una rotación externa femoral permanente llegará a una rotación pélvica de este lado (Fig. 293).

Todavía es más importante, a nuestro entender, la segunda razón de un giro horizontal pélvico. Las superficies de apoyo cotiloideas están hechas para el cuadrúpedo, es decir, para una posición de la coxofemcral en flexión de 90 grados (Fig. 294). El enderezamiento del hombre no sólo ha modificado la orientación articular, sino que ha reducido considerablemente la superficie de apoyo (Fig. 295). En las rotaciones externas

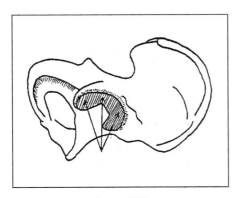

Figura 294

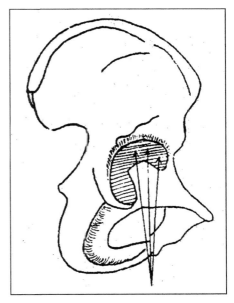

Figura 295

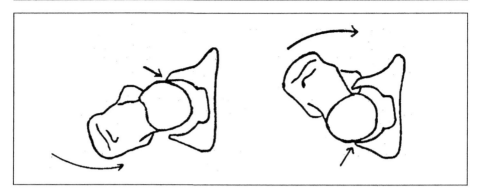

Figura 296

del fémur, la cabeza femoral sale por delante y viene a apoyarse en el borde anterior del cotilo. En las rotaciones internas sale por detrás y viene a apoyarse en el borde posterior (Fig. 296). Si esta situación no tiene ningún inconveniente en los movimientos de la cadera sin apoyo, es insoportable en los apoyos. *Para recuperar un apoyo normal en las posiciones de rotaciones, la cintura pélvica efectúa un giro horizontal: del lado de la rotación externa, del lado opuesto a la rotación interna* (Fig. 297).

En las posiciones de rotación bilateral de las dos caderas, la cintura pélvica vuelve a la cuadrupedia por una anteversión, sea cual sea la rotación.

Toda esta fisiología del equilibrio horizontal pélvico descansa en la musculatura tónica coxofemoral. El mal alineamiento articular sólo es soportable gracias al equilibrio de las dos tensiones

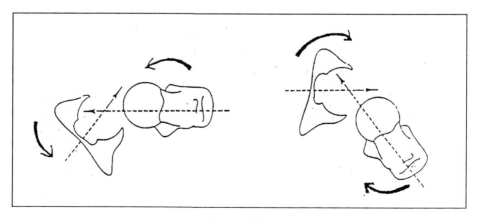

Figura 297

Libro 3: La estática

opuestas: la de los rotadores internos y la de los rotadores externos. Este equilibrio desgraciadamente se ve alterado muy a menudo. Podemos afirmar por experiencia que un 60% de entre nosotros tiene una espina ilíaco antero-superior más anterior que la otra, señal de una rotación horizontal pélvica.

Hemos examinado ya: ilíaco menor, glúteo menor, piramidal, veamos rápidamente los pelvitrocantéreos.

Como para toda la musculatura de la cadera, el enderezamiento del hombre ha modificado la función de los pelvitrocantéreos. Excluimos de ellos el piramidal, que es un pelvitrocantéreo del sacro y cuya fisiología ya hemos examinado. *La fisiología de los pelvitrocantéreos, músculos cortos tónicos, es la coaptación articular de la articulación coxofemoral.* Teniendo en cuenta que el enderezamiento los ha enrollado alrededor del cuello, esta coaptación se ve exagerada a menudo. Esta exageración es una de las razones de la frecuencia de las coxartrosis.

– El *obturador interno* se inserta en la cara interna de la membrana obturadora y el contorno interno del agujero obturador. Se refleja en el borde del coxis en la pequeña escotadura ciática, después va hacia arriba y hacia fuera recubriendo la articulación a fijarse en la cara interna del trocánter mayor (Fig. 298).

– El *obturador externo* se inserta en la cara externa en el contorno del agujero obturador y en la bandeleta subpubiana, se enrolla alrededor del cuello del fémur para irse a fijar en la cara interna del trocánter mayor en el hoyuelo digital (Fig. 298).

Cuando se reemplazan estos dos músculos en su situación cuadrupédica la pelvis tumbada en la horizontal, no

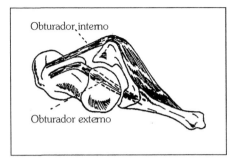

Figura 298

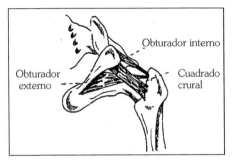

Figura 299

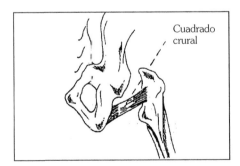

Figura 300

se enrollan alrededor del cuello, sino que se encuentran perfectamente transversales por encima de este cuello (Fig. 299). En esta posición, son abductores, lo que ya no son los glúteos. Para el hombre erguido, los dos músculos se han convertido en rotadores externos especialmente el obturador externo, el mejor colocado mecánicamente.

La función del *cuadrado* crural ha sido igualmente modificada por la posición erguida. En el cuadrúpedo, la tuberosidad isquiática es alta y posterior. El músculo es rotador externo y extensor (Fig. 299). En el hombre erguido la tuberosidad isquiática es baja y más anterior el cuadrado crural conserva una función de rotador externo muy disminuida, pero se convierte en aductor (Fig. 300).

Región dorsal

El mantenimiento estático de la región dorsal es simple de concebir. La tendencia gravitatoria es a este nivel el aplanamiento de la cifosis fisiológica. Esta curvatura está controlada por un músculo posterior o, más exactamente, por una sucesión de pequeños músculos posteriores dispuestos en espiga a lo largo del raquis: los *transversos espinosos dorsales*.

Anatómicamente, se enfrentan dos teorías: la de Trolard que hace partir las fibras musculares de una apófisis transversa y subir hasta las cuatro vértebras subyacentes y la de Winckler que las hace partir de la hoja y de la espinosa y descender hasta los transversos de las cuatro vértebras subyacentes. Nunca hemos comprendido esta controversia. Si se trazan sobre el papel los transversos espinosos de todo el raquis, se llega prácticamente a los mismos dibujos en las dos teorías. Si hemos comprendido bien las dos descripciones, la diferencia reside en el punto fijo, abajo para Trolard, arriba para Winckler. Esto está para nosotros fuera de discusión. Los transversos espinosos son músculos tónicos que controlan la estática. Es evidente que su punto fijo no puede ser otro que la inserción más baja.

Cada *transverso espinoso* está formado por cuatro haces salidos de la vértebra más baja. El primer *corto laminar* sube a fijarse a la parte externa de la hoja de la vértebra subyacente. El segundo *largo laminar* va a la parte interna de la hoja de la segunda subyacente, el tercer *espinoso corto* a la base de la espinosa de la tercera subyacente, el cuarto *espinoso largo* a la punta de la espinosa de la cuarta subyacente (Fig. 301).

Cada vértebra recibe así cuatro tensiones tónicas salidas de cuatro músculos diferentes.

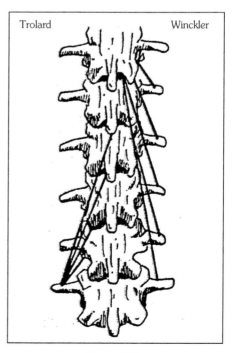

Figura 301

Actuando en sinergia bilateral, los cuatro haces controlan el cierre de la cifosis fisiológica.

Fisiológicamente, en su función unilateral, controlan la lateroflexión del lado opuesto y la rotación de su lado. Mirando el dibujo de perfil (Fig. 302) se ve que cada haz tiene una orientación diferente. *Los dos laminares muy laterales, insertados arriba a nivel de los articulares, controlan sobre todo la lateroflexión opuesta. Los espinosos, inclinados hacia atrás y fijándose sobre la espinosa, controlan ante todo la rotación de su lado.* El control estático de cada vértebra está hecho así de dos músculos cortos: los laminares para la lateroflexión, de dos músculos largos: los espinosos para la rotación. Esto conduce a varias observaciones prácticas. Los dos parámetros de las deformaciones escolióticas son totalmente independientes y su evolución no es paralela. En la evolución retráctil, los dos laminares más cortos se retractan más deprisa y más pronto que los espinosos más largos. *La inclinación lateral de una escoliosis precede generalmente a la rotación. Esto tiene un corolario práctico. Cuando sobre una radiografía la rotación parece que precede a la inclinación lateral, la escoliosis es seguramente evolutiva.*

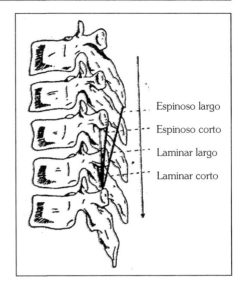

Figura 302

ADAPTACIÓN ESTÁTICA DESCENDENTE

Hemos evocado ya este problema en el tema de la región cervical y de su función dinámica. En esta adaptación estática es crucial. La buena posición de la cabeza es un imperativo para esta adaptación descendente que hace que no seamos unos maniquís rígidos. Este control de la posición de la cabeza dispone de dos sistemas neurológicos que adaptan toda la tonicidad cervical.

La estación bípeda ha desequilibrado por completo la musculatura tónica cervical.

En el cuadrúpedo que ha sido el hombre, la cintura escapular está apoyada en el suelo por medio de los miembros anteriores. Es así el punto fijo sólido de toda la musculatura cervical. El hombre se ha enderezado y su cintura escapular ya no está apoyada. *Está suspendida del raquis cervical y de la base del cráneo.* El enderezamiento ha hecho aparecer así una nueva necesidad tónica: la suspensión de la cintura escapular, de la caja torácica y de los miembros superiores. Para esta nueva función tónica, el punto fijo muscular debe estar arriba a nivel cervical y cefálico, el punto móvil abajo a nivel de los segmentos colgados. Como las inserciones de los músculos cervicales no pueden ser a la vez fijas y móviles, la musculatura cervical no tiene realmente punto fijo. Como la tonicidad postural está en actividad las veinticuatro horas del día, su tensión permanente conduce así obligatoriamente a retracciones. Al ser la verticalidad un imperativo estático, el raquis cervical se mantiene libre para asegurar esta necesidad. *Es siempre la cintura escapular la que aguanta las retracciones.*

SUSPENSIÓN ESCAPULAR

La suspensión escapular está formada por dos músculos: el trapecio superior en la parte externa, el angular en la parte interna.

El *trapecio* está compuesto por tres músculos de funciones diferentes (Fig. 303).

– Las fibras superiores oblicuas abajo, fuera y delante surgen del tercio interno de la línea curva occipital superior y del borde posterior del ligamento cervical posterior. Abajo, se insertan en el borde posterior y la cara superior de la clavícula.

Su función es la suspensión de la parte externa y anterior de la cintura escapular.

– Las fibras medias son horizontales. Se implantan sobre el rombo aponeurótico a nivel de las espinosas de C7, D1, D2 y D3. Las fibras superiores van sobre el acromion, las inferiores sobre la cara posterior de la espina del omóplato. Las fibras del deltoides profundo tienen las mismas implantaciones que las fibras acromiales

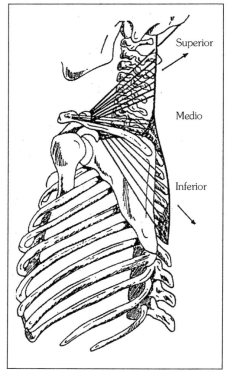

Figura 303

del trapecio que se prolongan en el brazo.

El conjunto realiza la suspensión de la cintura escapular y del miembro superior del raquis cervical y de la columna dorsal alta.

– Las fibras inferiores ya no son en el hombro más que una delgada formación muscular. Nacen de las espinosas dorsales hasta D10, terminan arriba y ligeramente hacia fuera en la parte interna de la espina del omóplato deslizándose bajo el trapecio medio.

Son prácticamente la única fijación tónica del omóplato hacia abajo.
El angular suspende el ángulo superior del omóplato del raquis cervical.

– Está formado por cuatro o cinco husos distintos que proceden de los tubérculos posteriores de los transversos de C2, C3, C4, C5. Estos husos se reúnen abajo y van a fijarse a la parte superior del ángulo superointerno del omóplato (Fig. 304).

SUSPENSIÓN TORÁCICA

La suspensión torácica la realizan dos sistemas tónicos: los escalenos y los intercostales.
En fisiología, los *escalenos* se presentan generalmente como músculos inspiradores. Una ocurrencia nos hace decir que es probablemente porque impiden inspirar. Las primeras y segundas costillas sobre las cuales se implantan abajo son menos móviles que el raquis cervical sobre el que se implantan arriba. Incluso si fueran dinámicos, podrían difícilmente ser inspiradores. Por el contrario, músculos tónicos muy a menudo retraídos, estiran la parrilla costal en posición alta permanente, lo que limita considerablemente las posibilidades inspiratorias (Fig. 305).

– El *escaleno anterior* nace arriba, por cuatro tendones seguidos de cuatro husos musculares independientes, tubérculos anteriores de los transversos de C3, C4, C5 y C6. Reunidos abajo, el cuerpo muscular termina en el tubérculo de Lisfranc, labio anterior del canal subclavio de la parte superior de la primera costilla (Fig. 306).

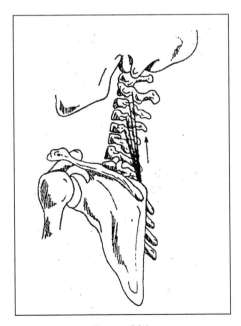

Figura 304

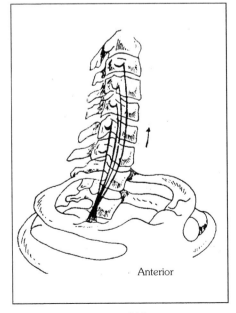

Anterior

Figura 305

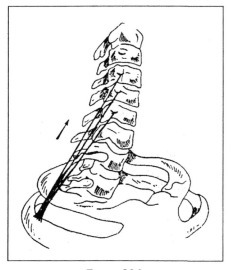
Figura 306

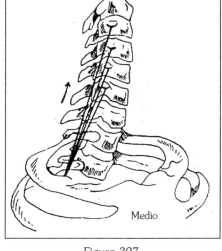
Figura 307

- El *escaleno medio* nace por cinco tendones de los transversos de C2, C3, C4, C5, C6. Se implanta abajo en el borde posterior del canal subclavio de la cara superior de la 1ª costilla. Se aparta así del escaleno anterior, arreglando las dos implantaciones un paso para la arteria subclavia y el plexo braquial (Fig. 307).
- El *escaleno posterior* nace por tres tendones seguidos de tres husos musculares de los tubérculos anteriores y de los rebordes externos de los canales de las apófisis transversas de C4, C5, C6. El cuerpo terminal se implanta abajo sobre el borde superior y la cara externa de la 2ª costilla (Fig. 307).

Por medio de las dos primeras costillas de los músculos intercostales, los escalenos mantienen colgada la caja torácica en el raquis cervical.

Los *intercostales* son el enlace tónico entre las costillas. Los intercostales externos a las fibras oblicuas hacia adelante controlan los espacios intercostales en el ascenso de la parrilla costal, los intercostales internos oblicuos hacia atrás las controlan en el descenso.

EQUILIBRIO CERVICAL

La función tónica puramente cervical está asegurada por los músculos largos del cuello. Hemos examinado este músculo con la dinámica cervical. El mantenimiento tónico de la lordosis solicita sus dos partes tónicas oblicuas externas inferior y superior.

En el mantenimiento tónico de esta región, los transversos espinosos muy empequeñecidos no son más que ligamentos activos.

EQUILIBRIO DE LA CABEZA

El equilibrio de la cabeza es la parte capital del equilibrio estático. Está formado por dos sistemas tónicos de fisio-

Libro 3: La estática

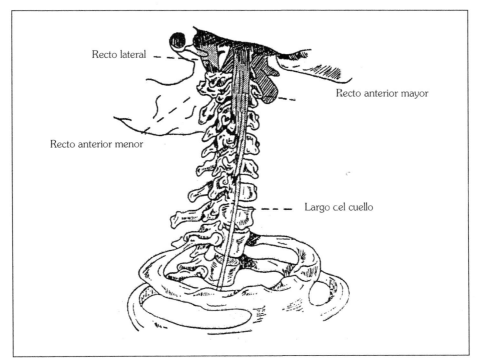

Figura 308 (inspirada en Kapandji)

logías un poco diferentes. El raquis cervical superior tiene relativamente débiles amplitudes. Su musculatura mantiene la verticalidad de la cabeza en las oscilaciones del tronco y en los desplazamientos del cuerpo. La musculatura que llamaremos "dorso-cérvico-cefálica" controla los desequilibrios importantes que necesitan los gestos y las posiciones de la vida corriente.

A) *Toda la musculatura del raquis cervical superior es una musculatura tónica*. Los débiles movimientos de esta región no sabrían qué hacer de una musculatura dinámica, siendo movilizada por lo demás la cabeza por la potente musculatura fásica. Este control de la posición de la cabeza es la función más importante de las dos articulaciones C0/C1 y C1/C2. En este mecanismo, el atlas es un menisco óseo entre el occipital y el raquis cervical inferior. Una de las funciones de la musculatura suboccipital consiste igualmente en mantener la posición del atlas en los movimientos simultáneos de las dos articulaciones.

1. Delante (Fig. 308).

– El *recto anterior mayor de la cabeza* va de los tubérculos anteriores de los 6º, 5º, 4º y 3er transversos cervicales a la apófisis basilar del occipital (Fig. 308).

Con su homólogo contralateral forman una banda muscular anterior destinada a controlar la posflexión de la cabeza y la flexión occipital.

– El recto anterior menor de la cabeza va de la masa lateral del atlas a la apófisis basilar.

Controla los movimientos de lateralidad del occipital, pero sobre todo, con el recto lateral, es el elemento activo de la solidarización entre el atlas y el occipital (Fig. 308).

– El *recto lateral de la cabeza* es el último eslabón de los músculos intertransversos. Controla igualmente la lateralidad y la posición del atlas.
– Va de la masa lateral del atlas a la apófisis yugular (Fig. 308).

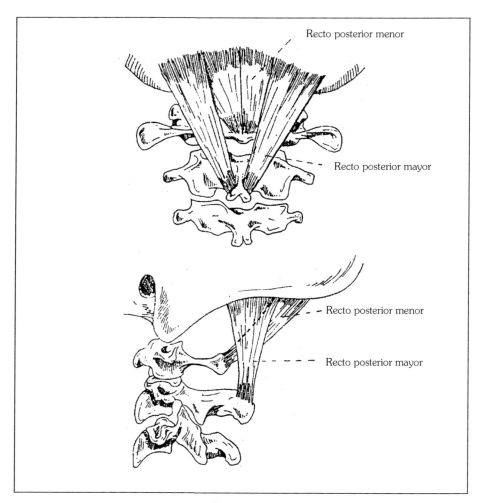

Figura 309

2. Detrás.

Detrás se sitúan los músculos llamados suboccipitales. Como el desequilibrio de la cabeza es anterior, estos músculos posteriores son los verdaderos reguladores del equilibrio cefálico. Son cuatro:

– El *recto posterior mayor de la cabeza* (Fig. 309), de la espinosa de C2 arriba y fuera en la línea curva occipital inferior; el *recto posterior menor de la cabeza* (Fig. 309), del arco posterior del atlas arriba y detrás del tercio interno de la línea curva occipital inferior, el *oblicuo mayor de la cabeza* (Fig. 310), de la espinosa de C2 arriba, delante y fuera de la masa lateral del atlas el *oblicuo menor de la cabeza* (Fig. 310), de la masa lateral del

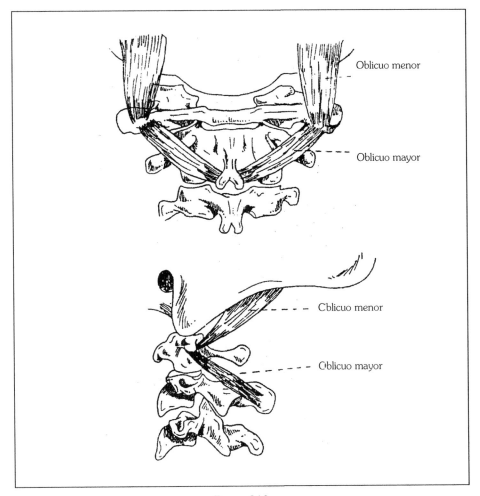

Figura 310

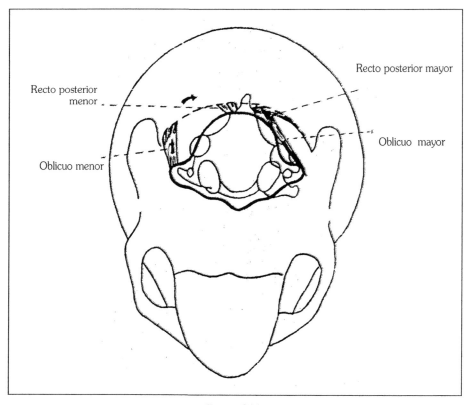

Figura 311

atlas arriba y detrás en el tercio externo de la línea curva occipital inferior.

Estos cuatro músculos controlan la anteflexión de la cabeza, es decir, el desequilibrio delante permanente. Teniendo en cuenta esta hipersolicitación, es una región muy a menudo contraída. El oblicuo mayor está especialmente afectado por la estabilidad anterior del atlas que impide que se deslice hacia adelante, protegiendo así el ligamento transversal y la articulación atlanto-odontoidea.

La lateroflexión es igualmente controlada por los cuatro músculos, el recto posterior menor y el oblicuo menor por la articulación atlanto-occipital, el recto posterior mayor y el oblicuo mayor por la articulación atlanto-axial. Todos estos músculos se equilibran uno en otro.

Los cuatro músculos tienen finalmente el control de las rotaciones, pero aquí su acción es diversificada. El oblicuo menor y sobre todo el recto posterior menor situados lateralmente y orientados de atrás hacia adelante controlan la rotación de su lado. El recto posterior mayor orientado de dentro hacia fuera controla la rotación del lado opuesto. En esta función, el oblicuo mayor puede ser sinérgico, controlando conjuntamente la misma rotación del atlas sobre el axis, pero ser antagonista fijando el lado opuesto (Fig. 311).

B) La defensa tónica de la cabeza está sobre todo orientada contra la anteflexión y la lateroflexión. La tonicidad del largo del cuello es suficiente contra la posflexión. Por el contrario, la rotación cérvico-cefálica está muy mal defendida. Los agarres mortales del jiu jitsu se llevan a cabo por rotaciones brutales de la cabeza. Nuestro enderezamiento bípedo es también responsable de esta deficiencia.

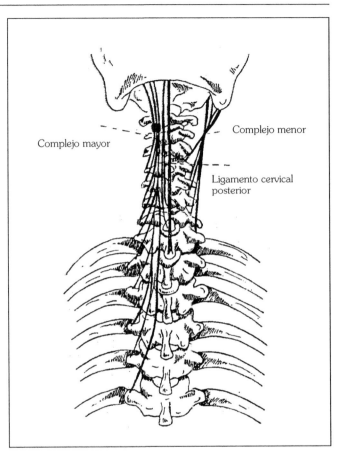

Figura 312

Todas las apófisis espinosas cervicales terminan por una horquilla ósea con dos ramas orientadas hacia abajo. En posflexión, todas estas apófisis posteriores vienen a empotrarse unas contra otras, lo que hace imposible todo movimiento de rotación del raquis cervical inferior. En su porte de cabeza normal, el cuadrúpedo cuya lordosis cervical es importante no tiene rotación inferior. Sólo las rotaciones de su raquis cervical superior le permiten la orientación de la vista. Debido al enderezamiento de nuestro raquis cervical, hemos perdido esta defensa.

El control de la anteflexión es la función principal de estos dos complejos mayores (Fig. 312). Su estrecha relación con el ligamento cervical posterior firma, por otro lado, esta función de mantenimiento. Por lo demás, su anatomía particular, con la banda fibrosa que los separa transversalmente, da perfectamente la imagen de un doble resorte de tensión, de un obenque sólidamente anclado sobre el raquis dorsal superior y destinado a mantener el occipital. Como el vuelo de la cabeza es permanente, son músculos potentes, a menudo contraídos y dolorosos, en gran parte responsables de la lordosis cervical. Son la supervivencia de enormes músculos de la nuca del cuadrúpedo.

– El *complejo mayor* parte debajo de las cimas de los transversos de las cinco o seis primeras vértebras dorsales, de la base de los transversos de las cuatro últimas vértebras cervicales, de las espinosas de C7 y de D1. Sus dos partes interna y externa están separadas cada una por un tendón intermedio transversal que los convierte en músculos digástricos. Van hacia arriba a terminarse en las líneas curvas occipitales. Los dos músculos se reúnen en medio por el ligamento cervical posterior (Fig. 312).

Los complejos mayores controlan la anteflexión y las lateroflexiones de la cabeza. Sin embargo, su constitución digástrica les permite una tensión hacia la extensión de la columna dorsal alta. La muy frecuente retracción de los complejos mayores es responsable de la lordosis cervical que se prolonga generalmente hasta D4, incluso D6 por una lordosis dorsal alta.

– El complejo menor es una formación mucho más débil. Se adhiere a la base de los transversos de las cuatro o cinco últimas vértebras cervicales y de la 1ª dorsal. Sus fibras van a fijarse arriba a lo largo del borde posterior de la apófisis mastoides, las fibras insertadas más abajo sobre los transversos se fijan más arriba sobre la mastoides y viceversa. El músculo queda así torcido sobre sí mismo, lo

que le permite controlar a la vez las rotaciones y las lateroflexiones de la cabeza (Fig. 312).

Fisiopatología de la estática

La fisiología de la estática que acabamos de examinar permite comprender la noción de globalidad que es la nuestra en terapia manual. Cada segmento se equilibra en el segmento subyacente ascendiendo o bajo el segmento suprayacente descendiendo. Esto quiere decir que un segmento en desequilibrio permanente por una deformación obligará al subir o al bajar a los demás segmentos a compensar su deformación. Toda la patología estática está en esta necesidad de compensaciones. Una deformación, sea cual sea su naturaleza, ocasionará siempre una o varias compensaciones que podrán a su vez convertirse en deformaciones y ocasionar compensaciones ascendentes o descendentes.

En las alteraciones estáticas, la sucesión de las deformaciones y de las compensaciones produce varios corolarios terapéuticos que son la base de la terapia manual.

1. Cuando es posible, la verdad del tratamiento consiste en corregir la lesión o la deformación inicial.
2. La corrección de una deformación sólo es posible después de haber hecho que las compensaciones sean imposibles.
3. Un tratamiento de terapia manual sólo puede ser global.

Sería ridículo querer sistematizar las cosas por cadenas musculares o cadenas de deformaciones. Las alteraciones estáticas pueden tomar formas diversas y tener sobre todo evoluciones diferentes. Fuera de las anomalías estructurales siempre necesariamente atípicas, pensamos sin embargo que todas las alteraciones estáticas pueden, en diversos grados, reducirse a dos grandes esquemas: el de las lordosis y el de la escoliosis.

Las lordosis

"Todo es lordosis" es una expresión atribuida a F. Mézières que se comprueba todos los días. Ha sido demostrada por T. E. Hall en un trabajo sobre los tipos estáticos respecto a las líneas de gravedad de Little John. Para este autor, la sínfisis del mentón debe encontrarse en la vertical de la sínfisis púbica en una buena estática. Esto corresponde al alineamiento occipito-escápulo-sacro de Mézières.

En la fisiología vertebral hemos visto que las dos lordosis fisiológicas eran curvaturas secundarias, lordosis de compensación. El enderezamiento del hombre, su paso de la cuadrupedia a la estación bípeda, ha modificado el equilibrio muscular de estas dos regiones y ha creado una inestabilidad que nos persigue.

El cuadrúpedo tiene una pelvis horizontal, sus dos coxofemorales están en una posición que para nosotros significaría una flexión de 90 grados. Nuestro enderezamiento se hace ante todo por una verticalización de la cintura pélvica que ha colocado las dos caderas en posición de extensión. Esto tiene como consecuencia relajar los extensores, pero tensar los flexores. La lordosis fisiológica se ha formado así por la tensión de los flexores, es decir, de los psoas ilíacos. En la estática, la debilidad del hombre erguido es la tonicidad de sus glúteos y la tensión de sus psoas. Su tendencia es hacia la anteversión pélvica y la lordosis lumbar.

En el cuadrúpedo, la lordosis cervical es mayor, la cabeza está muy en voladizo anterior. A la inversa de la columna lumbar, el enderezamiento del hombre la ha reducido. Esto ha tenido como consecuencia desequilibrar la musculatura cervical. Los complejos mayores, músculos tónicos posflexores, han sido tensados, los anteflexores han sido relajados. La tendencia del hombre erguido es siempre hacia la lordosis cervical. El 80% de los humanos tienen complejos demasiado cortos.

¿Cómo se equilibrarán las dos lordosis?

Ante todo debemos superar esa idea estúpida que se encuentra en muchos manuales: la lordosis se compensa por una cifosis y viceversa. Nada es más falso. Veremos, al contrario, que una lordosis se compensa con otra lordosis.

1. No hay lordosis lumbar sin anteversión pélvica. No hay anteversión pélvica sin actitud lordótica. Las dos deformaciones hacen que el tronco se encuentre en desequilibrio hacia adelante y el centro de gravedad del equilibrio, por lo tanto, anteriorizado (Fig. 313). Para volver a su posición de equilibrio en la vertical de su base de sustentación, el paciente debe rechazar hacia atrás este centro de gravedad. De una manera tanto más importante que la lordosis y la anteversión pélvica, ellas mismas son más importantes (Fig. 314). Este rechazo del tronco hacia atrás sólo

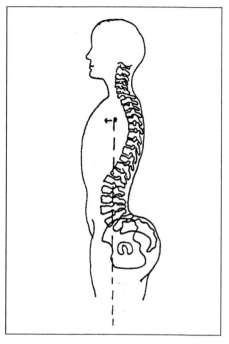 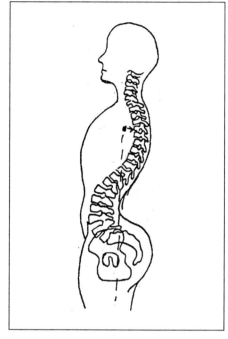

Figura 313   Figura 314

puede hacerse en la parte alta, es decir, encima de las inserciones del psoas, por una extensión de la columna dorsal baja. La lordosis lumbar se prolonga así a veces hasta D9. D12, que, como hemos visto, es la vértebra de transición, no puede entrar siempre totalmente en esta lordosis dorsal. Se mantiene así en relieve, lo que da la impresión de dos lordosis que se suceden. Ésta es la mecánica de la clásica "lordosis dorsal baja".

2. El problema de la lordosis cervical es algo diferente aunque comparable. Va acompañada de una flexión occipital por tensión de los complejos. Las dos deformaciones conjugadas basculan la cabeza hacia atrás y llevan la línea de la mirada hacia arriba (Fig. 315). Al ser la horizontalidad de la mirada un imperativo, el paciente se encuentra en la obligación de "tumbar" su lordosis por un avance de la cabeza que lo hace bajar hacia adelante. Como naturalmente este movimiento no puede hacerse a nivel cervical, se realiza por una extensión de la parte dorsal alta (Fig. 316). Aquí la vértebra de transición D1 no puede entrar en la lordosis dorsal. Se mantiene en vuelo, lo que da la apariencia de dos lordosis que se suceden. Es el mecanismo de la "lordosis dorsal alta".

Libro 3: La estática   253

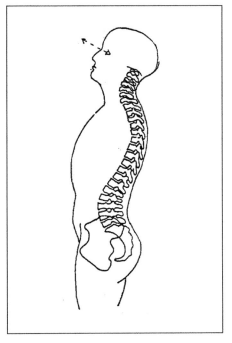

Figura 315

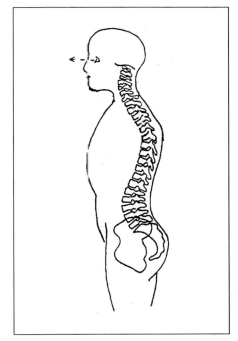

Figura 316

La escoliosis

Comprender el encadenamiento escoliótico es de una gran simplicidad.

A) El estudio estático del pie nos ha demostrado que un apoyo sobre el borde externo desequilibra el miembro inferior correspondiente hacia la rotación externa, que un apoyo sobre el borde interno lo desequilibra hacia la rotación interna. El estudio de la estática de la cintura pélvica nos ha demostrado que una rotación externa del miembro inferior en apoyo llevaba la pelvis hacia una rotación horizontal de este lado, que una rotación interna lo llevaba al lado opuesto. Las dos cosas son fácilmente perceptibles por uno mismo. Basta, en posición de pie, forzar un miembro inferior en rotación externa, después en rotación interna, para sentir la deformación del pie y el desplazamiento de la cintura pélvica. *Un apoyo defectuoso del pie en varus o en valgus se compensa siempre por una rotación pélvica horizontal.*

Dado que la rotación lumbar es ínfima, la columna lumbar acompaña rápidamente a la cintura pélvica en su rotación. Se compensa naturalmente por una rotación dorsal inversa. Recordando que la rotación vertebral de equilibrio estático va acompañada siempre de una lateroflexión opuesta (movimiento en SR), aquí tenemos establecido nuestro mecanismo escoliótico. En la literatura profesional, se cita a menudo la "escoliosis del pie plano unilateral". Pensamos que es la frecuencia de esta asociación la que es responsable de esta denominación. La deformación escoliótica se atribuye a menudo al acortamiento del miembro inferior correspondiente, lo cual no nos ha convencido nunca. Por el contrario, al apoyarse el pie plano valgus sobre el borde interno, es lógico pensar que este apoyo y la rotación interna pélvica que lo ocasiona son responsables del proceso escoliótico.

B) El proceso descendente es estrictamente comparable.

Los desequilibrios de la cabeza son de dos tipos: articulares a nivel del raquis cervical superior y musculares a nivel de la musculatura suboccipital en los desequilibrios de la vista o del oído. El raquis cervical inferior que, lateralmente, sólo tiene posibilidades de rotaciones-lateroflexiones del mismo lado no puede compensar estos desequilibrios. Además, esto es lo más importante, debe mantenerse íntegro para permitir los movimientos en sacudidas de los desplazamientos visuales indispensables a todos nuestros gestos. Todas las compensaciones estáticas de los desequilibrios cefálicos se hacen a nivel dorsal, especialmente a nivel dorsal alto (D1, D2, D3). Aparte de las escoliosis estructurales, no se encuentra escoliosis estática cervical. Por otro lado, hemos visto que todos los desequilibrios musculares de la región cervical repercutían sobre la cintura escapular y la caja torácica.

En este proceso escoliótico descendente, volvemos a encontrar el mismo esquema que en el ascendente. El conjunto puede conducir a un mal apoyo del pie que no se debe a ninguna de las afecciones expuestas en este capítulo.